# YOGA CURA

## MOVIMENTO FUNCIONAL PARA UM CORPO SEM DOR



Amarilys

# SUMÁRIO

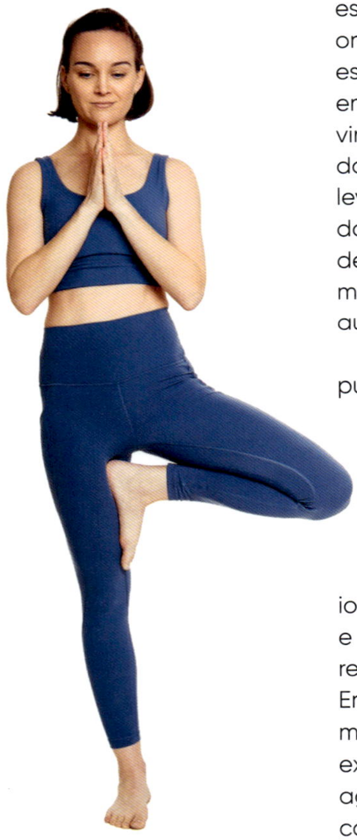

### QUEM EU SOU

"Você está brincando comigo?!", eu disse. "Se eu me chamar assim, serei a professora mais odiada do mundo!" Meu marido havia sugerido que eu me chamasse "Bad Yogi" em uma coluna que eu estava escrevendo para um jornal on-line. Eu realmente achei que ele estava brincando. O setor de yoga em que comecei a dar aulas há vinte anos era rígido, exclusivo e dominado por professores que levavam sua imagem mais a sério do que seu trabalho. Eu tinha medo de "sair da caixa" da tradição, mesmo que isso fosse mais autêntico para mim.

Meu artigo (que acabei publicando como Erin Motz, e não como Bad Yogi) desafiou a comunidade de yoga, apontando que a maioria dos estúdios de yoga não representa os valores que normalmente associamos aos iogues: mente aberta, acolhimento e um toque daquele espírito rebelde que todos nós admiramos Em vez disso, eu sentia que, na maioria das vezes, os estúdios eram exclusivos, julgavam os outros e agiam de forma passivo-agressiva com qualquer pessoa que não se encaixasse. Achei que meu artigo estava destinado a passar despercebido na internet, mas, em vez disso, ele foi compartilhado milhares de vezes no mesmo dia em que foi publicado. Foi a minha primeira experiência com o que significa viralizar – e a consequência disso. Percebemos que essa ideia poderia dar origem a uma marca de yoga baseada em reunir pessoas, acolhê-las exatamente como são e me permitir ensinar com a minha própria voz. De fato, enfrentei as críticas que tanto temia, mas, mais forte que a negatividade, foram as mensagens de pessoas – tanto on-line quanto nas minhas aulas presenciais – dizendo "OBRIGADO! Estou feliz que alguém finalmente disse isso!". À medida que minhas aulas presenciais cresciam, minha comunidade on-line também se expandia.

Hoje, sou cofundadora, junto com meu marido, da Bad Yogi, e nossa empresa foi uma das primeiras do setor a ser pioneira no espaço digital. Quando os estúdios presenciais estavam em alta, criamos uma série viral no YouTube que lançou nossa comunidade para onde ela está hoje: mais de 700 mil pessoas e crescendo. Acumulamos centenas de milhões de visualizações em nosso conteúdo e dezenas de de milhares de programas vendidos. Eu pratico o que é

# INTRODUÇÃO

conhecido como yoga funcional (falarei mais sobre isso daqui a pouco), e também sou membro da Academia Nacional de Medicina Esportiva (NASM), Personal Trainer certificada, especializada em Exercícios Corretivos, e Coach Nutricional certificada pela Precision Nutrition.

Sou estudante do corpo humano desde que comecei a dar aulas. A insegurança por saber tão pouco no início me levou a uma jornada de aprendizado contínuo sobre anatomia, biomecânica e cinesiologia, com o objetivo de ajudar as pessoas a envelhecerem com mais qualidade e melhorarem suas vidas por meio de movimentos inteligentes. Minha experiência ensinando para um grupo diverso de alunos – desde atletas profissionais até mães que ficam em casa – me mostrou como obter resultados reais. Também sou mãe, bebo vinho de vez em quando, adoro queijo e definitivamente não sou a típica professora de yoga: você não vai me ouvir falando muito sânscrito, e está totalmente perdoado se não souber diferenciar uma asana do seu cotovelo. Acredito que o yoga é para todos – do vegano fã de couve ao carnívoro apaixonado por churrasco.

**O QUE É YOGA FUNCIONAL?**

Quando falo sobre yoga funcional, estou me referindo a posturas que ajudam você a se mover com mais liberdade no seu dia a dia. São posturas que promovem seu alcance total de movimento. Já foi a uma aula de yoga e viu o instrutor demonstrar uma postura que parecia impossível? Talvez uma parada de mão, ou então jogar a perna por cima do ombro como se fosse uma mochila. Essas coisas são truques divertidos para mostrar em festas, mas não acrescentam muito à sua vida real. Você não precisa ser flexível a ponto de parecer que desloca os membros. Você precisa ter uma amplitude de movimento saudável que permita agachar, flexionar, alcançar objetos acima da cabeça, rotacionar o tronco, empurrar e puxar. Também quero que você possa praticar esportes e manter os *hobbies* que ama. Ter um corpo funcional significa conseguir fazer o que precisamos fazer – de forma fácil e sem dor –, mas também significa poder fazer o que nos dá prazer, porque isso também é importante. Essa é uma maneira de nos sentirmos bem em nosso corpo hoje e pelas próximas décadas.

# COMO USAR ESTE LIVRO

Este não é um livro de yoga comum. Ele foi concebido para ser prático e de fácil consulta, trazendo uma grande quantidade de informações sem se tornar cansativo. Foi feito para ser utilizado repetidamente, sempre que você sentir dores e desconfortos que não estejam relacionados a lesões.
Além disso, é uma fonte valiosa para compreender não apenas como o seu corpo se movimenta, mas também o que pode estar acontecendo quando surge algum desconforto.
A seguir, você encontrará a forma como o livro está organizado e como aproveitar ao máximo o seu conteúdo.

**REGIÕES DO CORPO**
Este livro está dividido em oito capítulos, e cada um aborda uma região específica do corpo. A ideia é que, sempre que você sentir, por exemplo, os posteriores de coxa tensionados, vá direto à página 120, onde encontrará o seguinte:

**ANATOMIA**
Para cada região do corpo, apresento uma introdução básica, além de destacar as áreas que costumam causar mais dificuldades.

**DORES**
Para cada região, descrevo as dores mais comuns com base na minha experiência de ensino a dezenas de milhares de alunos ao longo das últimas duas décadas, detalhando o que pode estar por trás de cada uma delas.

**PRÁTICAS FUNCIONAIS**
Aqui você encontrará sequências elaboradas para tratar a causa raiz de cada dor. Elas foram pensadas para serem simples e acessíveis, com variações e adaptações quando necessário.

**HÁBITOS FUNCIONAIS**
Na parte final de cada capítulo, compartilho ajustes práticos e aplicáveis ao seu cotidiano, capazes de melhorar significativamente a saúde e o bem-estar de cada região do corpo.

Você pode começar pelo início do livro e seguir capítulo a capítulo, ou ir direto para as regiões que, neste momento, são mais importantes para você.
De qualquer forma, aprenderá bastante e começará a aliviar dores e desconfortos que possa estar sentindo – algo especialmente útil com o passar dos anos. Mas, antes de começarmos, faremos uma avaliação rápida do seu estado atual. Em seguida, apresentarei uma sequência opcional de práticas para a manhã e outra para a noite. Elas são um excelente ponto de partida se você deseja se movimentar, mas ainda não tem ideia de como começar.

# AVALIE-SE

## VAMOS REGISTRAR SUA LINHA DE BASE

É uma boa ideia saber de onde você está partindo. Portanto, vamos avaliar como você se sente neste momento. Isso servirá como referência para comparação após aplicar cada correção de yoga. Não hesite em repetir esta avaliação diversas vezes ao longo da sua jornada rumo a um corpo sem dores.

### NOTA

Um tapete de yoga, faixas elásticas de resistência, um bloco de yoga, um rolo de massagem ou de liberação miofascial, uma bola de tênis ou de lacrosse, e uma faixa (*strap*) são acessórios muito úteis para ter à mão. Você não precisará deles o tempo todo, mas eles aparecerão em muitas das sequências deste livro. Em alguns casos, é possível substituir por itens comuns do dia a dia: por exemplo, um degrau firme ou uma garrafa de água no lugar do bloco, dependendo do uso; uma bola de tênis no lugar do rolo de espuma; ou uma toalha no lugar do strap.

## TESTE SUA POSTURA

- A má postura não é apenas uma questão estética, mas também prática. Posturas incorretas mantidas por longos períodos geram desequilíbrios musculares: um músculo ou grupo muscular acaba trabalhando mais do que deveria, enquanto outros trabalham menos. Isso resulta em dores, desconfortos e até lesões. Ter consciência da sua postura padrão pode ajudar a corrigi-la quando necessário e a prevenir esses problemas no futuro. Pergunte-se:
- Sua cabeça projeta-se para a frente?
- Seus joelhos ficam travados (em extensão total, sem flexão)?
- Seus quadris avançam além da linha dos pés?
- Sua caixa torácica se projeta para a frente?
- O aco do seu pé é plano (pé chato) ou cavo?

## COMO VOCÊ SE SENTE?

Antes de mergulhar neste livro, vamos fazer uma checagem inicial e avaliar sua linha de base. Responda às perguntas abaixo, anotando suas respostas para que possa consultá-las quando for preciso.

- Quando você acorda todos os dias, como é a sensação ao sair da cama?
- Em uma escala de 1 a 10, como você se sente de modo geral, sendo 1 = péssimo e 10 = fantástico?
- Há tarefas domésticas ou atividades cotidianas que parecem difíceis?
- Você consegue alcançar algo acima da cabeça?
- Consegue carregar objetos pesados?
- Consegue girar o tronco para se virar?
- Você se machuca ao fazer coisas simples ou bobas?

# SEQUÊNCIA PARA MANHÃ

Se você gosta de acordar e começar o dia com um alongamento prazeroso e revigorante, aqui está uma sequência perfeita para praticar logo ao levantar.

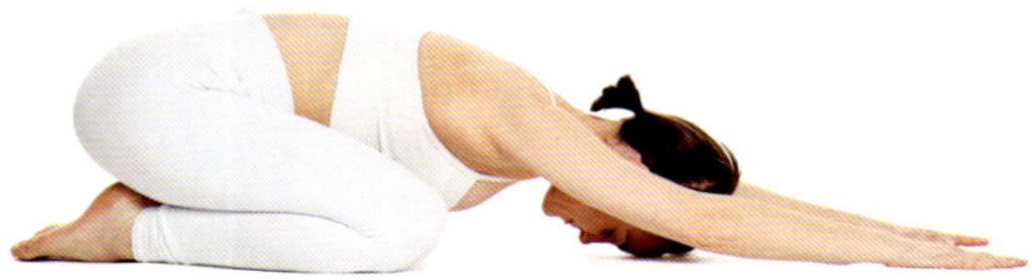

**1. Postura da criança (permanecer de 30-60 segundos)** Afaste os joelhos o suficiente para que o tronco se encaixe entre eles. Mantenha os glúteos apoiados ou próximos aos calcanhares e permita que a parte superior do corpo relaxe e pese em direção ao chão.

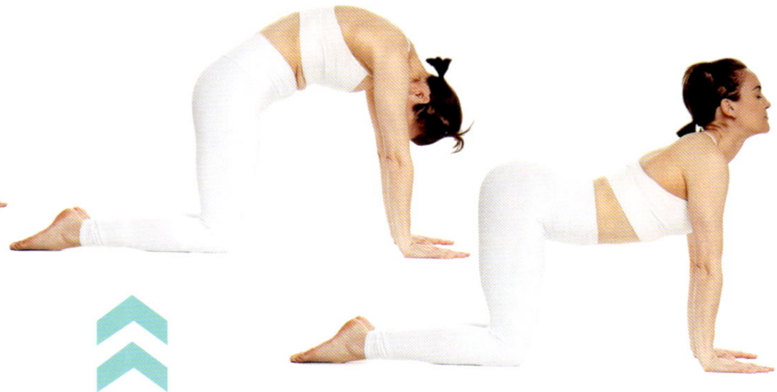

**2. Gato/vaca (10x)** Na postura do Gato, arqueie as costas, encaixe levemente o quadril para baixo e afaste as escápulas. Na postura da Vaca, aproxime as escápulas e deixe o abdome descer em direção ao solo. Mantenha os ombros longe das orelhas.

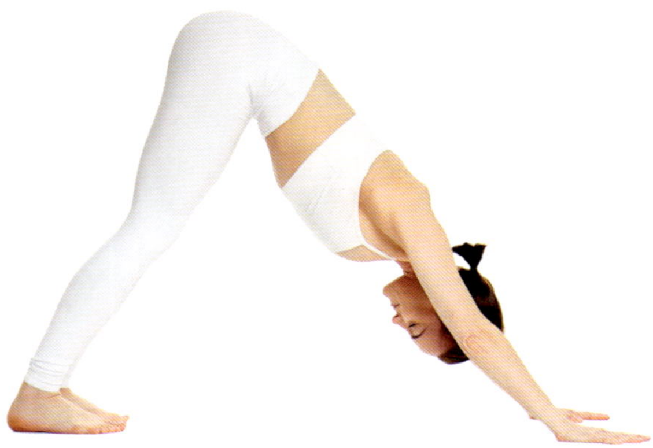

**3. Cahorro olhando para baixo (permanecer por 30 segundos)** Mantenha as mãos na largura dos ombros e os pés na largura dos quadris. Flexione os joelhos o quanto for necessário para preservar a coluna em posição neutra. Projete o peito para baixo e não arredonde as costas. As orelhas devem ficar alinhados com os cotovelos.

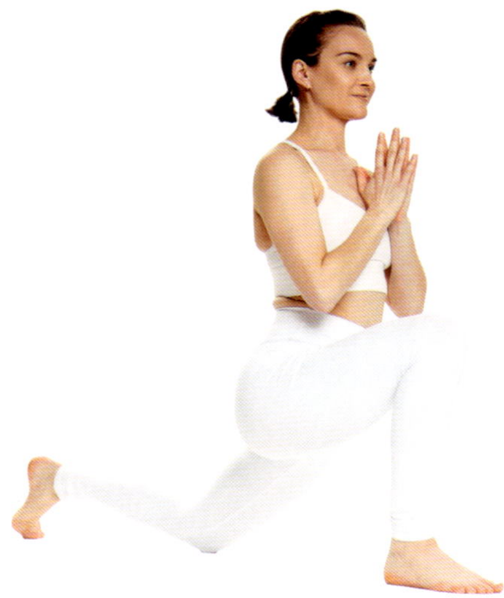

**4. Lua crescente ou corredor baixo (permanecer por 30 segundos em cada lado)** Na posição de afundo, mantenha o joelho da frente a 90 graus e o de trás apoiado no chão, com a perna estendida. As mãos podem ficar nos quadris, acima da cabeça ou na frente do peito, em posição de prece.

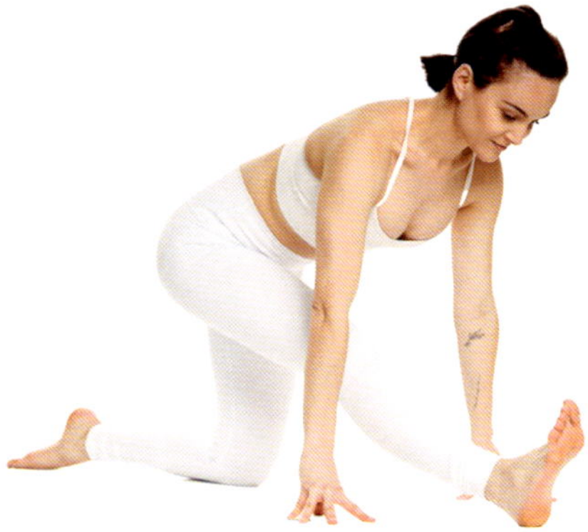

**5. Meio Macaco (permanecer por 30 segundos em cada lado)** Leve uma das pernas para trás e flexione o joelho a 90 graus. Estenda a outra perna à frente. Encline o tronco em direção a perna esticada, até sentir o alongamento nos posteriores de coxa. Apoie as mãos no chão. Não se preocupe com a profundidade do alongamento. Respeite seu limite.

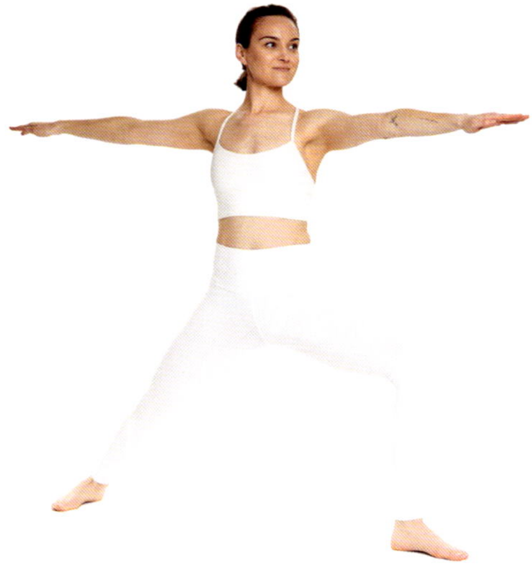

**6. Guerreiro II (permanecer por 30 segundos em cada lado)** Leve um pé à frente, flexionando a perna em 90 graus com os dedos apontados para a frente do tapete. Estenda a outra perna para trás, com o pé paralelo à borda curta do tapete. Os ombros e quadris devem permanecer alinhados com a borda longa do tapete. Abra os braços.

**7. Triângulo (permanecer de 15-30 segundos em cada lado)** Com os pés afastados na largura do quadril, dê um passo à frente com o pé direito, apontando-o para frente, e leve o pé esquerdo para trás, em um ângulo leve. Incline 90 graus o tronco em direção ao pé direito. Mantenha o tronco longo, evitando flexionar-se pela cintura. Apoie a mão da frente na canela ou no tapete.

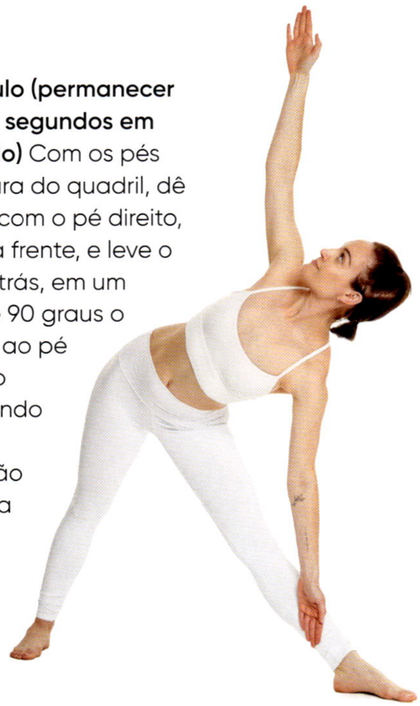

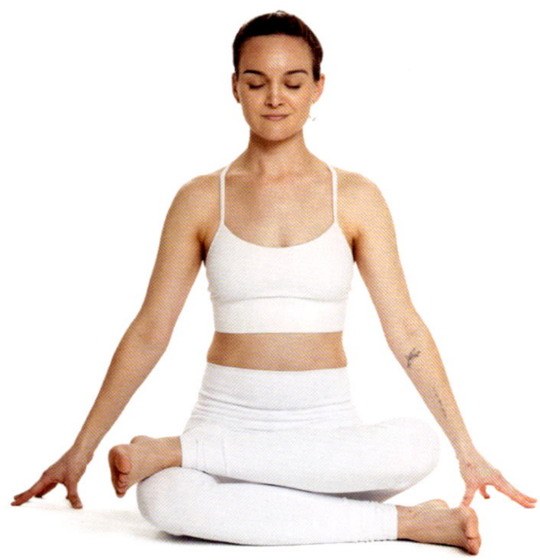

**8. Postura do tronco de fogo (permanecer por 1 minuto em cada lado)** Coloque uma canela paralela à borda do tapete e posicione o tornozelo oposto sobre o joelho da perna de baixo. Deixe o joelho de cima cair em direção ao tornozelo de baixo. Se houver muito espaço entre as pernas, use um bloco para preenchê-lo. Caso não consiga manter o tronco ereto, sente-se sobre um bloco uma almofada ou *bolster*.

# SEQUÊNCIA PARA NOITE

Esta é uma ótima sequência para ajudar você a desacelerar antes de dormir. Se estiver com dificuldade para acalmar a mente e relaxar, pratique-a.

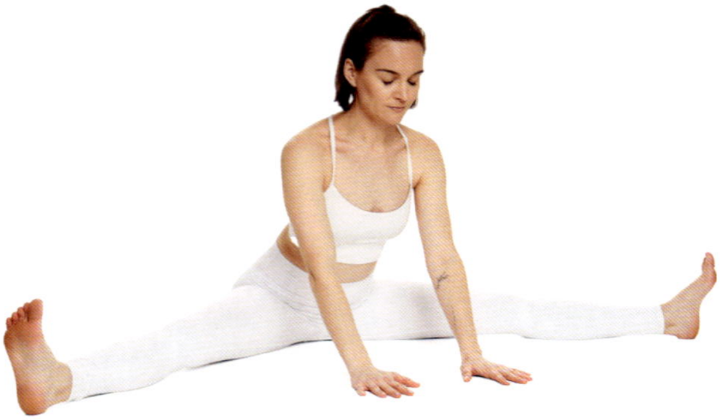

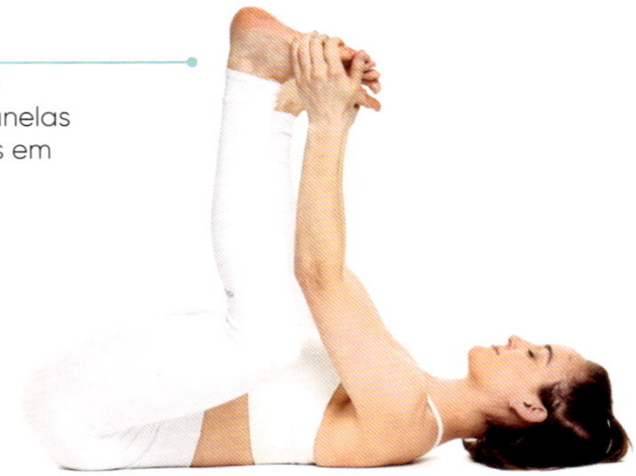

ADAPTAÇÃO
Segure as canelas ou tornozelos em vez dos pés.

**1. Flexão à frente sentado com as pernas afastadas (permanecer de 30-60 segundos)** Afaste os pés o máximo que conseguir sem precisar arredondar a coluna para manter o equilíbrio. Os joelhos e os dedos dos pés devem apontar para o teto. Não é preciso afastar muito as pernas; basta sentir o alongamento na parte interna das coxas. Apoie as mãos à frente ou sob às pernas para conseguir relaxar.

**2. Bebê feliz (permanecer por 30 segundos)** Deite-se de costas e segure a parte externa dos pés. Mantenha a parte de trás da cabeça, os ombros e a lombar apoiados no tapete. Tente levar os joelhos a 90 graus e alinhar os tornozelos sobre os joelhos.

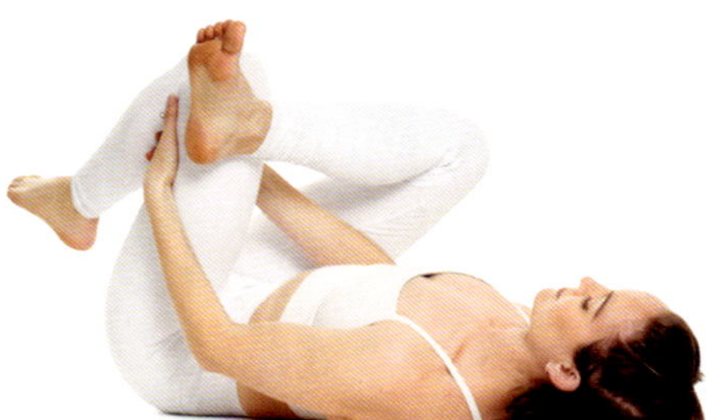

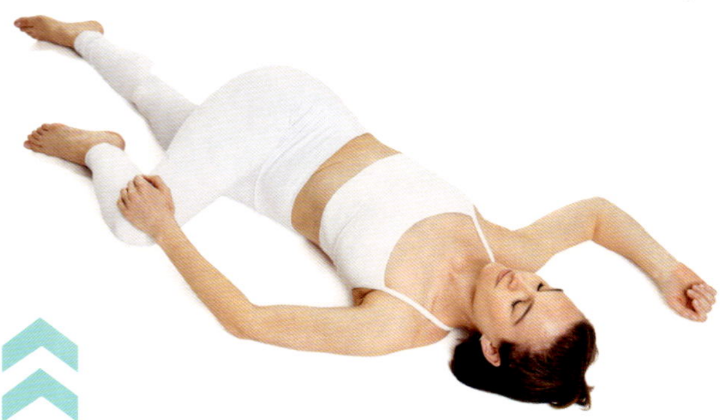

**3. Alongamento de glúteo (permanecer por 30 segundos em cada lado)** Coloque o tornozelo direito sobre a coxa esquerda, próximo ao joelho. Se esse alongamento já for suficiente, permaneça assim. Caso consiga, traga as pernas em direção ao peito, passando as mãos pelo espaço entre as pernas e segurando a canela ou a parte de trás da coxa. Abrace as pernas suavemente.

**4. Torção deitado com uma perna (permanecer de 30-60 segundos em cada lado)** Deite-se de costas, flexione uma das pernas e a leve em direção ao tronco. Estenda a outra perna em direção ao chão. Em seguida, leve a perna flexionada para o lado oposto. Mantenha os quadris alinhados abaixo das costelas e as costelas alinhadas abaixo dos ombros. Olhe para cima ou, para um desafio maior, gire a cabeça para o lado oposto da perna flexionada.

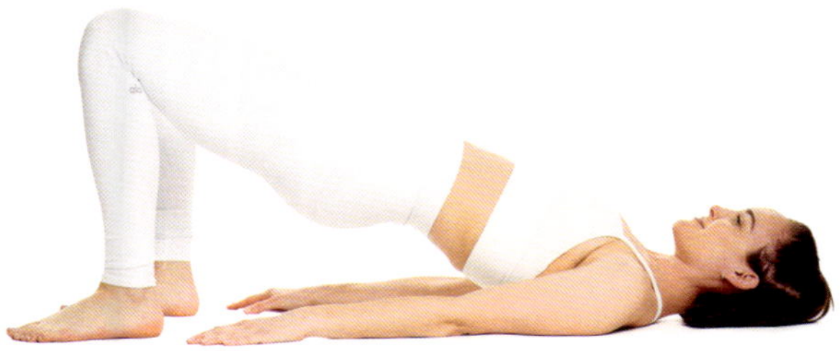

**5. Ponte baixa (permanecer por 30 segundos)** Coloque os pés na largura do quadril e os braços esticados ao lado do tronco. Eleve o quadril apenas o suficiente para tirá-lo do chão.

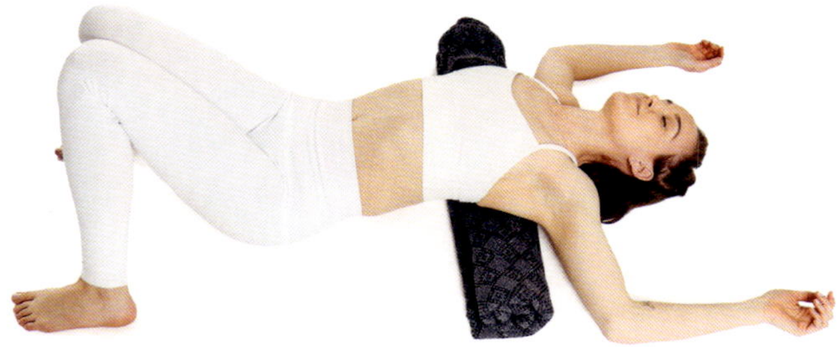

**6. Abertura de peito (permanecer por 1 minuto)** Enrole uma toalha ou cobertor até ficar com alguns centímetros de espessura. Deite-se sobre ele, posicionando-o logo abaixo das axilas. Relaxe as pernas e certifique-se de que toda a parte do corpo acima da toalha esteja em contato com o chão. Se for confortável, flexione os braços em formato de "trave de gol", (cotovelos a 90 graus, alinhados aos ombros).

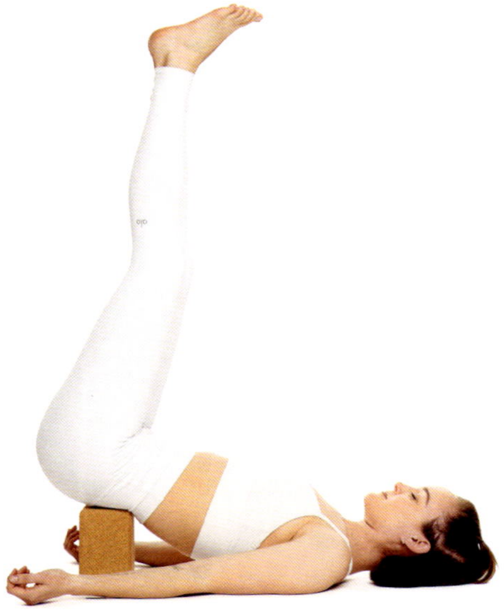

**7. Pernas para cima (permanecer de 1-2 minutos)** Você pode fazer essa postura apoiando-se em um bloco ou simplesmente elevando as pernas contra a parede. Encoste os quadris na parede ou apoie a lombar sobre o bloco. As pernas e a parte superior do corpo devem estar completamente relaxados.

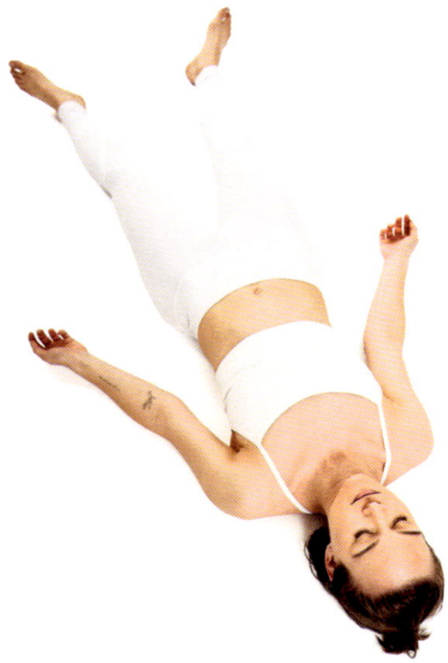

**8. Postura do cadáver (permanecer por pelo menos 2 minutos, ou mais, se for confortável)** Deite-se de forma confortável. Afaste os pés um pouco além da largura do quadril e deixe os dedos dos pés girarem naturalmente para fora. Afaste ligeiramente as mãos do corpo e permita que os dedos relaxem e se curvem suavemente. Feche os olhos e volte sua atenção para a respiração.

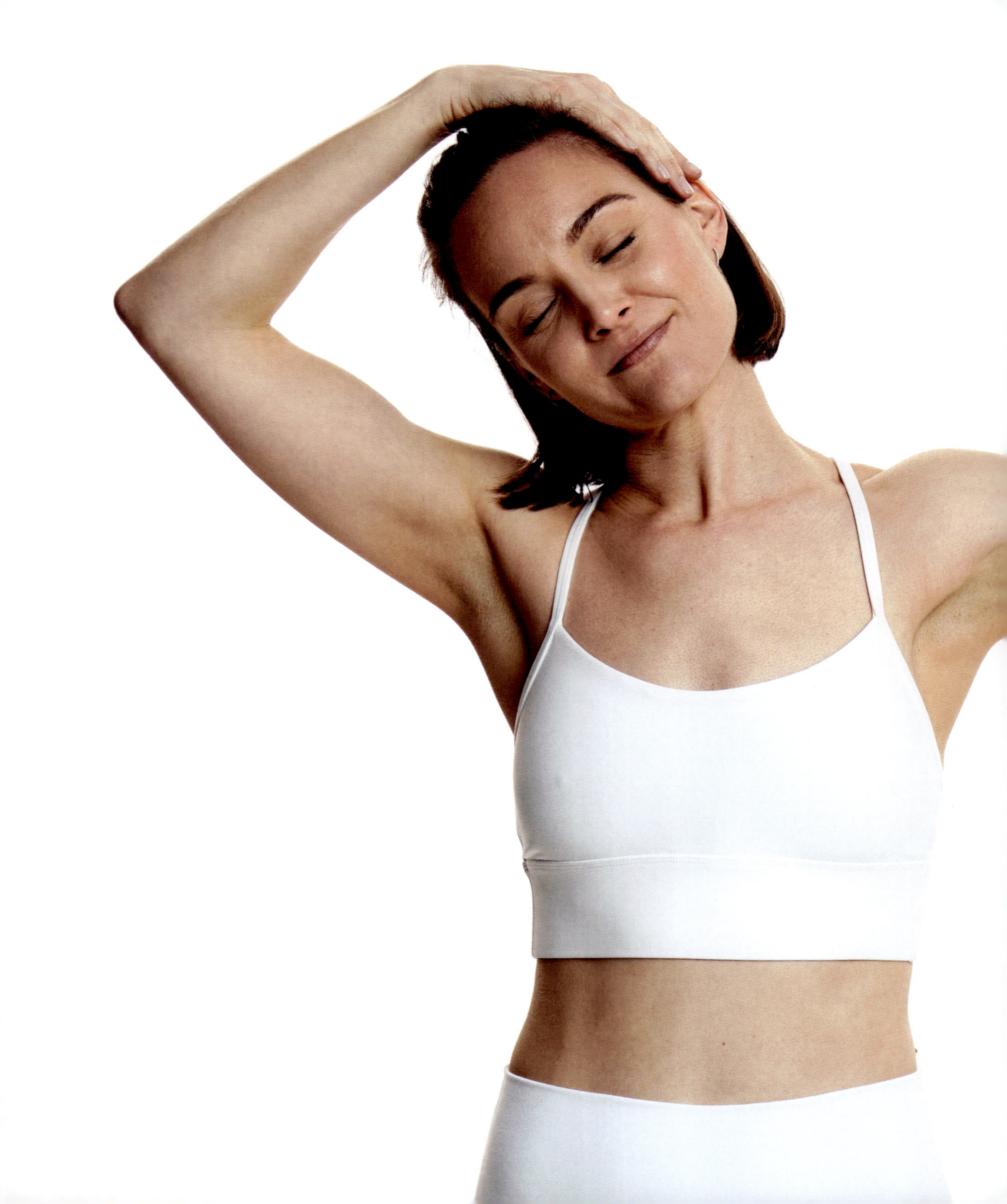

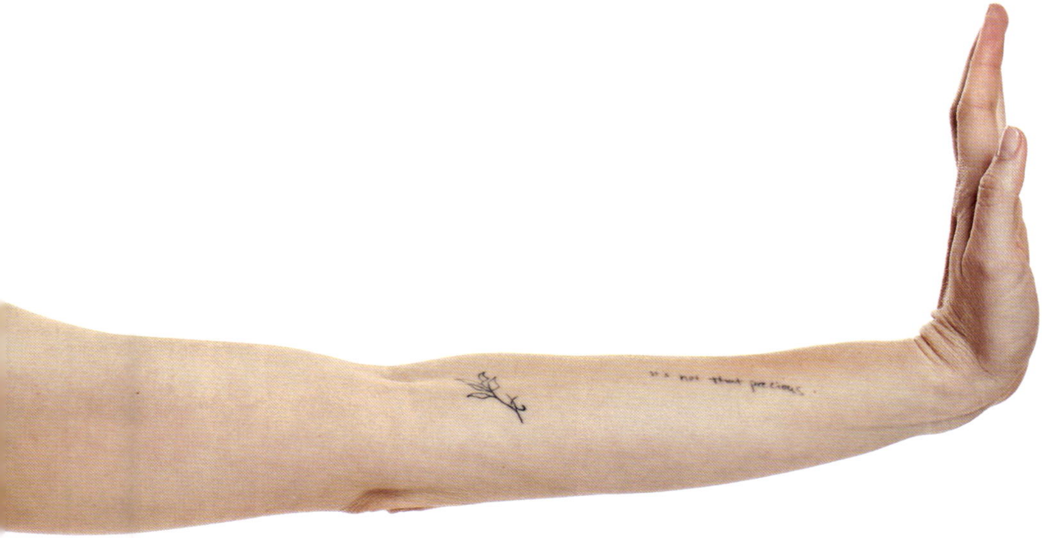

# CABEÇA E PESCOÇO

Nossos corpos são máquinas incrivelmente eficientes, com cada parte cumprindo uma função clara.

Mas afinal, o que exatamente quero dizer quando falo em "pescoço"? Parece óbvio. Porém, assim como em qualquer região do corpo, há muito mais estruturas compondo o todo do que normalmente imaginamos.
A parte cervical da coluna vertebral é formada por sete vértebras. Ela começa na base do crânio e termina logo antes da parte torácica (a parte média do dorso). Entre o crânio e a mandíbula até as escápulas e as clavículas, existem mais de 20 músculos. Alguns auxiliam a deglutir, mastigar e respirar; outros sustentam o crânio e movimentam a cabeça.
O pescoço é a ponte que conecta a cabeça ao resto do corpo. É nele que estão a glândula tireoide, alguns linfonodos, as vias aéreas e outras estruturas importantes.
O corpo costuma funcionar perfeitamente, mas quando surgem desequilíbrios nessa região — como dormir em uma posição errada ou carregar algo pesado — podemos sentir dores de cabeça, tensão ao redor dos olhos, nos ombros e até irradiando pelos braços e mãos. Se você tocar seu pescoço, notará camadas de músculos e tecidos conjuntivos, mas é difícil distinguir cada estrutura sem saber exatamente o que procurar. A seguir, veremos alguns dos principais músculos que você pode palpar facilmente. Esta não é uma lista completa, apenas aqueles mais frequentemente associados à dor e disfunção no pescoço.

# ANATOMIA DA CABEÇA E DO PESCOÇO

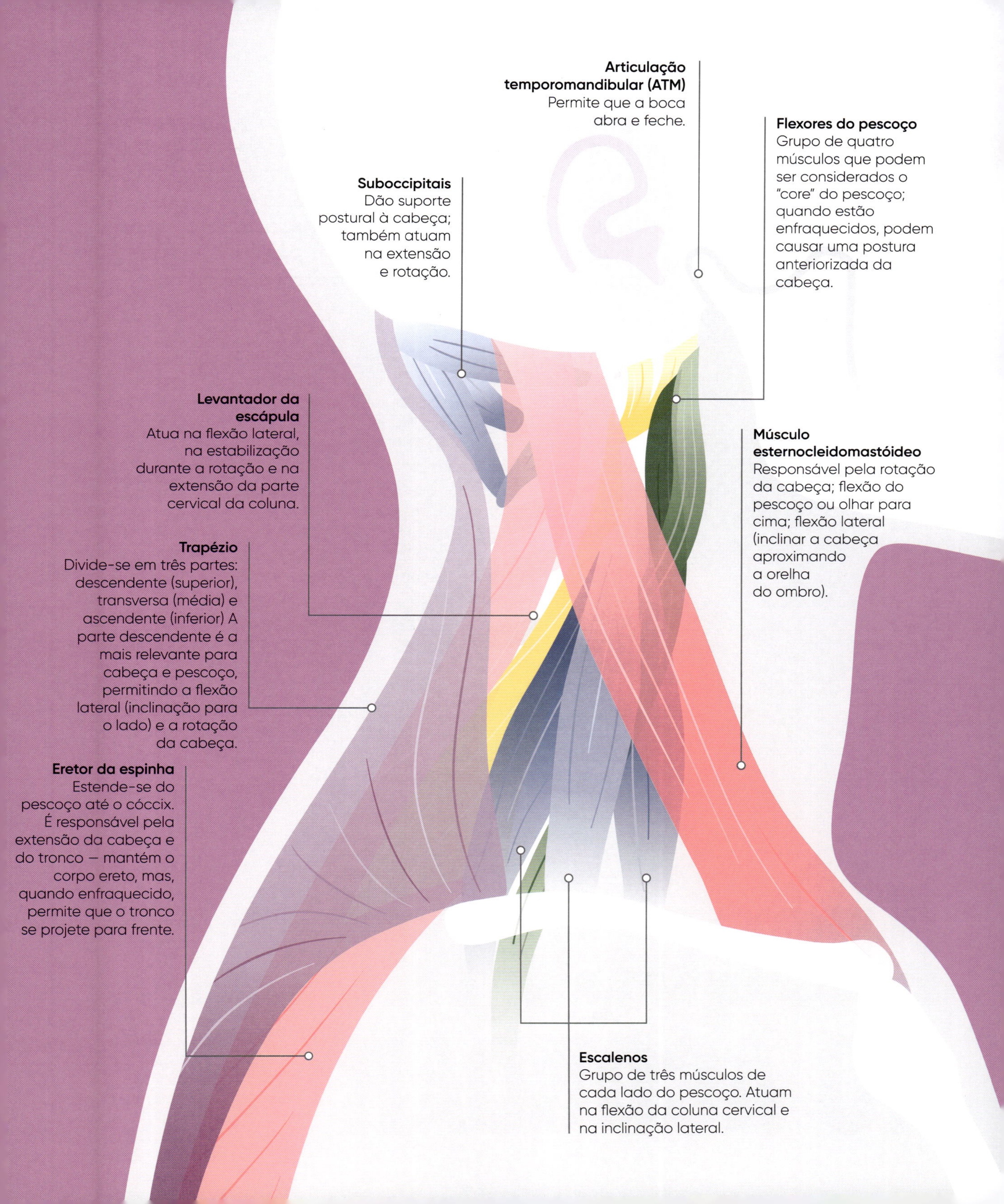
**Articulação temporomandibular (ATM)**
Permite que a boca abra e feche.
**Flexores do pescoço**
Grupo de quatro músculos que podem ser considerados o "core" do pescoço; quando estão enfraquecidos, podem causar uma postura anteriorizada da cabeça.
**Suboccipitais**
Dão suporte postural à cabeça; também atuam na extensão e rotação.
**Levantador da escápula**
Atua na flexão lateral, na estabilização durante a rotação e na extensão da parte cervical da coluna.
**Músculo esternocleidomastóideo**
Responsável pela rotação da cabeça; flexão do pescoço ou olhar para cima; flexão lateral (inclinar a cabeça aproximando a orelha do ombro).
**Trapézio**
Divide-se em três partes: descendente (superior), transversa (média) e ascendente (inferior) A parte descendente é a mais relevante para cabeça e pescoço, permitindo a flexão lateral (inclinação para o lado) e a rotação da cabeça.
**Eretor da espinha**
Estende-se do pescoço até o cóccix. É responsável pela extensão da cabeça e do tronco – mantém o corpo ereto, mas, quando enfraquecido, permite que o tronco se projete para frente.
**Escalenos**
Grupo de três músculos de cada lado do pescoço. Atuam na flexão da coluna cervical e na inclinação lateral.

Quando você acordar com o pescoço rígido (isso acontece com todos nós, por mais alinhada que seja a postura!), qual é a causa? A verdade é que um pescoço rígido ou torcicolo está muito mais relacionado às posições em que dormimos do que à própria anatomia.

### VERDADEIRO OU FALSO?

*Fraqueza ou rigidez nos músculos do pescoço podem alterar os padrões respiratórios.*

**VERDADEIRO.** Especialmente em pessoas mais velhas, em que padrões posturais incorretos se consolidaram ao longo de muitos anos, essas compensações acabam interferindo na inspiração e expiração. Em outras palavras: não cuidar do seu pescoço pode impactar diretamente sua capacidade de respirar corretamente.

Às vezes existem desequilíbrios musculares a serem corrigidos, como quando um músculo está muito mais forte ou mais fraco do que seu oposto. Mas, muitas vezes, bastam alguns ajustes na rotina ou no ambiente de sono para acordar sentindo-se bem. Antes de chegarmos a essas rotinas (veja na página 30), seguem algumas opções para aliviar a dor quando você acorda e percebe que não consegue nem se virar para olhar as horas.

Além disso, sempre gosto de lembrar meus alunos de que a coluna funciona como um todo; nenhuma parte trabalha isoladamente. O que acontece na região lombar e torácica influencia o pescoço, e vice-versa. Muitas vezes, uma rigidez leve nestas regiões faz com que a pessoa durma em posição de compensação. Como resultado, acorda com o pescoço travado e se questiona por que um simples alongamento não é suficiente para resolver. A primeira prática funcional explora movimentos amplos que liberam o tórax e devolvem leveza à mobilidade das escápulas.

A segunda prática foca em alongar o pescoço e a parte média do dorso, promovendo alívio e soltura em toda a região.

# PESCOÇO RÍGIDO AO ACORDAR

# PRÁTICA FUNCIONAL 1

Repita a sequência três vezes seguidas. Você pode praticá-la sempre que acordar com desconforto.

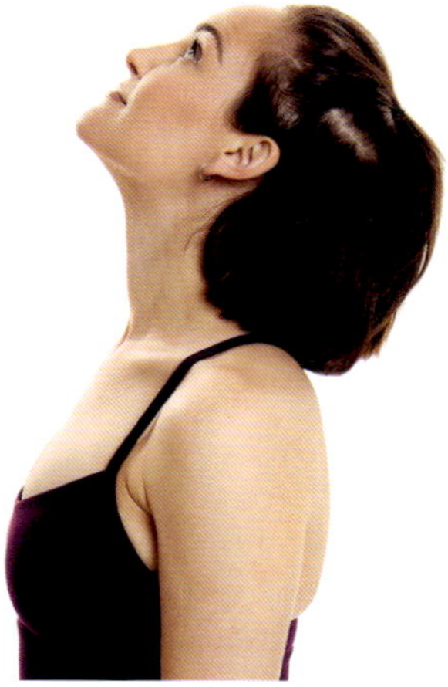

**1. Extensão (permanecer por 10 segundos)** Eleve o queixo para cima. Imagine a parte de trás da cabeça caindo suavemente em direção aos calcanhares.

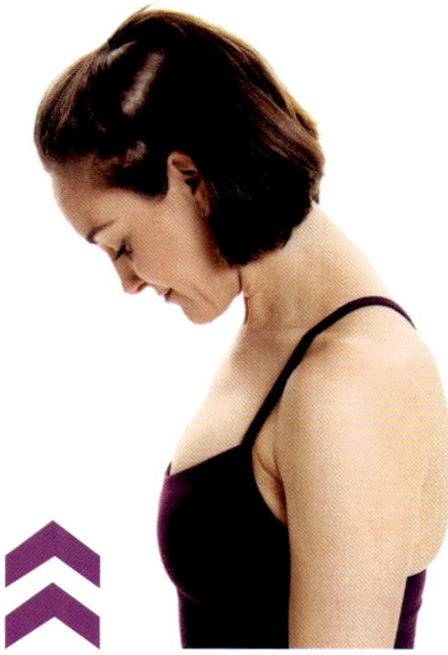

**2. Flexão (permanecer por 10 segundos)** Olhe para os dedos dos pés, aproximando o queixo do pescoço. Procure não projetar a cabeça para frente durante o movimento.

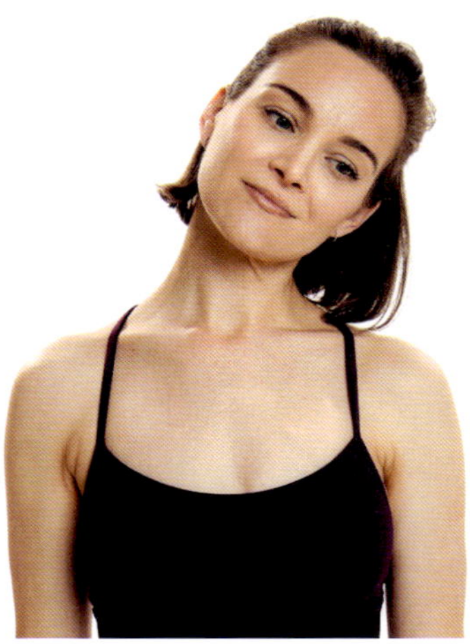

**3. Flexão lateral (permanecer por 10 segundos de cada lado)** Leve a orelha em direção ao ombro, mantendo o ombro imóvel (não elevá-lo para encontrar a orelha).

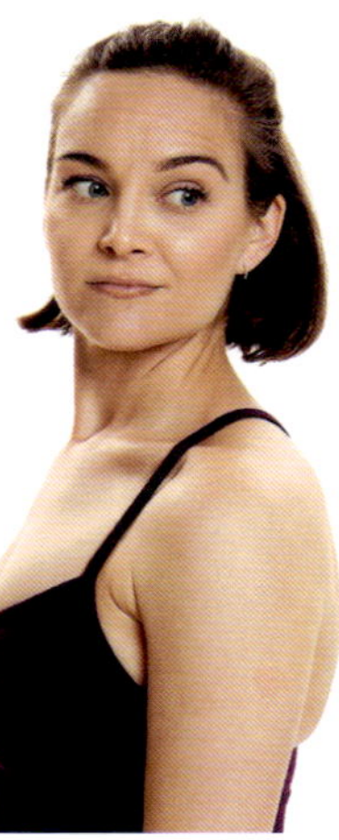

**4. Rotação (permanecer por 10 segundos)** Gire a cabeça até que o queixo aponte na mesma direção do ombro. O objetivo é alcançar uma rotação entre 70 e 90 graus.

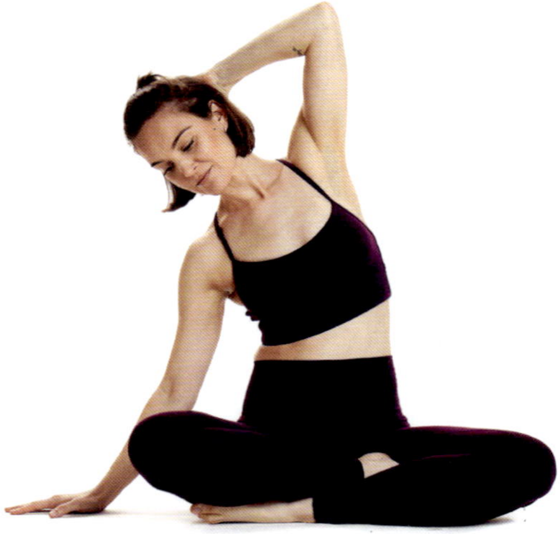

**5. Flexão lateral sentado (permanecer de 15-20 segundos em cada lado)** Sente-se e caminhe com a mão apoiada no chão afastando-a do corpo e permita-se inclinar lateralmente. Eleve o braço oposto e leve a mão à parte de trás da cabeça. Você deve sentir o alongamento na lateral do corpo, entre as costelas e abaixo do braço.

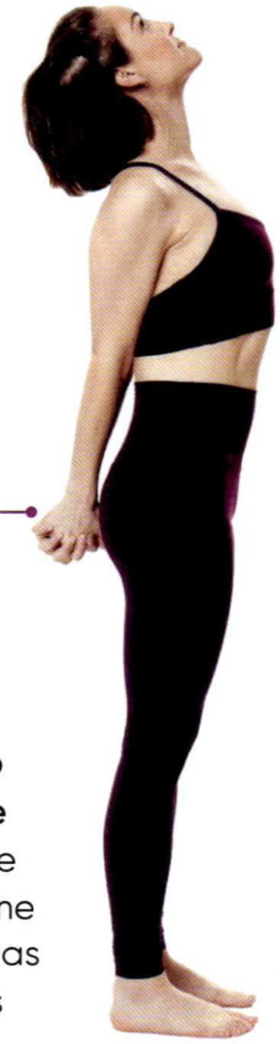

ADAPTAÇÃO
Se suas mãos tiverem dificuldade para se entrelaçar, segure uma toalha no lugar! O efeito será o mesmo.

**6.Mãos entrelaçadas em direção aos calcanhares (permanecer de 15-20 segundos)** Em pé, entrelace os dedos atrás do corpo, aproxime suavemente as escápulas e leve as mãos para baixo em direção aos calcanhares.

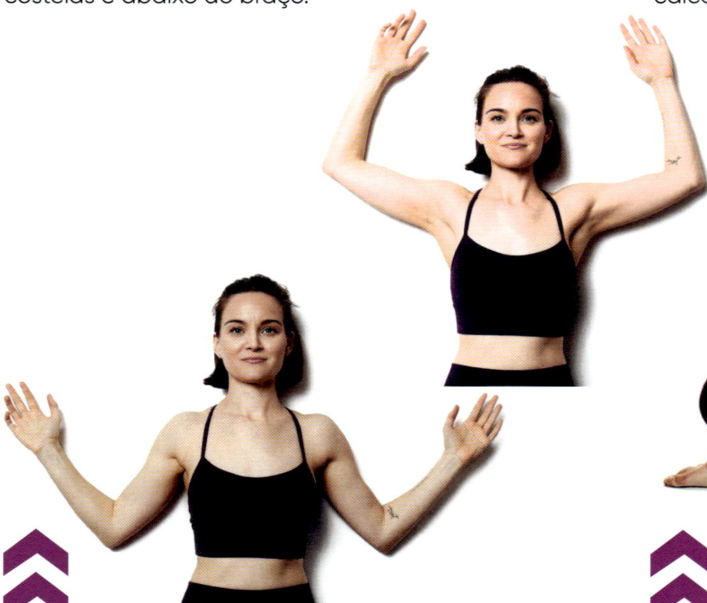

**7. Anjo na parede (10x)** Fique de pé a alguns centímetros da parede, mantendo os glúteos, as escapulas e a cabeça encostados. Deslize os punhos para cima e para baixo em formato de "V", mantendo o contato com a parede durante todo o movimento.

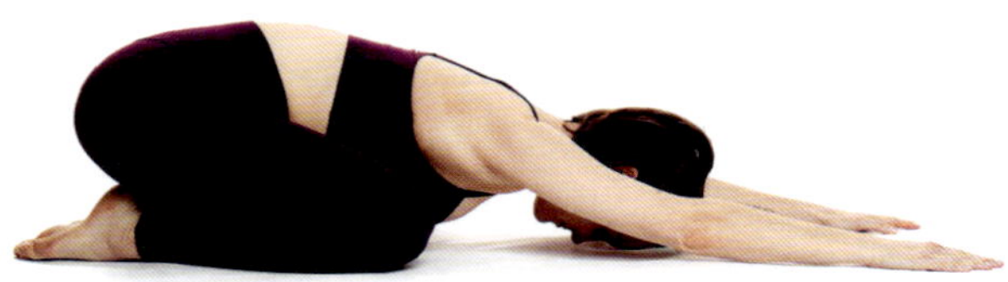

**8. Postura da criança (permanecer por 10 segundos)** Afaste os joelhos o suficiente para que o tronco se encaixe entre eles. Mantenha os glúteos apoiados ou próximos aos calcanhares e permita que a parte superior do corpo relaxe e pese em direção ao chão.

# PRÁTICA FUNCIONAL 2

Repita esta sequência três vezes. Você pode praticá-la todos os dias em que acordar com desconforto.

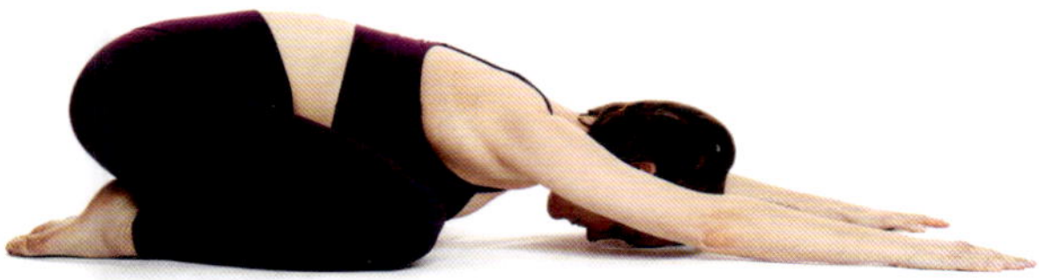

**1. Postura da criança (permanecer por 10 segundos)** Afaste os joelhos o suficiente para que o tronco se encaixe entre eles. Mantenha os glúteos apoiados ou próximos aos calcanhares e permita que a parte superior do corpo relaxe e pese em direção ao chão.

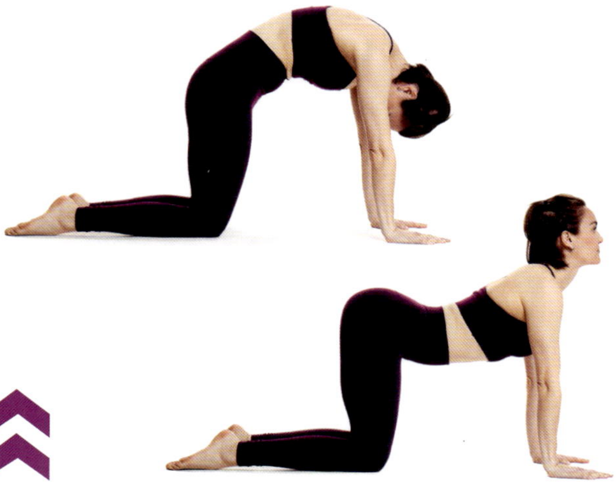

**2. Gato/vaca (permanecer por 10 segundos)** Na postura do Gato, arqueie as costas, encaixe levemente o quadril para baixo e afaste as escápulas. Na postura da Vaca, aproxime as escápulas e deixe o abdome descer em direção ao solo. Mantenha os ombros longe das orelhas.

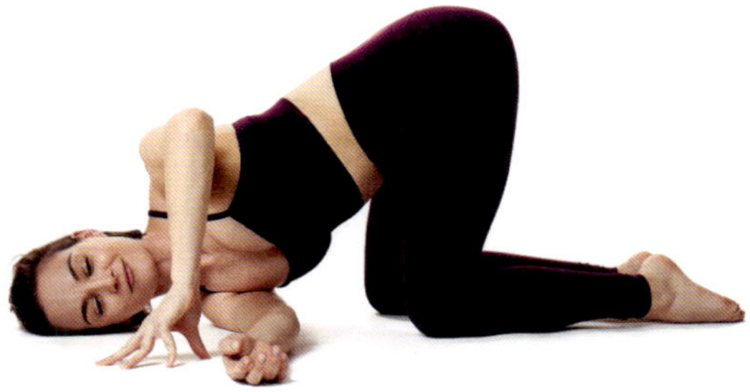

**3. Torção (permanecer por 10 segundos em cada lado)** Comece apoiado em mãos e joelhos, depois passe um braço por baixo do outro e apoie-o no chão. A maior parte do peso deve estar na região inferior do corpo. Se sentir que o pescoço está sustentando muito peso, leve os quadris um pouco mais para trás.

ADAPTAÇÃO
Segure uma das pontas de uma toalha com uma mão, eleve-a acima da cabeça e deixe-a cair pelas costas. Com a outra mão, alcance a outra ponta da toalha e segure-a. Caminhe com as mãos em direção uma da outra. Mantenha por 30 segundos e troque de lado.

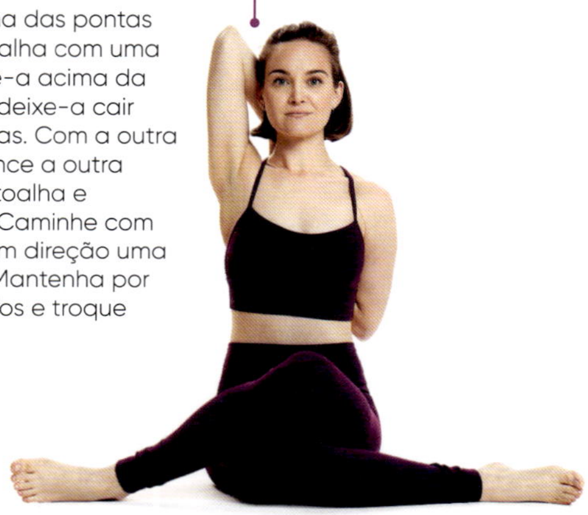

**4. Cara da vaca (permanecer por 10 segundos em cada lado)** Leve um braço para cima e flexione o cotovelo. Leve o outro braço para trás das costas, flexione o cotovelo e tente entrelaçar as mãos. Mantenha a cabeça e o pescoço neutros, sem projetar o peito para frente, e respire profundamente.

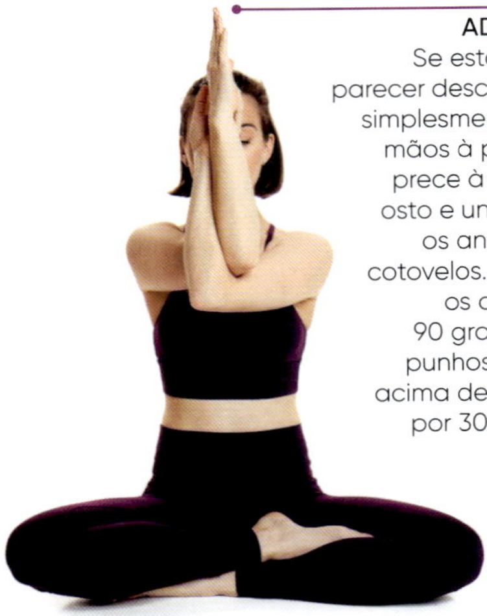

ADAPTAÇÃO
Se esta variação parecer desconfortável, simplesmente leve as mãos à posição de prece à frente do r osto e una também os antebraços e cotovelos. Mantenha os cotovelos a 90 graus, com os punhos alinhados acima deles. Segure por 30 segundos.

**5. Braços de águia (permanecer de 15-20 segundos em cada lado)** Sente-se e cruze o braço direito sobre o esquerdo na altura do cotovelo e depois flexione-os em direção ao tronco. Una as palmas das mãos ou apenas mantenha o dorso das mãos em contato.

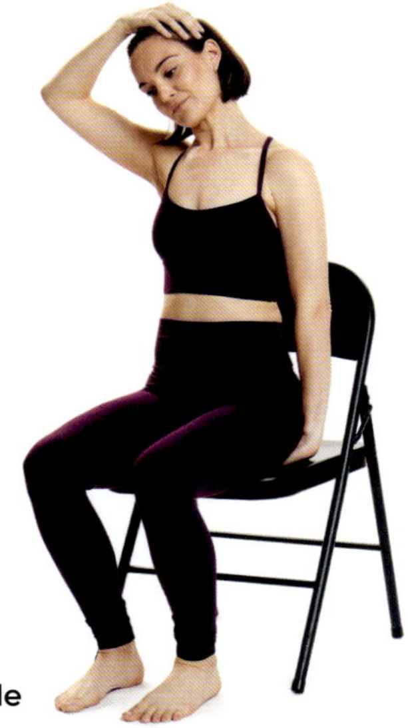

**6. Alongamento dos escalenos (permanecer de 15-20 segundos em cada lado)** Sente-se sobre uma das mãos e incline a orelha em direção ao ombro oposto.

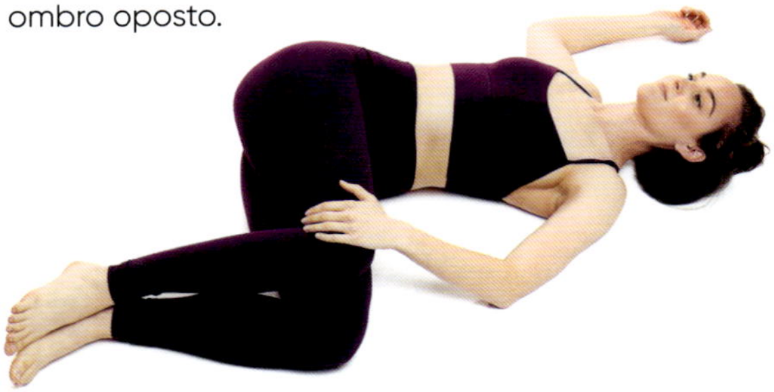

**7. Torção deitado (permanecer de 15-20 segundos em cada lado)** Deite-se de costas e alinhe os joelhos sobre os quadris. Deixe os joelhos caírem para um lado e abra o braço oposto para o outro lado, mantendo a palma da mão voltada para cima. Ambos os ombros devem permanecer no chão.

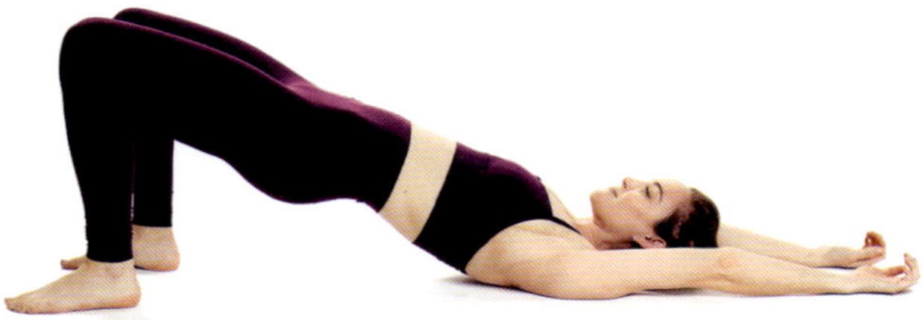

**8. Ponte baixa com braços estendidos (permanecer por 30 segundos)** Posicione os pés na largura do quadril e eleve o quadril apenas o suficiente para tirá-lo do chão. Estenda os braços acima da cabeça.

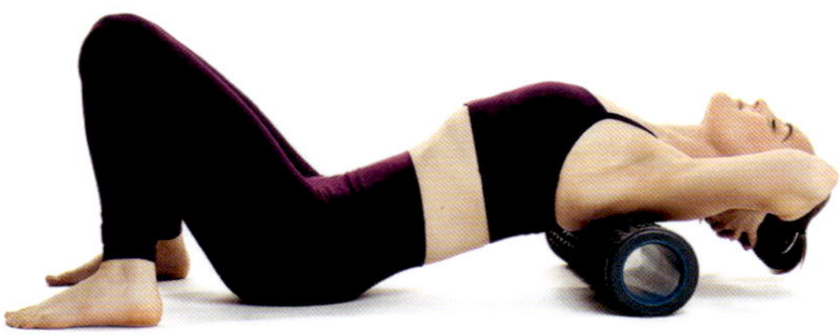

**9. Apoio sobre rolo de massagem ou de liberação miofascial (permanecer por 30 segundos)** Posicione o rolo de liberação miofascial no final das escápulas ou um pouco mais acima.

# POSTURA ANTERIORIZADA DA CABEÇA

**A postura anteriorizada da cabeça refere-se a um padrão postural em que o pescoço permanece em hiperextensão constante; em outras palavras, quando a cabeça parece estar sempre avançada em relação ao corpo.**

O ideal é que suas orelhas fiquem alinhadas sobre os ombros. Na postura anteriorizada da cabeça, no entanto, o alinhamento das orelhas fica mais próximo do centro do pé.
Esse desequilíbrio é um problema típico do nosso tempo: a maioria de nós passa horas em frente a computadores ou celulares, e o que chamamos hoje de "natural" é, na verdade, uma inclinação forçada para a frente.
Por exemplo, quando você está sentado à mesa, olhando para baixo em direção ao teclado ou à tela, a tendência é que a parte torácica da coluna (parte média do dorso) arredonde para trás. O pescoço segue o mesmo padrão, pois a parte cervical da coluna está conectada à torácica — e o que uma região faz, a outra acompanha. O problema é que os olhos não podem simplesmente se inclinar para baixo, já que precisamos manter o campo de visão à frente. A compensação acontece quando levantamos o olhar e, nesse momento, criamos uma hiperflexão na parte torácica da coluna e uma posição anteriorizada da cabeça.
Isso gera uma carga compressiva intensa sobre a parte cervical da coluna e leva a dores e desconfortos. E não é surpresa: a cada 2,5 cm que a cabeça se projeta para a frente, ela passa a pesar cerca de 4,5 kg a mais! Essa sobrecarga pode causar dores de cabeça, desequilíbrios posturais permanentes, dor nas escápulas, problemas nos discos intervertebrais e até dificuldade para respirar.
A boa notícia é que corrigir a postura pode praticamente eliminar o problema. Nas próximas páginas, a primeira prática funcional ajudará você a encontrar uma postura realmente neutra. A segunda irá atuar na rigidez da parte descendente do trapézio, levantadores da escápula, escalenos e suboccipitais, além de ativar os flexores do pescoço que costumam estar enfraquecidos.

## AVALIE-SE

*Como saber se você tem postura anteriorizada da cabeça?*

**1.** Fique em pé com os calcanhares a cerca de 15 cm da parede, certificando-se de que a parte média do dorso esteja encostada. Se sua cabeça ficar a mais de três dedos de distância da parede, é preciso prestar atenção à sua postura. Tente alinhar as orelhas com os ombros.

**2.** Deite-se em uma superfície plana, como um tapete de yoga sobre o solo com as pernas estendidas à frente. Se o pescoço hiperestender e o queixo levantar demais, é provável que a parte torácica de sua coluna tenha mobilidade limitada e outras áreas estejam compensando, puxando a cabeça para a frente e impedindo que ela se alinhe corretamente.

# PRÁTICA FUNCIONAL 1

Pratique diariamente por 15 dias.

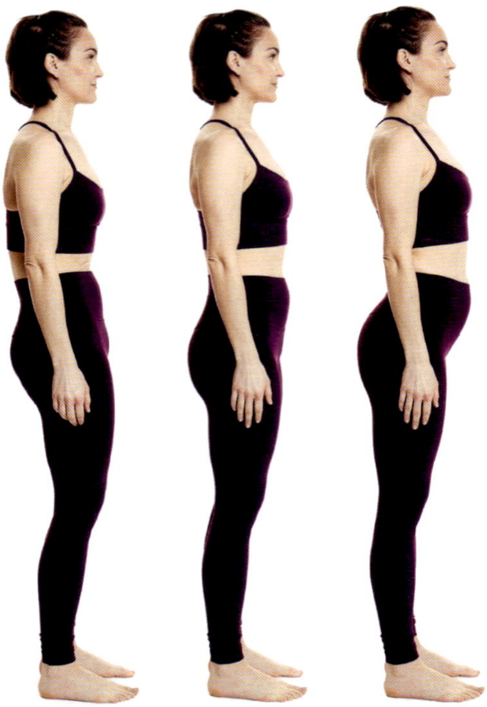

**1. Quadril neutro** Perceba se você está basculando a pelve para dentro ou para trás. A verdadeira posição neutra fica no ponto intermediário.

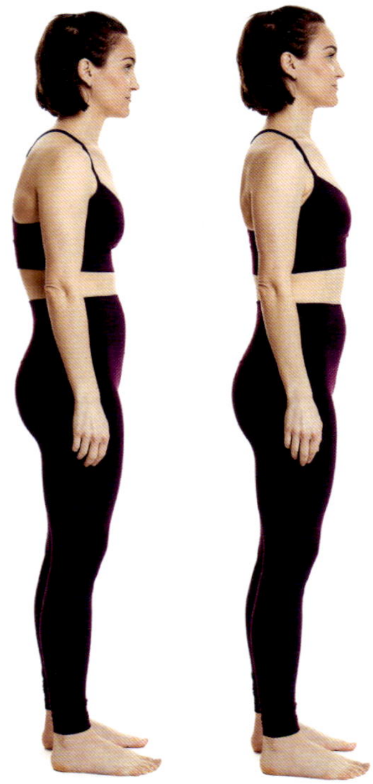

**2. Coluna torácica neutra** Eleve levemente o peito e rotacione levemente os ombros para trás, visualizando as pontas das escápulas apontando para baixo em direção aos quadris.

**3. Cabeça neutra** Recolha suavemente o queixo até alinhar as orelhas com os ombros.

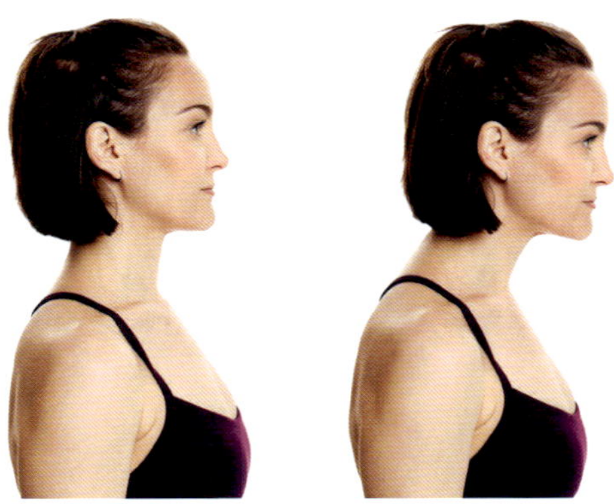

# PRÁTICA FUNCIONAL 2

Repita a sequência três vezes. Pratique-a de três a quatro vezes por semana, durante três a seis semanas, dependendo da gravidade do desequilíbrio.

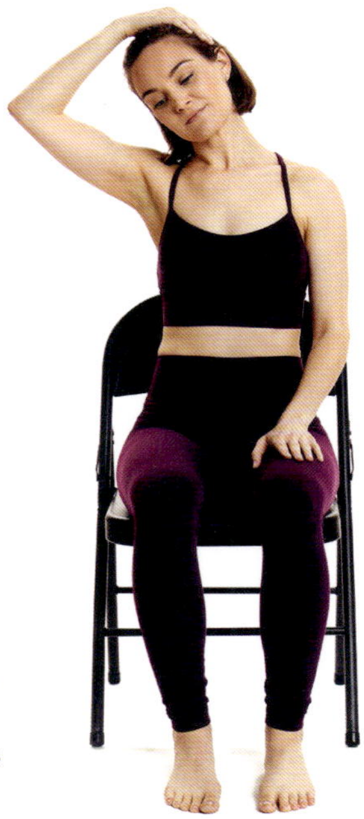

**1. Alongamento dos escalenos (permanecer de 5-8 respirações em cada lado)** Sente-se em uma cadeira, mantendo o quadril neutro, e incline a orelha em direção ao ombro.

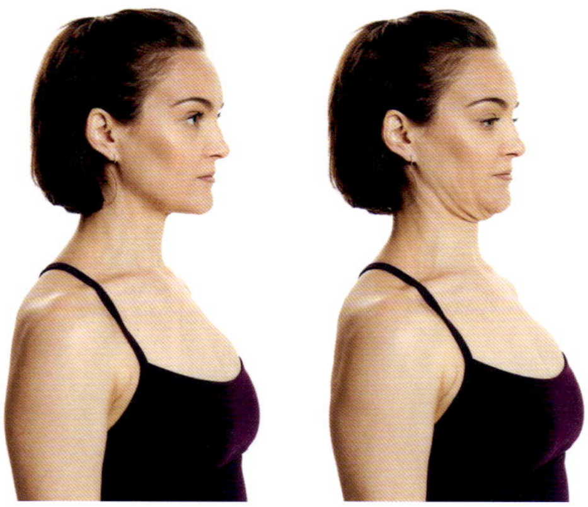

**2. Recolhimento de queixo (10x)** Deslize o queixo suavemente para trás, sem levantá-lo ou baixá-lo.

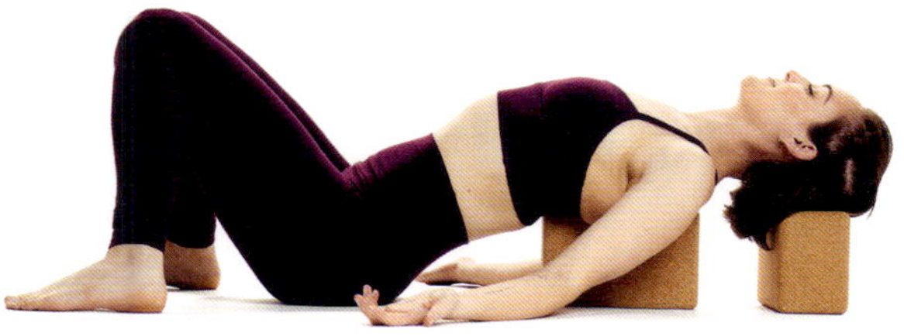

**3. Abertura do peito sobre blocos (permanecer por 1 minuto)** Posicione um bloco entre as escápulas, partindo da ponta inferior das escápulas e outro sob a cabeça para apoio. Estenda os braços para os lados até sentir o alongamento nos peitorais e permita que relaxem.

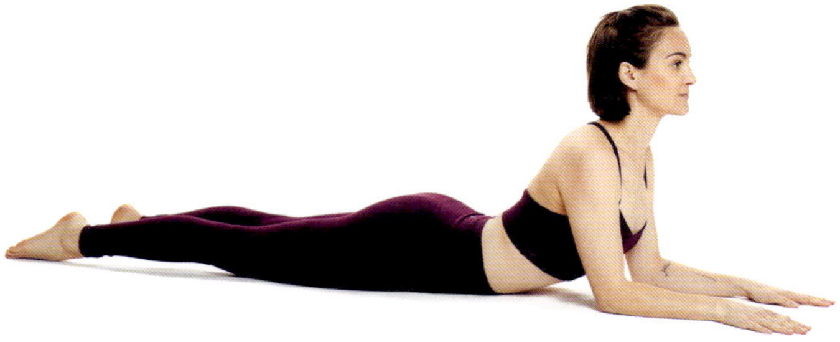

**4. Esfinge (permanecer de 30-60 segundos)** Leve as pernas para trás esticadas e eleve o tronco, apoiando os cotovelos e antebraços no chão, formando um ângulo de 90 graus. Projete o esterno/peito para cima, elevando-se. Mantenha a cabeça e o pescoço neutros.

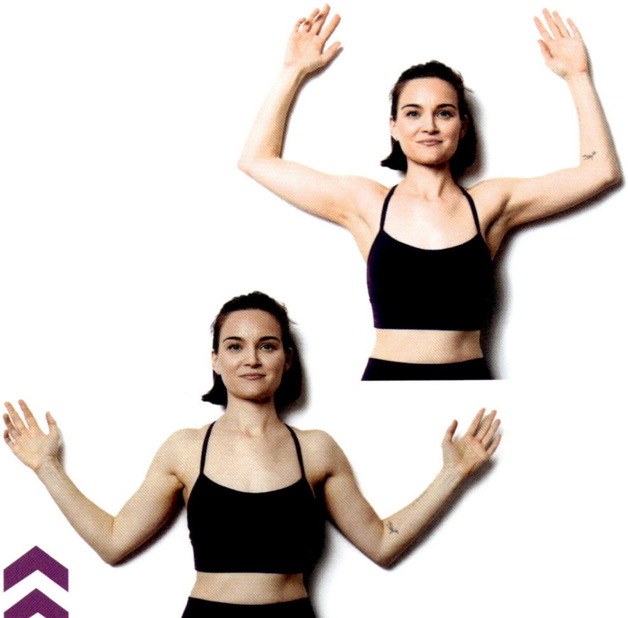

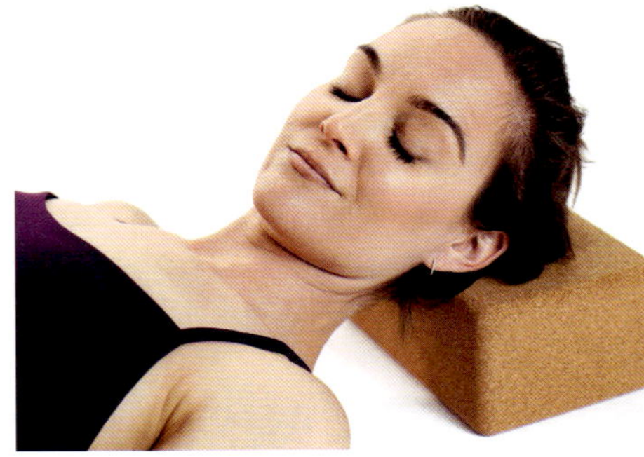

**5. Anjo na parede (10x)** Fique de pé a alguns centímetros da parede, mantendo os glúteos, as escapulas e a cabeça encostados. Deslize os punhos para cima e para baixo em formato de "V", mantendo o contato com a parede durante todo o movimento. Esses exercícios são excelentes para melhorar a postura e desenvolver mobilidade e força nas costas, nos ombros e no pescoço.

**6. Liberação da base do crânio (suboccipital) (permanecer por 1 minuto)** Coloque o bloco na base do crânio, que fica acima da nuca. Gire a cabeça suavemente até encontrar um ponto sensível e mantenha por três a cinco respirações antes de mudar para outro ponto.

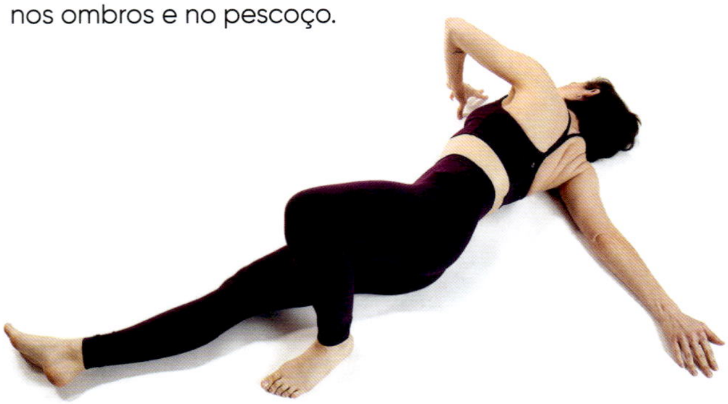

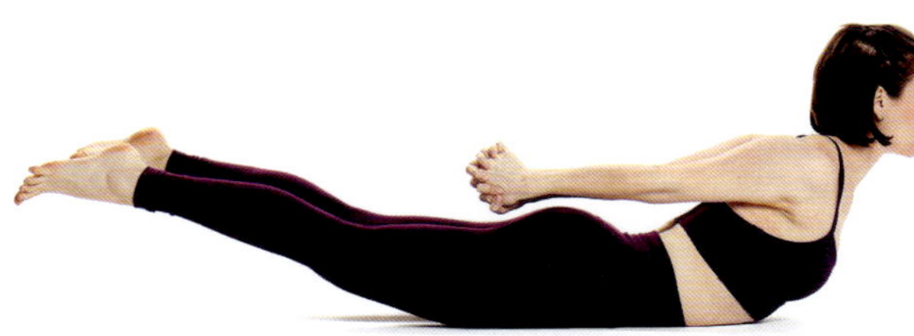

**7. Alongamento do peitoral (permanecer pot 1 minuto em cada lado)** Deite-se de barriga para baixo e estenda um braço lateralmente. Use o outro braço para empurrar o corpo, girando até apoiar-se na lateral do quadril. Em seguida, deixe o pé de cima cair no chão atrás de você.

**8. Gafanhoto (permanecer por 10 segundos)** Deite-se de barriga para baixo, e estenda as pernas para trás. Leve os braços para trás, e se possível, entrelace as mãos. Pressione o osso púbico contra o tapete enquanto eleva o peito e as pernas. Você pode olhar diretamente para o chão ou para frente.

**A ATM (articulação temporomandibular) é uma região complexa, mas é possível cultivar hábitos que ajudam a aliviar os sintomas causados pelo estresse e pelo uso excessivo.**

Essa articulação localiza-se logo à frente das orelhas, em ambos os lados da cabeça, e permite que a boca abra e feche. Quando fica inflamada, pode gerar episódios dolorosos, momento em que muitas vezes ocorre o diagnóstico de síndrome da disfunção da ATM. O consumo frequente de alimentos duros ou muito mastigáveis pode irritar a região pelo uso excessivo. Da mesma forma, quando vivemos em estado de estresse crônico ou com pouca consciência corporal nessa área, podemos estar cerrando, rangendo, mordendo ou pressionando os dentes sem perceber.

Qual é a solução? Acredite ou não, a boca tem uma "postura de repouso correta". Parece estranho, mas é verdade. Mandíbula e língua possuem uma posição neutra adequada, e tomar consciência disso ajuda a manter o funcionamento ideal.

**PRÁTICA FUNCIONAL PARA ATM**

Ao longo do dia, verifique se está realmente descansando dessa forma. Evite apertar os dentes, morder os lábios ou bochechas, ou manter os lábios comprimidos por longos períodos. Relaxe o restante da face. Suavize a fronte e relaxe as pálpebras. Quando você se tornar consciente de como sua face se movimenta, esse novo modo de repouso parecerá muito mais natural.

1. Sente-se de maneira confortável.
2. Leve suavemente o mento (queixo) para trás, de modo que as orelhas se alinhem sobre os ombros e o mento fique paralelo ao solo. Observe se há uma ligeira elevação ou inclinação para baixo do mento, a ideia é mantê-lo em posição neutra.
3. Apoie delicadamente a parte anterior da língua no palato, logo atrás dos dentes superiores.
4. Deixe os dentes se separarem levemente.

# DOR OROFACIAL/ATM

**As dores de cabeça tensionais (cefaleias tensionais) são, de fato, causadas por tensão! Os principais responsáveis são a parte descendente do trapézio, o esternocleidomastóideo e os músculos profundos do pescoço (suboccipitais).**

### VOCÊ SABIA?

As dores de cabeça tensionais (cefaleias tensionais) são o tipo mais comum de dor de cabeça. Geralmente começam de forma lenta e dão a sensação de uma pressão inespecífica ao redor de toda a cabeça – como se você estivesse usando uma faixa apertada ou algo estivesse comprimindo sua cabeça. Elas não causam náusea, vômito ou outros sintomas; portanto, se forem frequentes ou vierem acompanhadas de outros sinais, converse com seu médico.

Quando esses músculos ficam excessivamente rígidos ou disfuncionais, podem comprimir nervos, o que resulta em dor de cabeça. O impulso imediato costuma ser recorrer ao medicamento para obter alívio – e está tudo bem quando realmente necessário. Mas, na maioria das vezes, a dor é uma forma de comunicação do corpo, um sinal de que algo precisa de atenção.

Antes de procurar no armário de remédios, experimente se movimentar. Um ponto-gatilho é uma área irritada ou sensível em um músculo que irradia dor para outra região. Por exemplo, dores na parte descendente do trapézio frequentemente resultam em dores de cabeça tensionais – essa é a chamada dor referida. A boa notícia é que esses músculos são fáceis de acessar por meio de exercícios específicos, que proporcionam alívio. Esta prática funcional concentra-se nos pontos de irritação e ajuda a acalmar as áreas doloridas.

# DORES DE CABEÇA TENSIONAIS

# PRÁTICA FUNCIONAL 1

Use estes exercícios sempre que sentir dores de cabeça tensionais (cefaleias tensionais) ou perceber que uma está começando. Aplique pressão sobre os pontos-gatilho até que o desconforto diminua e, em seguida, passe para outro ponto.

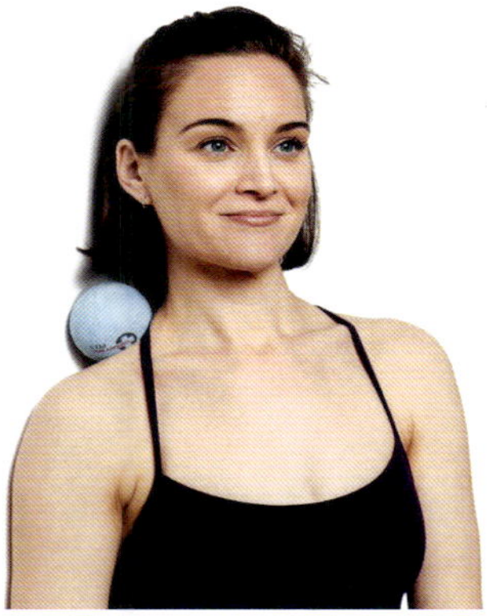

**1. Liberação do trapézio 1** Fique de pé contra a parede com uma bola posicionada atrás do trapézio superior do ponto-gatilho.

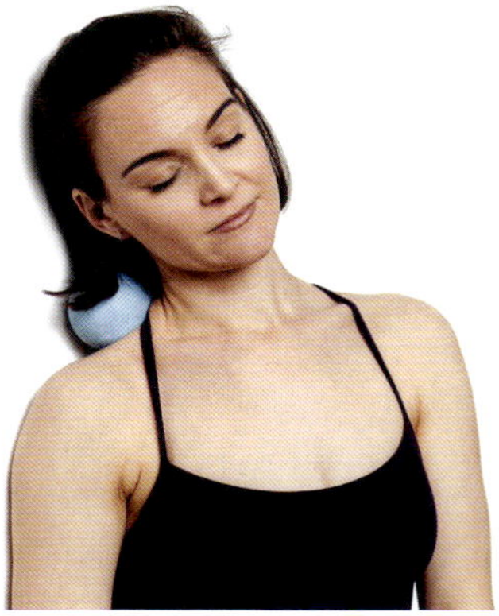

**2. Liberação do trapézio 2** Incline a cabeça para o lado do trapézio em foco. Ao mesmo tempo, gire a cabeça para olhar para frente.

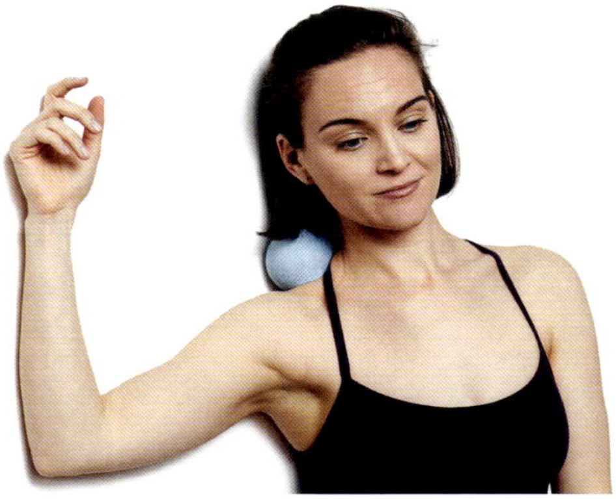

**3. Liberação do trapézio 3** Eleve o braço do mesmo lado do trapézio trabalhado, mantendo o cotovelo flexionado para relaxar ao máximo o músculo.

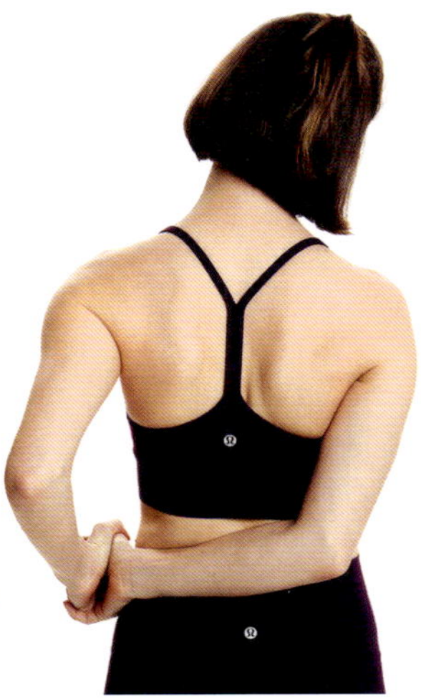

**4. Alongamento da lateral do pescoço** Incline a cabeça para o lado e olhe para cima, com as mãos entrelaçadas atrás do corpo.

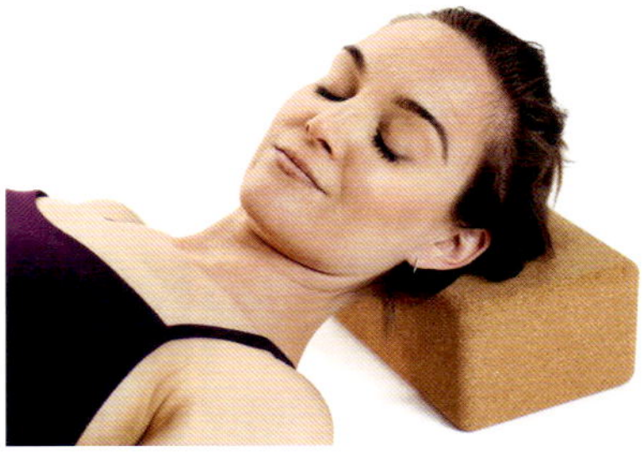

**5. Liberação da base do crânio (suboccipital (permanecer por 1 minuto)** Coloque o bloco na base do crânio, que fica acima da nuca. Gire a cabeça suavemente até encontrar um ponto sensível e mantenha por três a cinco respirações antes de mudar para outro ponto.

Quando você consegue girar a cabeça para um lado, mas não totalmente para o outro, observe seus hábitos de vida para identificar a causa.

## DICA RÁPIDA

Uma das minhas estratégias favoritas para lidar com um lado mais tenso ou resistente que o outro é adicionar assimetria estratégica ao treino. Em qualquer alongamento ou postura, mantenha o lado mais rígido alguns segundos a mais que o outro. A ideia não é restringir o lado "bom", mas dar ao lado tenso um tempo extra para relaxar e conquistar uma amplitude de movimento plena e saudável.

Quando trabalha no computador, sua tela está diretamente à sua frente, na altura dos olhos, ou você precisa girar a cabeça (mesmo que levemente) para vê-la? Em casa, ao assistir TV, a tela fica à sua frente, na altura dos olhos, ou você precisa virar a cabeça para um lado? Você dorme de lado? Seu travesseiro é muito macio ou baixo demais? Responder a essas perguntas é um bom ponto de partida para entender por que um lado do seu pescoço tem mais limitações que o outro. Geralmente, é uma combinação desses fatores. Com alguns ajustes nos hábitos de vida e movimentos inteligentes, é possível aliviar a dor. Esta prática funcional o conduzirá por uma amplitude de movimento completa e saudável, para compensar os hábitos unilaterais.

# LIMITAÇÃO AO GIRAR A CABEÇA PARA UM LADO

# PRÁTICA FUNCIONAL 1

É importante trabalhar toda a amplitude de movimento como aquecimento. Repita esta sequência três a quatro vezes antes de iniciar qualquer atividade mais complexa.

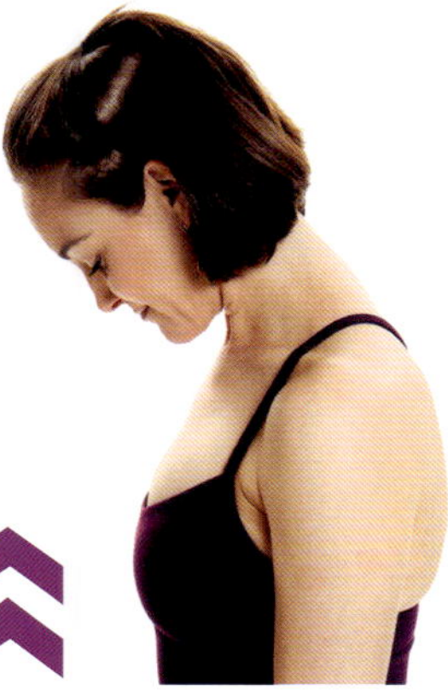

**1. Flexão** Olhe para os dedos dos pés, aproximando o queixo do pescoço. Procure não projetar a cabeça para frente durante o movimento.

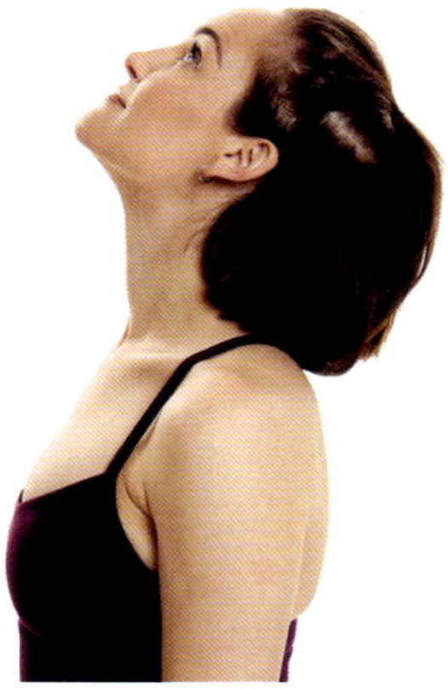

**2. Extensão** Eleve o queixo para cima. Imagine a parte de trás da cabeça caindo suavemente em direção aos calcanhares.

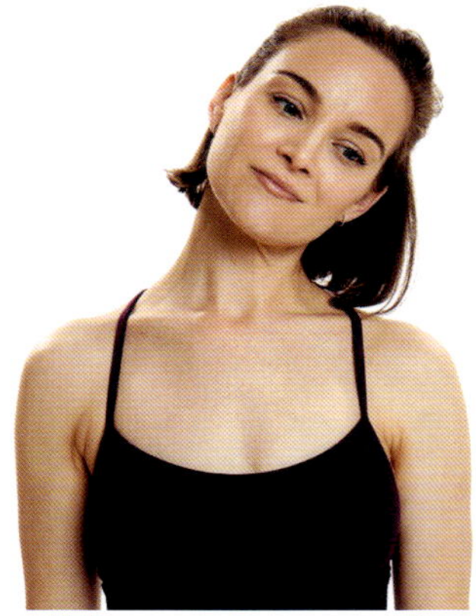

**3. Flexão lateral** Leve a orelha em direção ao ombro, mantendo o ombro imóvel (não elevá-lo para encontrar a orelha). Repite para o outro lado.

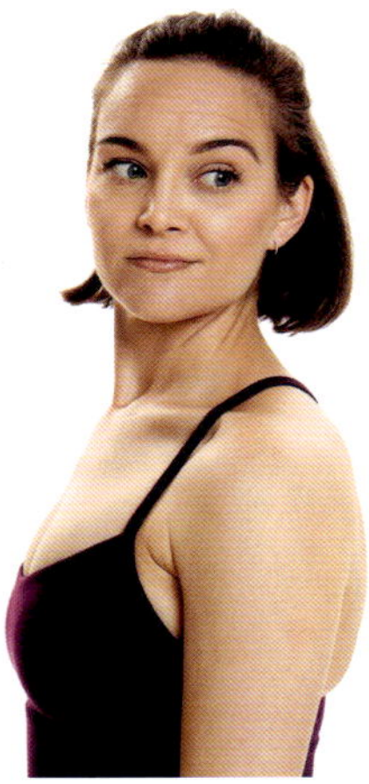

**4. Rotação** Gire a cabeça até que o queixo aponte na mesma direção do ombro. O objetivo é alcançar uma rotação entre 70 e 90 graus. Repite para o o outro lado.

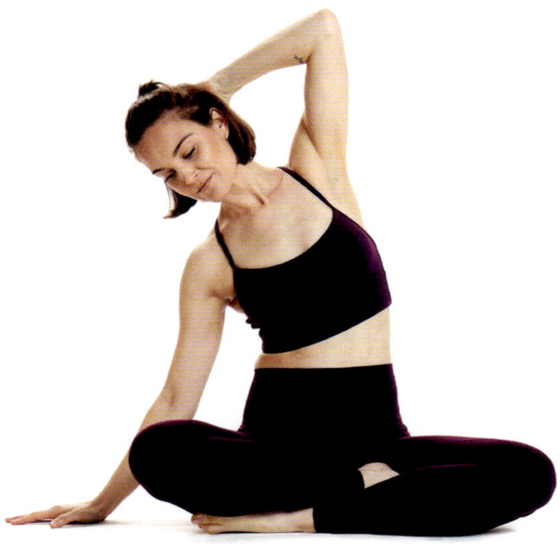

**5. Flexão lateral sentado** Sente-se e caminhe com a mão apoiada no chão afastando-a do corpo e permita-se inclinar lateralmente. Eleve o braço oposto e leve a mão à parte de trás da cabeça. Você deve sentir o alongamento na lateral do corpo, entre as costelas e abaixo do braço. Repite para o outro lado.

**COMO VOCÊ ANDA?**
Você sempre caminha com a cabeça baixa, olhando apenas para o chão à frente dos pés? Esse hábito gera sobrecarga desnecessária na coluna e favorece disfunções na região do pescoço.

**Hábito funcional:** Procure olhar mais adiante enquanto caminha. Alterne o olhar entre o horizonte e os pés.

**HÁ QUANTOS ANOS VOCÊ USA O MESMO TRAVESSEIRO?**
Com o uso, o travesseiro perde altura ou fica deformado, fazendo a cabeça cair abaixo da linha dos ombros durante o sono e causando dor. O "melhor" travesseiro dependerá de vários fatores e do seu conforto pessoal.

**Hábito funcional:** Se já se passaram mais de três anos desde a troca, é hora de substituí-lo.

**VOCÊ DORME DE LADO?**
Quem dorme de lado tende a relatar mais rigidez e dor no pescoço, muitas vezes porque usa travesseiros muito macios ou baixos. Independentemente da posição

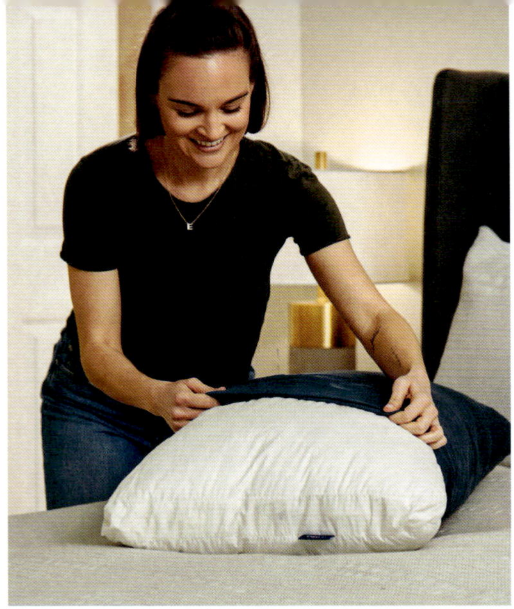

preferida para dormir, sua postura durante o sono pode estar contribuindo para o desconforto.

**Hábito funcional:** Se você dorme de lado, escolha um travesseiro com mais estrutura e altura – ou alterne o lado em que dorme.

**SEU COMPUTADOR E SUA TV ESTÃO NA ALTURA DOS OLHOS?**
Tire uma foto ou grave um vídeo de si mesmo trabalhando ou assistindo TV. Observe se a tela está na altura dos olhos ou se está mais alta ou mais baixa.

**Hábito funcional:** Se o queixo está visivelmente inclinado para cima ou para baixo, ajuste a altura da tela, da cadeira ou da mesa.

# HÁBITOS FUNCIONAIS

> O uso excessivo de telas e o estresse são os fatores que mais contribuem para dores na cabeça e no pescoço.

**VOCÊ COSTUMA GIRAR A CABEÇA E MANTÊ-LA NESSA POSIÇÃO?**
Talvez você passe muito tempo em apresentações ou sentado em um local onde precisa virar a cabeça para a esquerda ou direita constantemente. Isso pode acontecer até em casa: ao sentar em determinados pontos do sofá, pode ser necessário virar totalmente a cabeça para assistir TV ou conversar com alguém ao lado.

**Hábito funcional:** Se isso acontece com frequência, mude sua posição ou a forma como se senta.

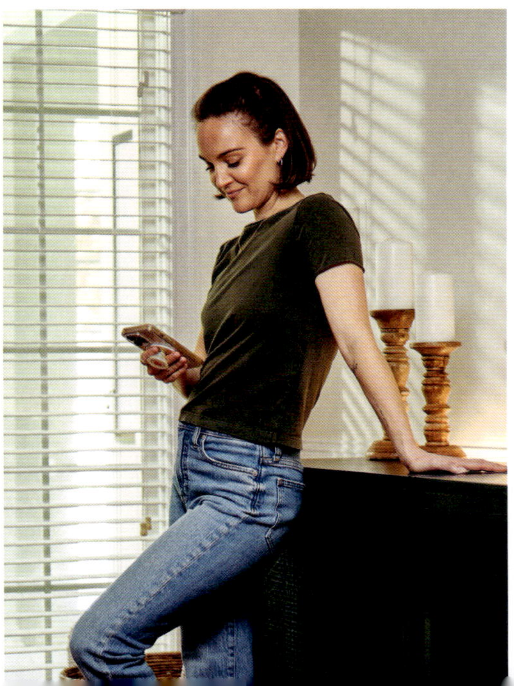

**VOCÊ OLHA O CELULAR COM FREQUÊNCIA?**
Todos somos culpados e não é preciso abandonar o telefone. Mas vale a pena observar quanto tempo de tela você acumula ao longo do dia.

**Hábito funcional:** Reduza o tempo de tela sem propósito.

**VOCÊ SEMPRE CARREGA A BOLSA OU MOCHILA NO MESMO LADO?**
Disfunções nos ombros podem gerar dor referida no pescoço. Carregar principalmente a bolsa no mesmo lado aumenta muito o risco de desconforto cervical.

**Hábito funcional:** Alterne os lados e reduza o peso da bolsa sempre que possível.

**VOCÊ ESTÁ ESTRESSADO?**
O estresse é um fator comum em problemas como dor na articulação da mandíbula (articulação temporomandibular) e dores de cabeça tensionais (cefaleias tensionais). Relaxar não precisa significar meditar de forma clássica — pode ser caminhar ao ar livre, encontrar bons amigos, ouvir música, reduzir a exposição a notícias, pintar, dançar ou qualquer atividade artística que traga alegria.

**Hábito funcional:** Incorpore práticas de alívio do estresse e atividades prazerosas no seu dia a dia.

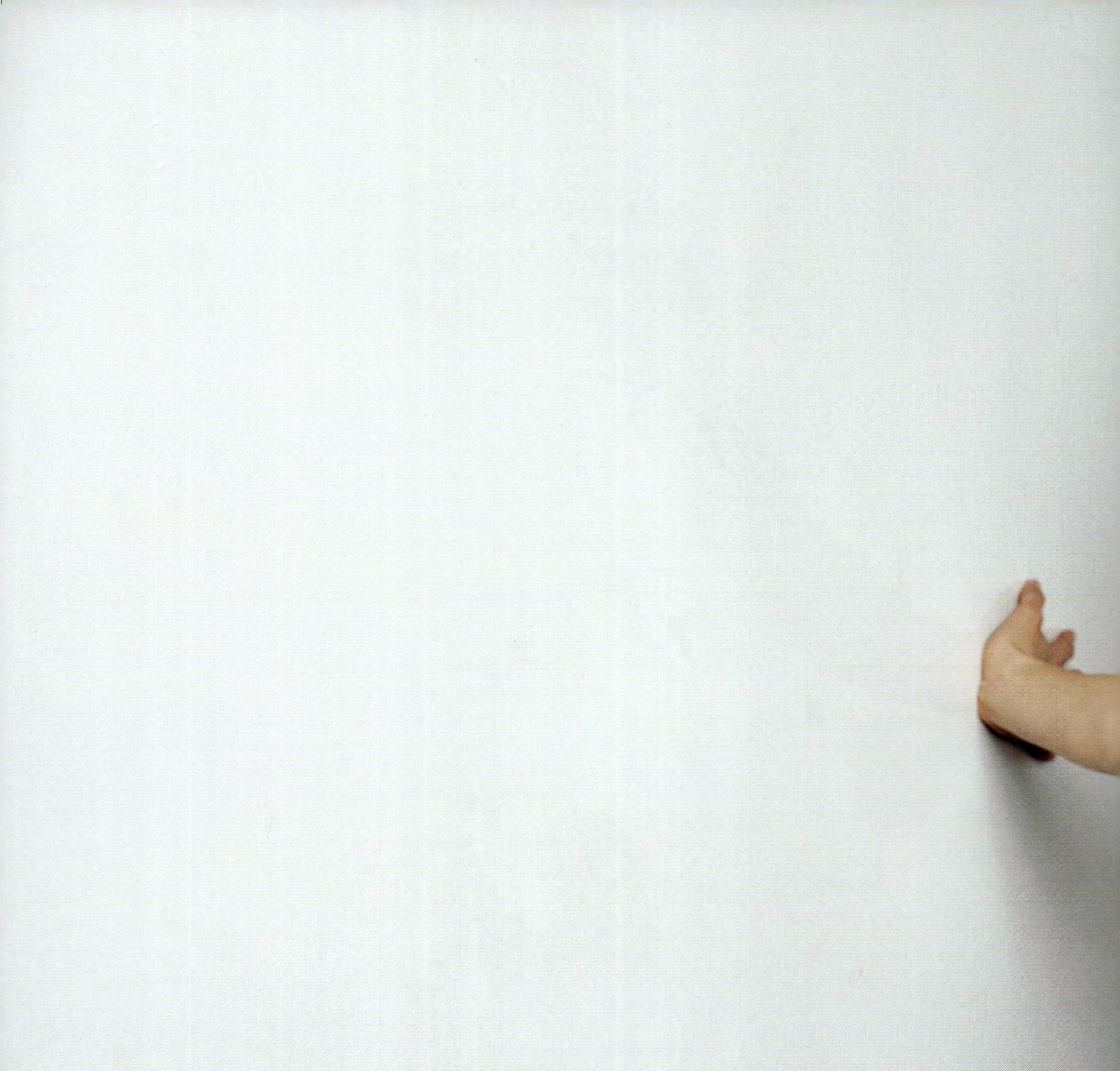

# OMBROS

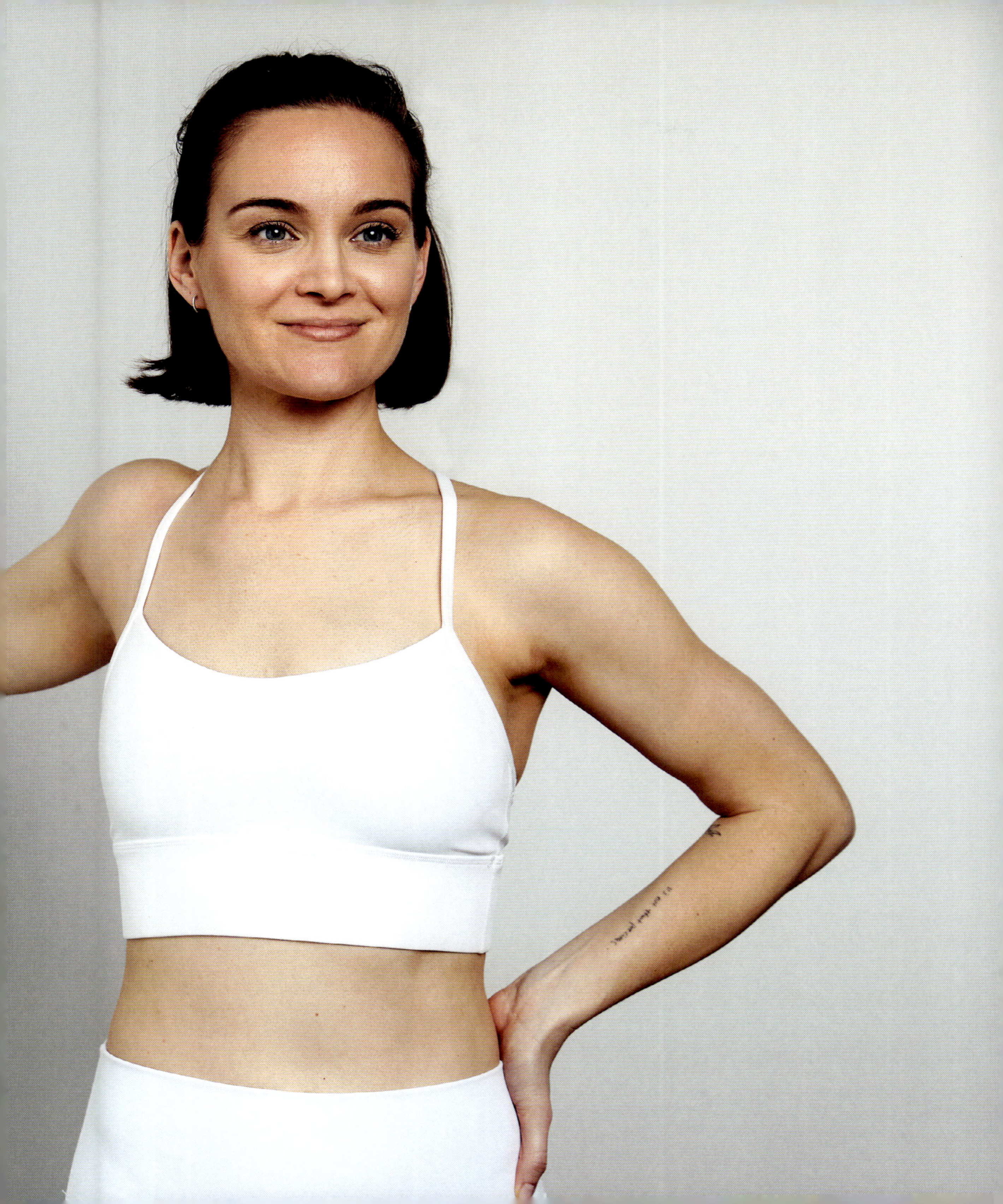

De todas as articulações do corpo, os ombros são as que possuem maior capacidade de movimento.

Os músculos ao redor do ombro têm várias funções, entre elas: manter os ossos no lugar, mover o braço para longe do corpo, aproximá-lo do centro do corpo, alcançar acima da cabeça ou atrás do corpo, além de realizar rotação medial e lateral. Essa articulação também é uma das mais fáceis de sofrer luxações. O ombro é uma articulação esferóidea (glenoumeral), como o quadril, mas sua estabilidade depende muito mais de ligamentos e músculos do que da estrutura óssea. Essa vulnerabilidade também é sua força: justamente por isso, os ombros são as articulações mais móveis do corpo humano. Pense, por exemplo, em um arremessador de beisebol ou em um jogador de críquete: a velocidade que eles conseguem atingir é resultado direto da amplitude de movimento e da força desenvolvida no ombro. Mas essa potência também traz riscos. O ombro é uma estrutura complexa, composta por várias partes, e quando colocado em posições inadequadas pode gerar rigidez, desconforto, sobrecarga ou lesão. Aqui não detalharemos todas as estruturas, mas apenas aquelas que costumam causar mais problemas. Quando se trata dos ombros, o objetivo é sempre buscar o equilíbrio entre flexibilidade e força.

# ANATOMIA DOS OMBROS

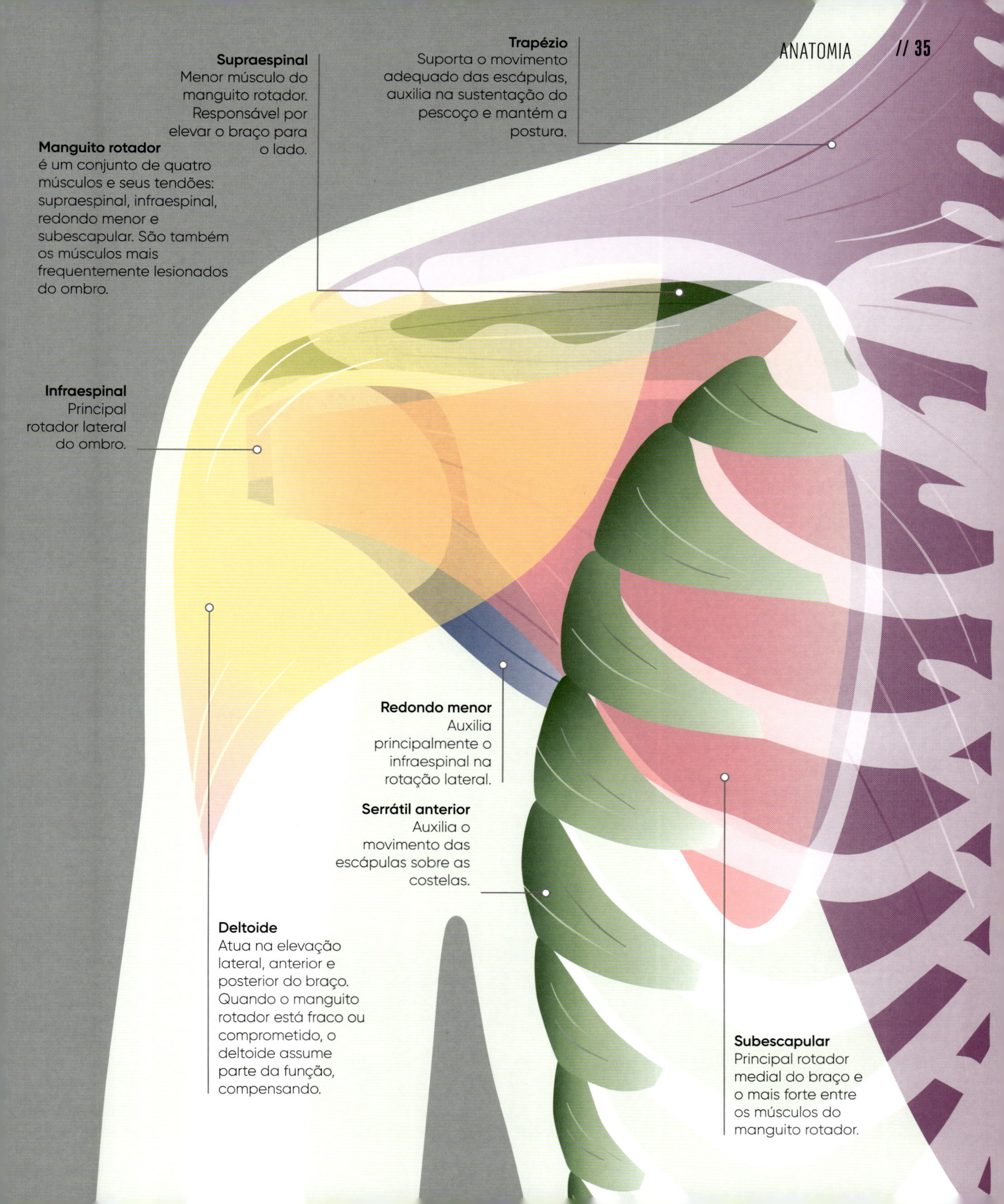
**Supraespinal**
Menor músculo do manguito rotador. Responsável por elevar o braço para o lado.
**Trapézio**
Suporta o movimento adequado das escápulas, auxilia na sustentação do pescoço e mantém a postura.
**Manguito rotador**
é um conjunto de quatro músculos e seus tendões: supraespinal, infraespinal, redondo menor e subescapular. São também os músculos mais frequentemente lesionados do ombro.
**Infraespinal**
Principal rotador lateral do ombro.
**Redondo menor**
Auxilia principalmente o infraespinal na rotação lateral.
**Serrátil anterior**
Auxilia o movimento das escápulas sobre as costelas.
**Deltoide**
Atua na elevação lateral, anterior e posterior do braço. Quando o manguito rotador está fraco ou comprometido, o deltoide assume parte da função, compensando.
**Subescapular**
Principal rotador medial do braço e o mais forte entre os músculos do manguito rotador.

Você sente como se sempre houvesse um "nó" embaixo da escápula que não consegue alongar de jeito nenhum? Talvez a solução não esteja no alongamento, mas sim no fortalecimento.

### VERDADEIRO OU FALSO?

*Se você ouve estalos nos ombros durante o exercício, isso é ruim.*

**A BOA E A MÁ NOTÍCIA.** A má notícia é que os estalos no ombro ao se movimentar ou se exercitar podem estar relacionados a lesão, mesmo quando não há dor. Se houver suspeita de lesão, o melhor é consultar um médico e realizar exames de imagem adequados. A boa notícia é que, na maioria dos casos, lesão ou ruptura não são as causas mais comuns desses pequenos estalos indolores. Normalmente, trata-se apenas do som dos tecidos moles deslizando sobre áreas ósseas e, na maior parte do tempo, isso é inofensivo.

Ainda assim, se você estiver preocupado ou se esses estalos persistirem por muito tempo, procure orientação médica.

É verdade que, em alguns casos, os músculos estão apenas tensos e se beneficiam de um bom alongamento. Mas, em outros, a sensação de tensão, "nó" e rigidez pode ser sinal de fraqueza, e não de encurtamento. No caso de uma tensão persistente embaixo ou ao redor das escápulas, a fraqueza — especialmente do supraespinal e das fibras descendentes e ascendentes do trapézio — costuma ser a principal causa.
Do ponto de vista funcional, as escápulas devem ser bastante móveis. Elas devem deslizar suavemente sobre a caixa torácica conforme o corpo se movimenta. Quando ficam "presas" ou menos móveis devido à fraqueza muscular, isso resulta em dor ou limitação nos ombros.
Aqui, a primeira prática funcional é um movimento simples para restabelecer a conexão entre mente e corpo nessa região. Ele ajuda a tirar o foco da parte anterior do ombro e direcioná-lo para as escápulas, incentivando um movimento saudável.
A segunda prática funcional se baseia na primeira: mobiliza as áreas que estão "travadas" e ativa aquelas que mais precisam de fortalecimento.

# PONTO DE TENSÃO EMBAIXO DA ESCÁPULA

# PRÁTICA FUNCIONAL 1

Pense neste movimento como um aquecimento antes de outros exercícios.

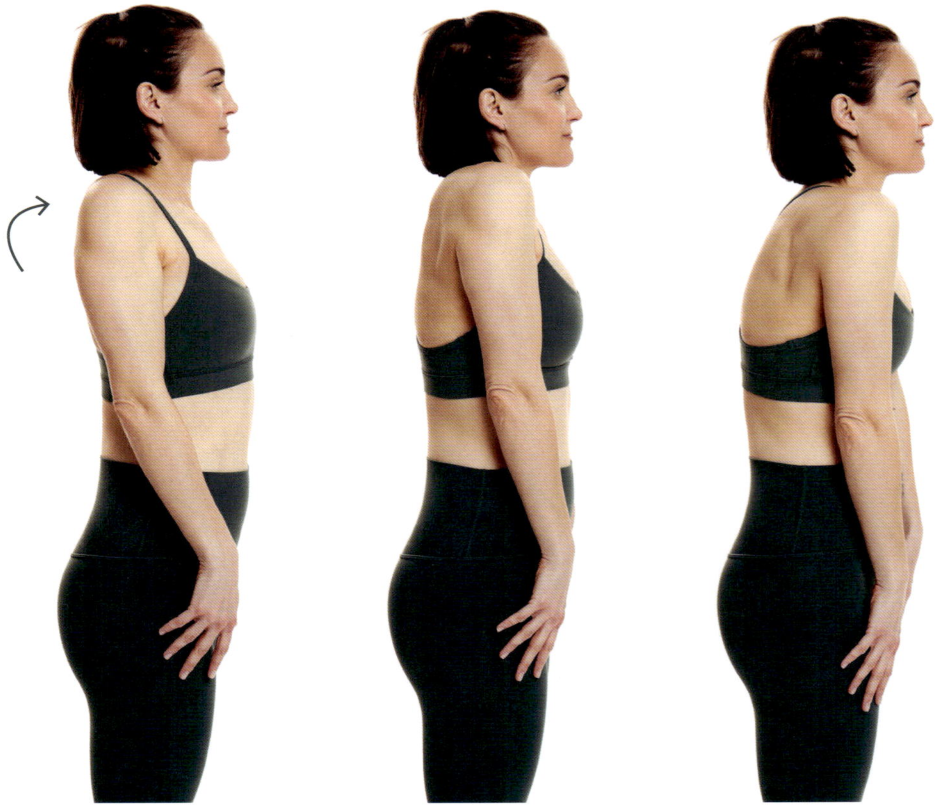

**Rotação de ombros** Normalmente, tendemos a iniciar o movimento pela parte da frente dos ombros, mas quero que você tente começar pelas escápulas. A frente dos ombros participa bastante, mas procure alterar os músculos que dominam essa ação. Faça rolamentos para frente em movimento circular, concentrando-se na musculatura ao redor das escápulas. Pode parecer estranho no início, mas à medida que a conexão mente-corpo se estabelece, ficará mais natural.

# PRÁTICA FUNCIONAL 2

Pratique esta sequência de três a cinco vezes por semana, durante duas a quatro semanas.

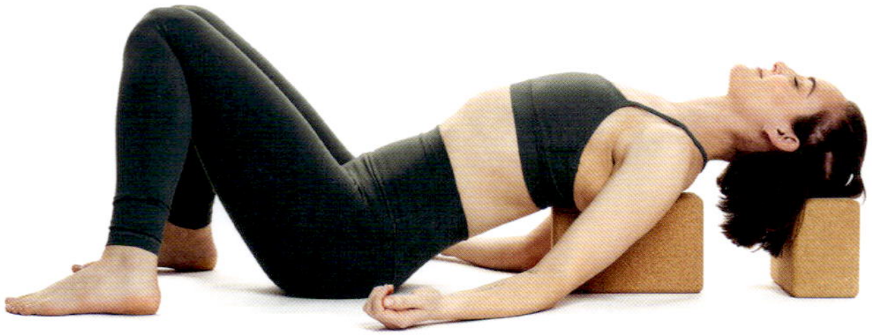

**1. Abertura de peito sobre blocos (permanecer por 1 minuto)** Posicione um bloco entre as escápulas, partindo da ponta inferior das escápulas e outro sob a cabeça para apoio. Estenda os braços para os lados até sentir o alongamento nos peitorais e permita que relaxem.

## VOCÊ SABIA?

Quando usamos mais um lado do corpo do que o outro, inevitavelmente surgem diferenças na amplitude de movimento. O lado dominante costuma estar mais rígido porque é o responsável por levantar, segurar, carregar, escrever, alcançar e dirigir com mais frequência. O outro lado pode ser menos forte, mas ligeiramente mais flexível.

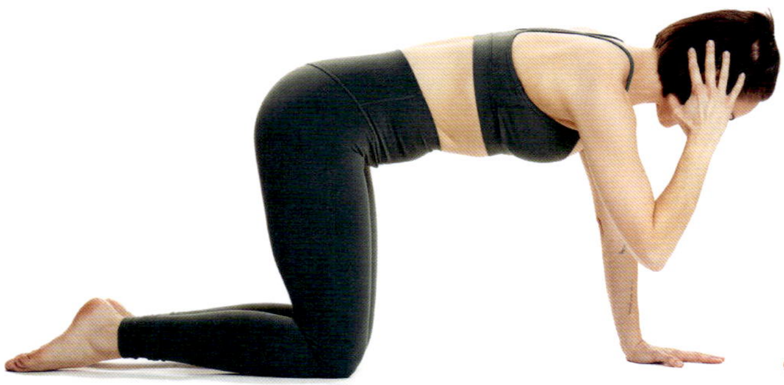

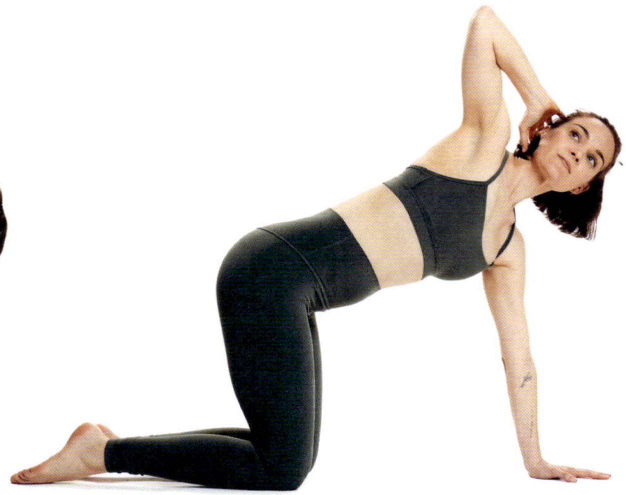

**2. Rotação torácica em quatro apoios (10X para cada lado)** Mantenha as costas retas e a cabeça alinhada ao pescoço. O quadril deve permanecer neutro e estável. Conduza o movimento pelo centro do peito (esterno), não pelo cotovelo. Gire apenas até onde for confortável, sem forçar a amplitude.

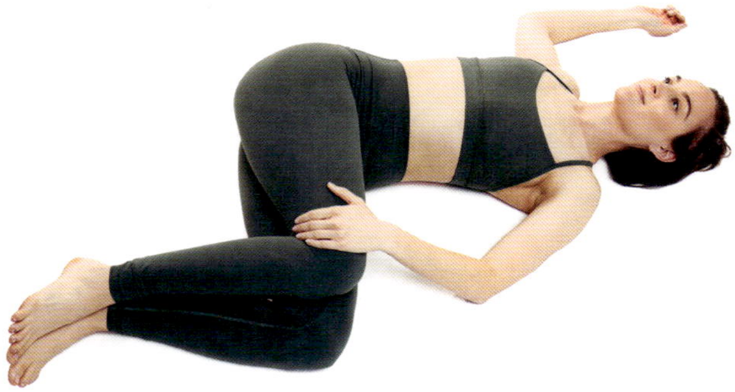

**3. Torção deitado (permanecer por 30 segundos em cada lado)** Deite-se de costas e alinhe os joelhos sobre os quadris. Deixe os joelhos caírem para um lado e abra o braço oposto para o outro lado, mantendo a palma da mão voltada para cima. Ambos os ombros devem permanecer no chão.

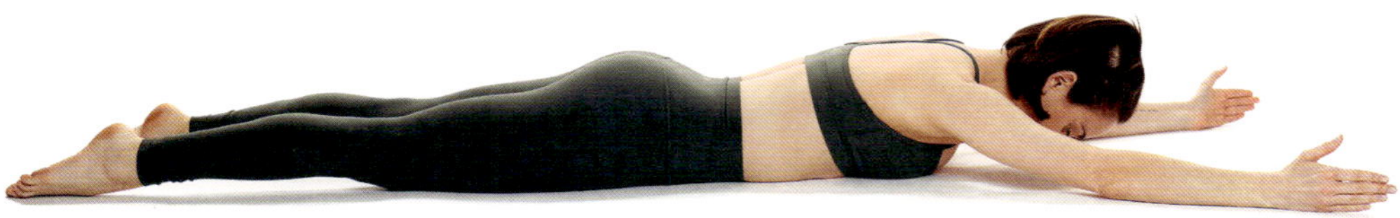

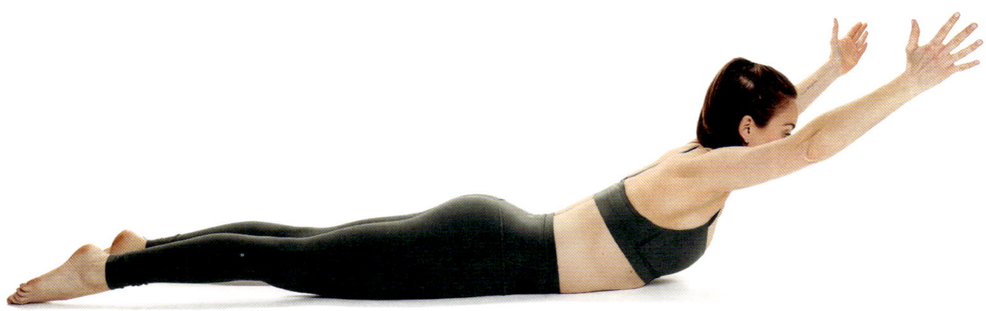

**4. Gafanhoto com elevação de braços (10x)** Deite-se de barriga para baixo e estenda os braços acima da cabeça em formato de "Y", mantendo a parte inferior do corpo apoiada. Na expiração, eleve o tronco, levando os polegares em direção ao céu. Evite levantar as pernas ou os pés. Inspire para retornar à posição inicial.

**Os ombros desalinhados às vezes são causados por escoliose ou lesões, mas, na maioria das vezes, resultam de hábitos de vida, treinamento inadequado ou uso excessivo.**

Um dos principais culpados é a hiperatividade dos levantadores da escápula, geralmente causada por dormir de lado com um braço apoiado sob a cabeça ou carregar uma bolsa pesada sempre do mesmo lado. Quando isso acontece, o corpo se adapta, elevando o ombro e inclinando levemente a cabeça para o mesmo lado. Se esse padrão se repete continuamente, o corpo acaba se reorganizando para compensar a sobrecarga e o resultado é um ombro ligeiramente mais alto que o outro. A prática funcional indicada libera pontos-gatilho nos levantadores da escápula, na parte descendente do trapézio e no esternocleidomastóideo.

### VOCÊ SABIA?

É provável que você já tenha recebido um diagnóstico de escoliose, mas, se suspeitar dessa condição, procure um médico.

# OMBROS DESALINHADOS

# PRÁTICA FUNCIONAL 1

Repita a sequência três vezes de cada lado, mantendo o alongamento no lado mais alto por 5 a 10 segundos a mais. Pratique essa sequência quatro vezes por semana, durante três a quatro semanas.

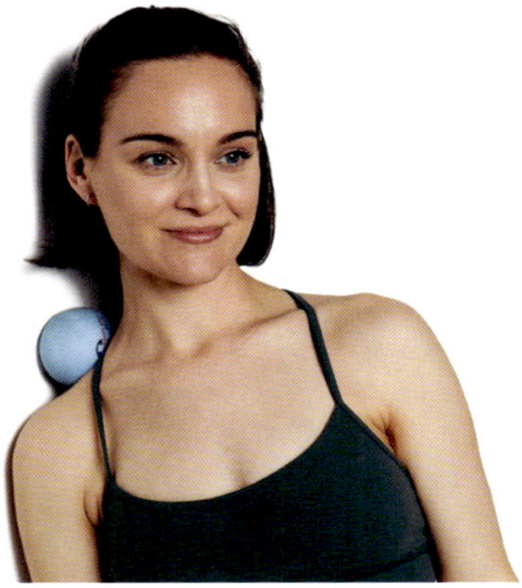

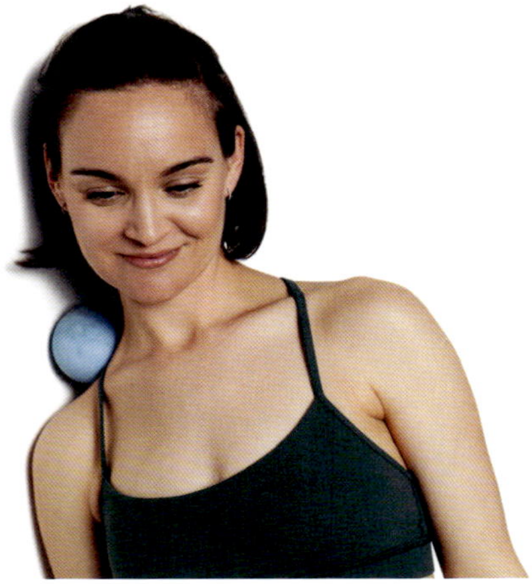

**1. Liberação miofascial nos levantadores da escápula e do trapézio** Posicione uma bola em um ponto-gatilho e mantenha a pressão por 5 a 8 respirações. Conforme a intensidade diminuir, mova a bola para outro ponto. Encontre três ou quatro pontos sensíveis e siga o mesmo padrão: encontre o ponto, mantenha algumas respirações, depois mude para outro.

Faça primeiro nos levantadores da escápula, depois no trapézio superior, que percorre do topo do ombro até o pescoço.

**2. Alongamento da lateral do pescoço** Incline a cabeça para o lado e olhe para cima, com as mãos entrelaçadas atrás do corpo.

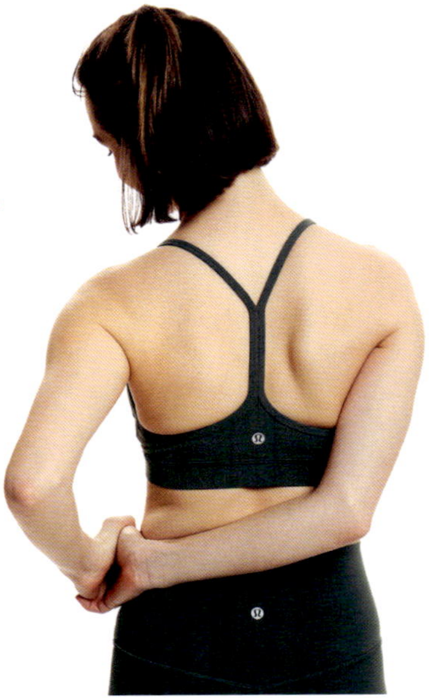

## VOCÊ SABIA?

Essa sequência libera pontos-gatilho nos levantadores da escápula, no trapézio superior e no esternocleidomastóideo músculos que costumam estar hiperativos e sensíveis quando esse padrão postural está presente. Pontos-gatilho são áreas sensíveis ou doloridas localizadas na região central de um músculo, geralmente causadas por tensão, rigidez, uso excessivo ou má postura crônica.

**Quando as escápulas ficam "aladas", a margem mais próxima da coluna se salienta no dorso (caixa torácica), dando uma aparência de "asa" quando o braço se move, quando na verdade deveria deslizar suavemente sobre a caixa torácica durante o movimento.**

Esse é um problema porque, se as escápulas não deslizam livremente, nossa capacidade de elevar totalmente os braços fica bastante comprometida. Na maioria dos casos – quando não há lesão ou condição preexistente – isso ocorre devido à má postura ou fraquezas musculares associadas a hábitos de vida. Como mais de um músculo pode contribuir para o problema, a prática funcional a seguir busca trabalhar um pouco de tudo. Ela ajuda a fortalecer o serrátil anterior, um dos principais responsáveis por essa disfunção, mas também atua em músculos que costumam estar hiperativos, como a parte descendente do trapézio, os levantadores da escápula e os romboides.

## AVALIE-SE

Você vai precisar apoiar o celular em algum lugar ou pedir para um amigo ou parceiro filmar você. Retire a parte de cima da roupa ou mantenha apenas o sutiã ou *top* para ter uma boa visualização do dorso. Eleve lentamente os membros superiores acima da cabeça, mantendo-os na largura dos ombros, com as palmas voltadas lateralmente. Depois, abaixe-os devagar ao longo do corpo, com as palmas voltadas inferiormente. Durante a descida, quando as mãos estiverem na altura das costelas inferiores, pode ser que você veja a lateral das escápulas se afastando do dorso (caixa torácica), se isso acontecer, temos trabalho a fazer!

# ESCÁPULAS ALADAS

# PRÁTICA FUNCIONAL 1

Essa sequência ajudará a estabilizar os músculos responsáveis por evitar que as escápulas fiquem aladas. Você pode repeti-la três vezes seguidas e praticá-la três a quatro vezes por semana.

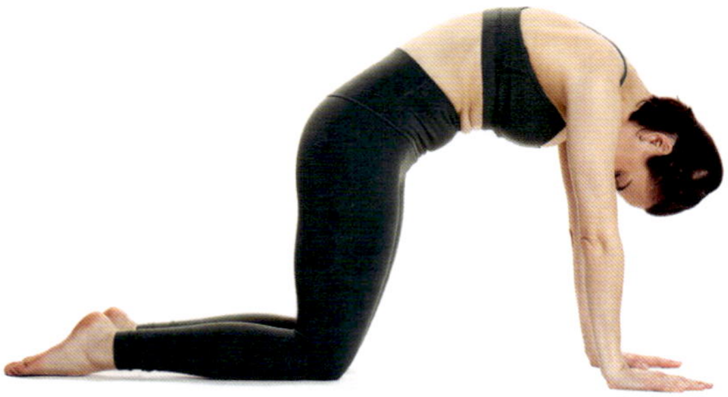

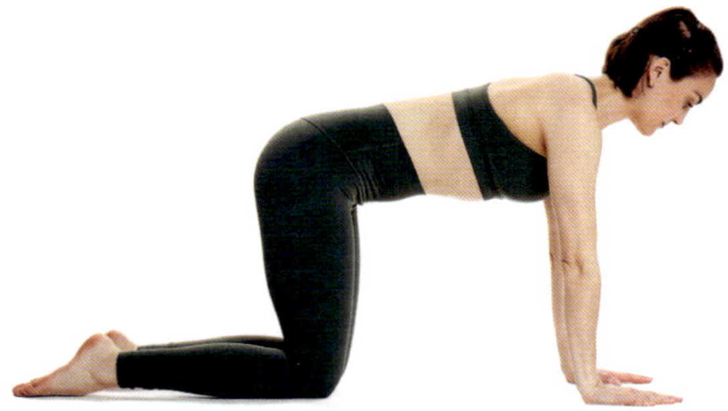

**1. Gato para postura neutra (permanecer por 10 segundos e repetir por 5x)** Na postura do Gato, arqueie as costas, encaixe levemente o quadril para baixo e afaste as escápulas. Em seguida, volte para a posição neutra, direcionando o olhar para o espaço entre as mãos.

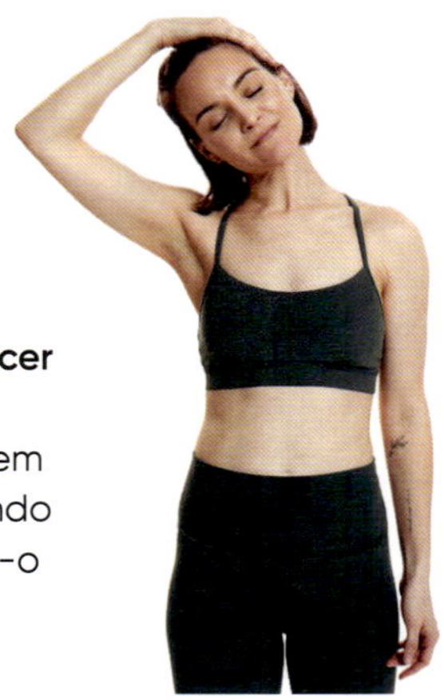

**2. Flexão lateral (permanecer por 15 segundos em cada lado)**Em pé, leve a orelha em direção ao ombro, mantendo o ombro imóvel (não eleve-o para encontrar a orelha). Repite para o outro lado.

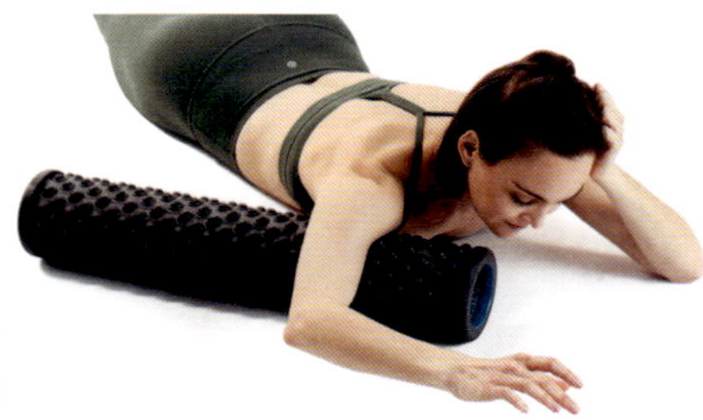

**3. Liberação miofascial dos peitorais (permanecer por 30 segundos)** Posicione o rolo de liberação miofascial em um ângulo de 45 graus sob o braço, de forma que atravesse os músculos peitorais. Estenda o braço para o lado com uma leve flexão no cotovelo e relaxe o peso da parte superior do corpo sobre o rolo.

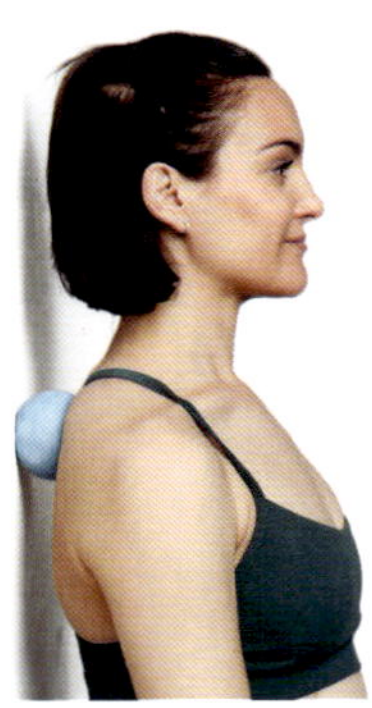

**4. Liberação miofascial dos romboides** Posicione a bola entre a escápula e a coluna. Flexione levemente os joelhos em frente à parede para aumentar a pressão na área desejada e, em seguida, mova lentamente o braço para cima e para baixo dez vezes. Repita do outro lado.

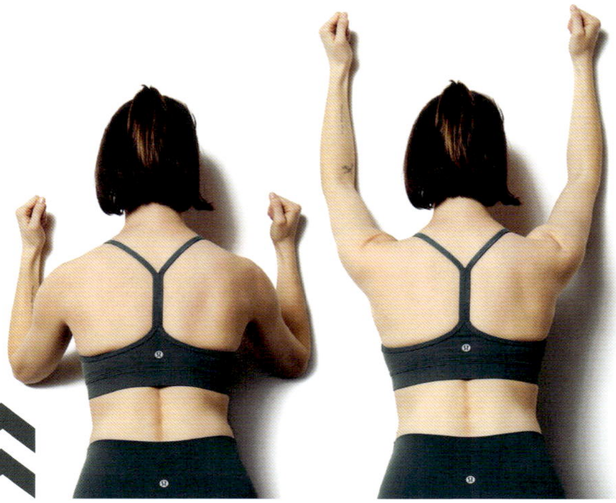

**5. Deslizamento de antebraço na parede (10x)** Incline levemente o tronco para frente. Mantendo a caixa torácica inferior encaixada e os joelhos encostados na parede, deslize os antebraços para cima e para baixo, mantendo o contato com a parede durante todo o movimento.

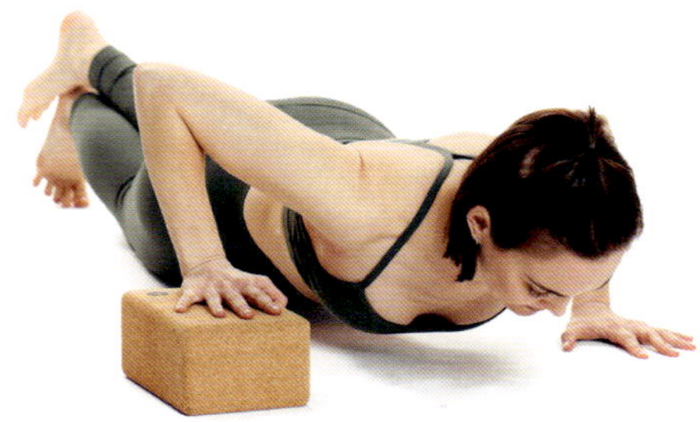

**6. Flexão assimétrica com bloco (10x para cada lado)** Coloque uma das mãos sobre um bloco e cruze os tornozelos. Desça o peito em linha reta, mantendo o core ativo e a coluna em posição neutra.

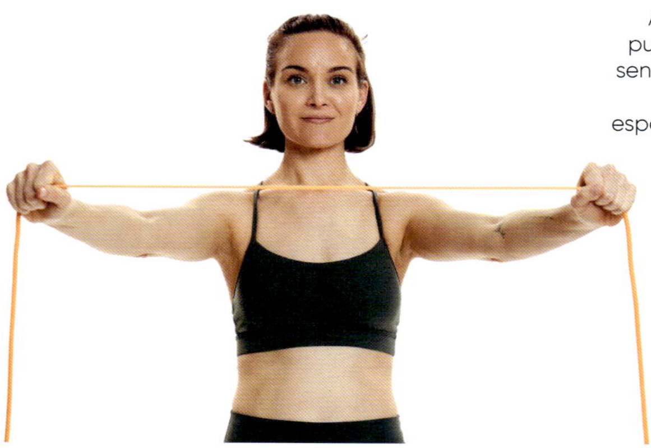

**7. Crucifixo inverso com elástico (10x)** Segure uma faixa elástica leve na largura dos ombros. Mantendo apenas uma leve flexão nos cotovelos, afaste a faixa puxando-a para os lados e retorne lentamente à posição inicial.

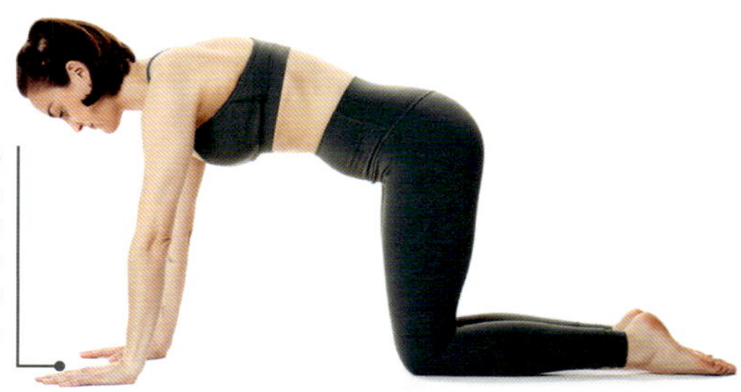
ADAPTAÇÃO
Apoie-se sobre os punhos fechados se sentir desconforto ao manter as mãos espalmadas no chão.

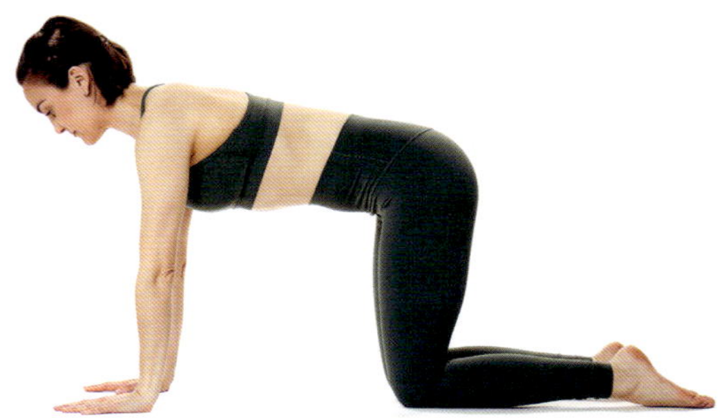

**8. Flexão de escápula (10x)** Mantenha os punhos alinhados sob os ombros e a coluna em posição neutra. Empurre o chão para longe de você, visualizando as escápulas envolvendo a caixa torácica. Em seguida, volte para a posição neutra.

**A postura de mãe/pai é muito comum nos primeiros meses após o nascimento de um bebê: carregar e amamentar enfraquecem os músculos do tórax e do core, fazendo com que os ombros se projetem para a frente.**

### CURIOSIDADE

Uma limitação do yoga é que praticamente não há posturas que fortaleçam os músculos de "puxar" na medida em que precisamos. Por isso, é importante complementar a prática com exercícios de força, garantindo o equilíbrio adequado para o corpo.

Se você é pai ou mãe, sabe exatamente do que estou falando! Eu mesma tive o que carinhosamente chamo de um "bebê grudinho", aquele que quer estar em contato o tempo todo. Isso faz parte das demandas desse período da vida e, claro, vale totalmente a pena. Mas o enfraquecimento dos músculos do tórax e do dorso pode causar dor e desconforto ao redor do cíngulo do membro superior.
A solução? Ativar os músculos do dorso e da região dos ombros restabelece a estabilidade necessária para manter-se ereto, reposicionar os ombros na postura neutra e reduzir a dor.

# POSTURA DE MÃE/PAI

# PRÁTICA FUNCIONAL 1

Você pode praticar essa sequência todos os dias, se for agradável para você! Se preferir economizar tempo, faça-a três ou quatro vezes por semana, conforme necessário. Os resultados costumam aparecer em uma ou duas semanas.

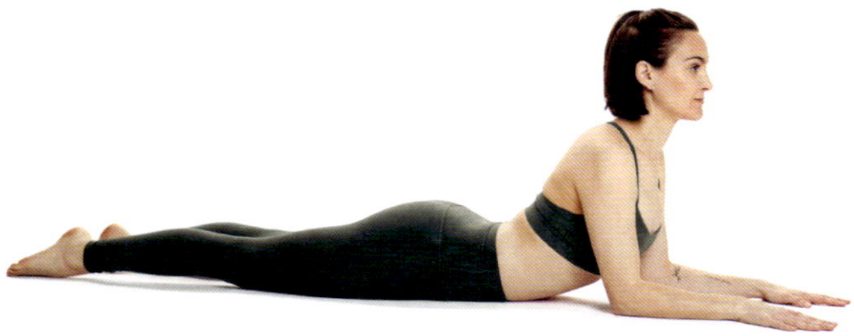

**1. Esfinge (permanecer de 30-60 segundos)** Leve as pernas para trás esticadas e eleve o tronco, apoiando os cotovelos e antebraços no chão, formando um ângulo de 90 graus. Projete o peito para cima, elevando-se. Mantenha a cabeça e o pescoço neutros.

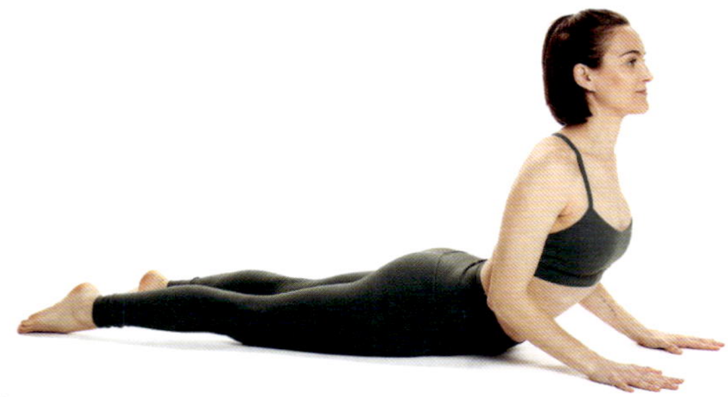

**2. Cobra (permanecer por 3 respirações)** Deite-se de barriga para baixo e posicione as mãos na altura do peito. Pressione levemente as mãos contra o chão para elevar suavemente o peito. Mantenha os cotovelos flexionados e aplique pressão mínima nas mãos, utilize principalmente os músculos das costas para sustentar a elevação. As pernas e os pés permanecem apoiados no chão durante toda a postura.

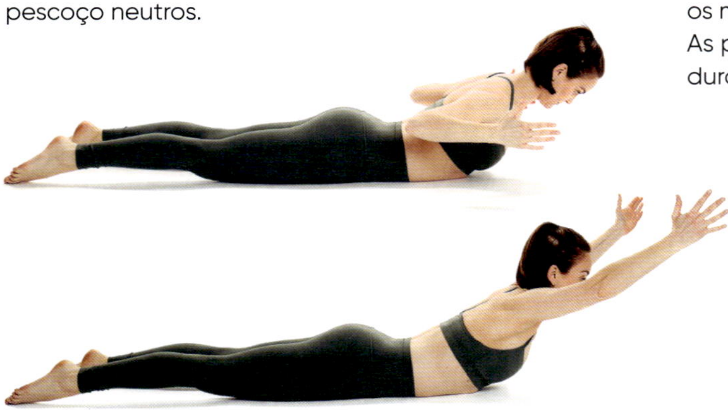

**3. Gafanhoto com deslizamento de braços (3x)** Deite-se de barriga para baixo e mantenha abdome, quadris e pernas em contato com o chão. Eleve suavemente o peito e leve os cotovelos para a lateral das costelas, mantendo o olhar voltado para o chão e os polegares apontados para o céu. Na expiração, estenda os braços acima da cabeça em formato de "Y".

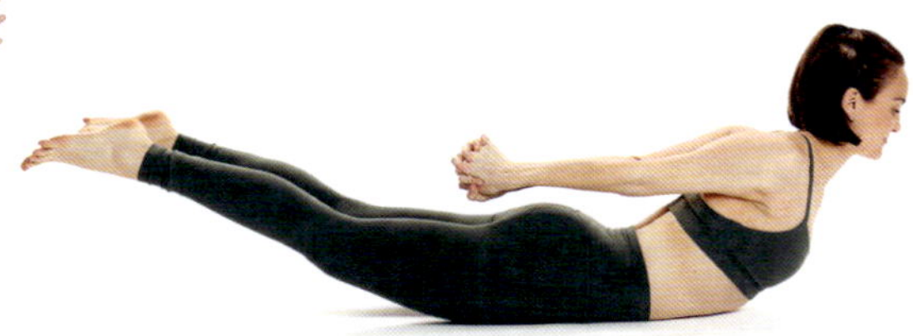

**4. Gafanhoto (permanecer de 3-5 respirações)** Deite-se de barriga para baixo, e estenda as pernas para trás. Leve os braços para trás, e se possível, entrelace as mãos. Pressione o osso púbico contra o tapete enquanto eleva o peito e as pernas. Você pode olhar diretamente para o chão ou para frente. Lembre-se de respirar! Se a respiração ficar limitada, diminua a intensidade e reduza o tempo na postura.

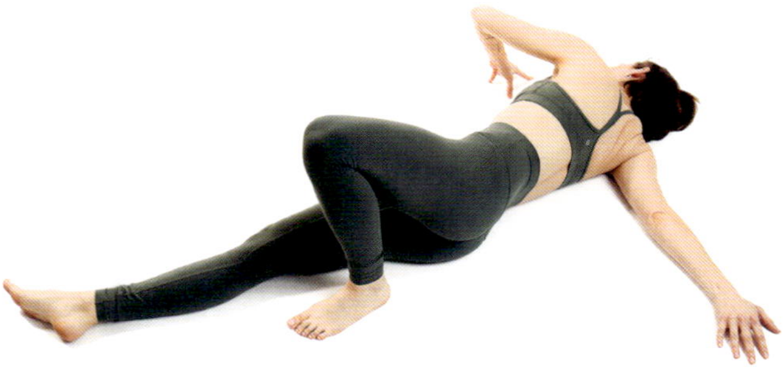

**5. Alongamento do peitoral (permanecer por 1 minuto em cada lado)** Deite-se de barriga para baixo e estenda um braço lateralmente. Use o outro braço para empurrar o corpo, girando até apoiar-se na lateral do quadril. Em seguida, deixe o pé de cima cair no chão atrás de você.

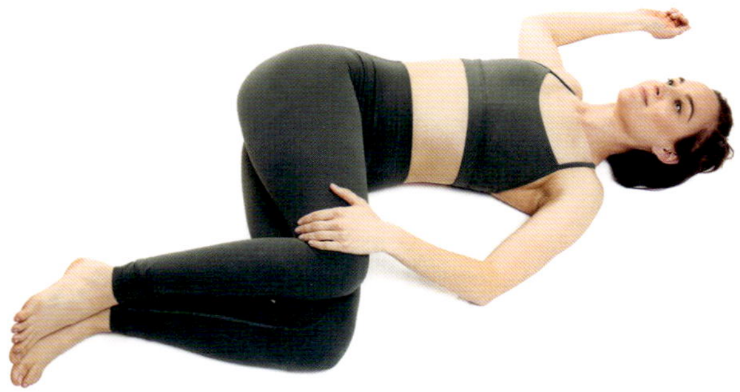

**6. Torção deitado (permanecer por 30 segundos em cada lado)** Deite-se de costas e alinhe os joelhos sobre os quadris. Deixe os joelhos caírem para um lado e abra o braço oposto para o outro lado, mantendo a palma da mão voltada para cima. Ambos os ombros devem permanecer no chão.

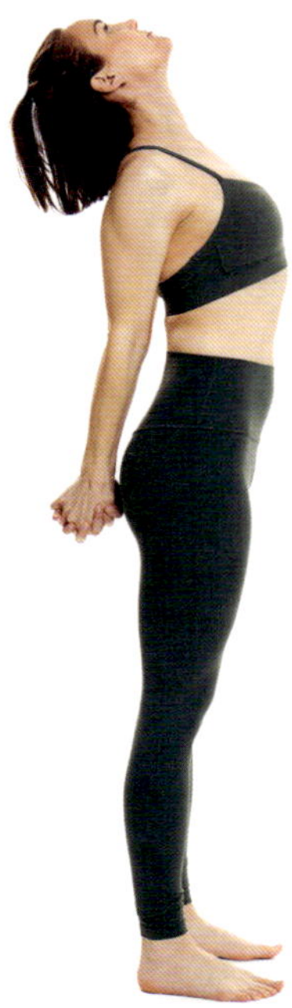

**7. Mãos entrelaçadas (permanecer por 10 segundos)** Fique em pé com os pés afastados na largura do quadril. Entrelace as mãos atrás do corpo e leve o punho em direção aos calcanhares. Eleve o centro do peito em direção ao teto e direcione o olhar para onde for mais confortável.

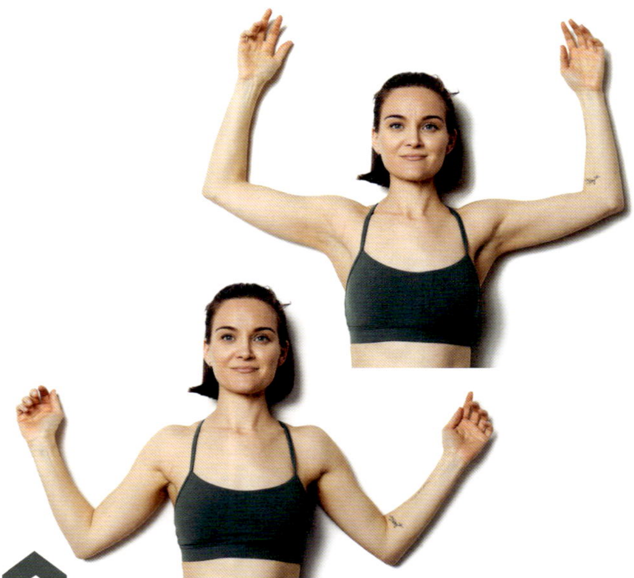

**8. Anjo na parede (10x)** Fique de pé a alguns centímetros da parede, mantendo os glúteos, as escapulas e a cabeça encostados. Deslize os punhos para cima e para baixo em formato de "V", mantendo o contato com a parede durante todo o movimento. Esses exercícios são excelentes para melhorar a postura e desenvolver mobilidade e força nas costas, nos ombros e no pescoço.

**Você deveria ser capaz de levar um membro superior por cima da cabeça e o outro por trás do dorso até que as mãos se encontrem entre as escápulas.**

## AVALIE-SE

Levante um membro superior e flexione o cotovelo. Flexione o outro membro superior no cotovelo para trás e tente entrelaçar as mãos atrás do dorso. Se a distância entre as mãos for menor que 5 cm, você passou no teste.
Se houver um espaço maior, há trabalho a ser feito.

Apesar de parecer um movimento comum, ele é incrivelmente complexo: envolve extensão e rotação medial de um braço no ombro enquanto o outro realiza flexão e rotação lateral simultaneamente.
O músculo (ou grupo de músculos) que atua como principal responsável por um movimento é chamado de agonista. Do lado oposto estão os antagonistas. Quando o agonista contrai, o antagonista relaxa. Se os agonistas estiverem hiperativos, os antagonistas terão dificuldade em cumprir sua função – e vice-versa. As práticas funcionais a seguir vão ajudar a melhorar a mobilidade em ambas as direções, devolvendo liberdade de movimento. Se sentir restrição ao elevar o membro superior, comece pela primeira prática. Se sentir restrição ao levar o membro superior para baixo e para trás, comece pela segunda.

# NÃO CONSEGUE UNIR AS MÃOS ATRÁS DO DORSO

# PRÁTICA FUNCIONAL 1

Repita a sequência três vezes. Pratique até quatro vezes por semana, durante três a quatro semanas.

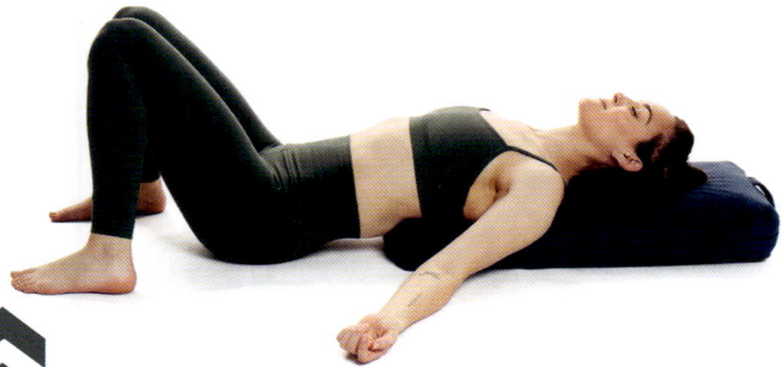

**1. Extensão apoiada sobre *bolster* (permancer de 1-2 minutos)** Coloque um *bolster* ou travesseiro sob o corpo, do nível da cabeça até pelo menos o meio das costas. Relaxe a parte superior do corpo e abra os braços para os lados.

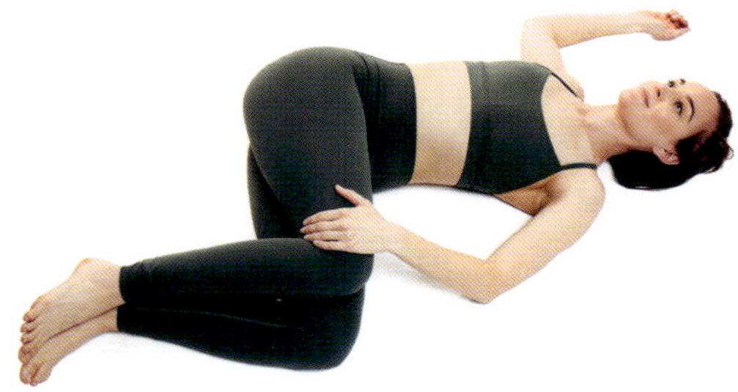

**2. Torção deitado (permanecer por 1 minuto em cada lado)** Deite-se de costas e alinhe os joelhos sobre os quadris. Deixe os joelhos cairem para um lado e abra o braço oposto para o outro lado, mantendo a palma da mão voltada para cima. Ambos os ombros devem permanecer no chão; se um levantar, apoie um bloco ou *bolster* sob os joelhos.

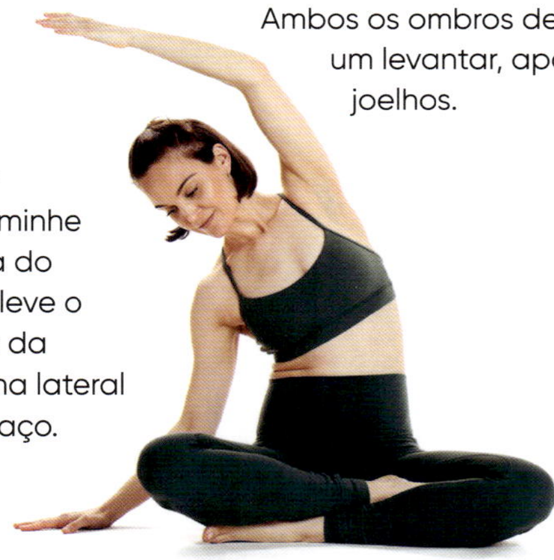

**3. Flexão lateral sentado (permanecer por 15 segundos em cada lado)** Sente-se e caminhe com a mão apoiada no chão afastando-a do corpo e permita-se inclinar lateralmente. Eleve o braço oposto e leve a mão à parte de trás da cabeça. Você deve sentir o alongamento na lateral do corpo, entre as costelas e abaixo do braço. Repite para o outro lado.

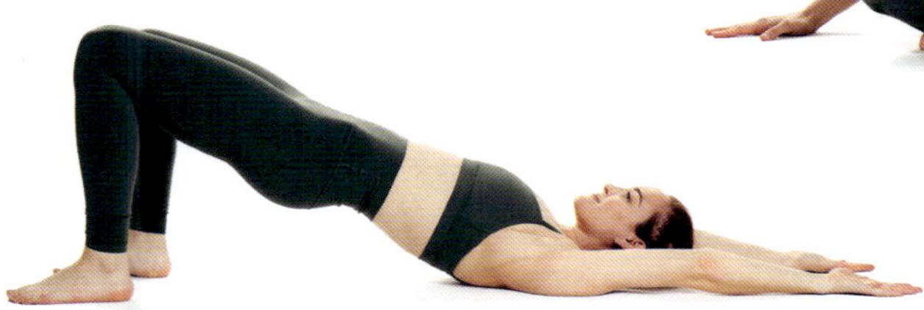

**4.Ponte baixa com braços em movimento (10x)** Coloque os pés na largura do quadril e os braços esticados ao lado das orelhas. Eleve o quadril apenas o suficiente para tirá-lo do chão e, ao mesmo tempo, leve os braços acima da cabeça. Ao baixar o quadril, traga os braços de volta ao lado do corpo.

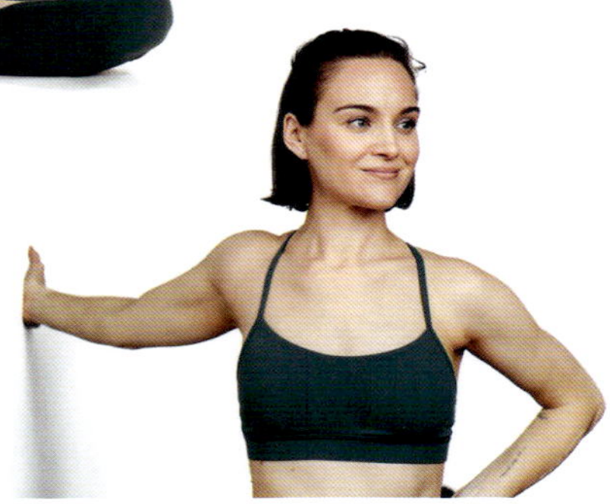

**5. Alongamento na porta/parede (permancer por 30 segundos em cada lado)** Estenda o braço na altura do peito e apoie a mão na parede. Leve o corpo levemente para a frente até sentir o alongamento nos músculos peitorais.

# PRÁTICA FUNCIONAL 2

Repita esta sequência três vezes. Pratique até quatro vezes por semana, durante três a quatro semanas.

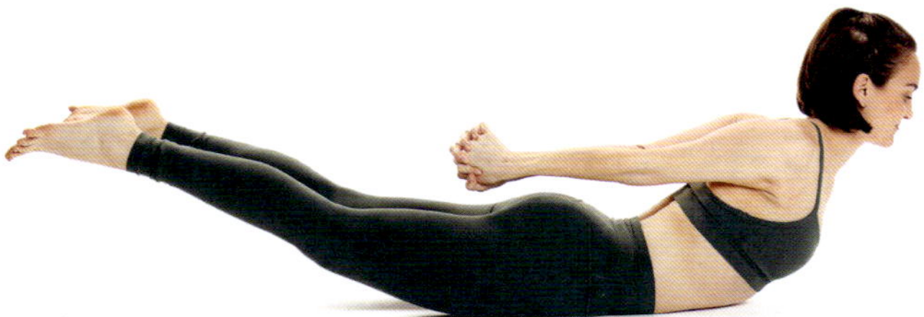

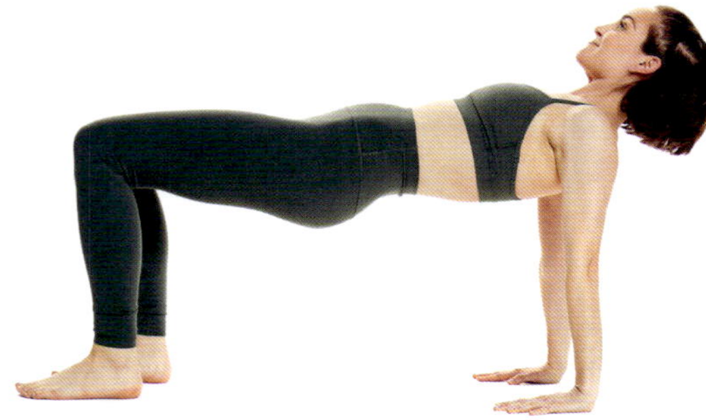

**1. Gafanhoto (permanecer por 10 segundos)** Deite-se de barriga para baixo, e estenda as pernas para trás. Leve os braços para trás, e se possível, entrelace as mãos. Pressione o osso púbico contra o tapete enquanto eleva o peito e as pernas. Você pode olhar diretamente para o chão ou para frente.

**2. Postura da mesa (permanecer por 10 segundos)** Sentado, posicione as mãos ao lado do corpo, com os dedos apontando para os pés. Pressione os calcanhares e as mãos contra o chão para elevar o quadril. O objetivo inicial é apenas tirá-lo do chão, mas, se possível, alinhe-o até ficar próximo ao nível dos joelhos.

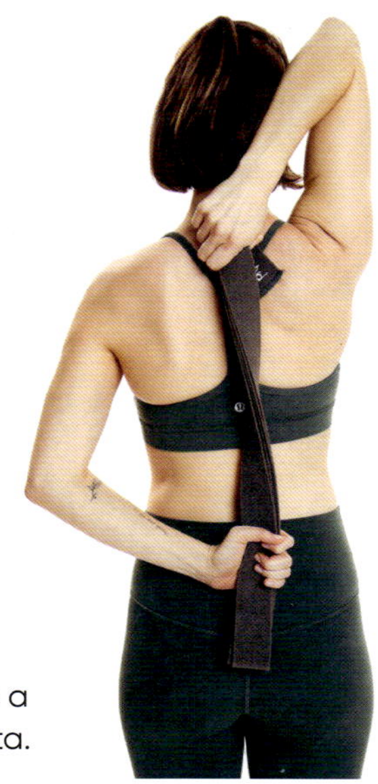

**3. Extensão de ombro com faixa (permanecer por 30 segundos em cada lado)** Segure um *strap,* faixa ou toalha com a mão direita e leve-a atrás do corpo. Leve a mão esquerda também para trás e segure a outra ponta. Caminhe com as mãos em direção uma à outra, até onde for confortável, e mantenha a posição.

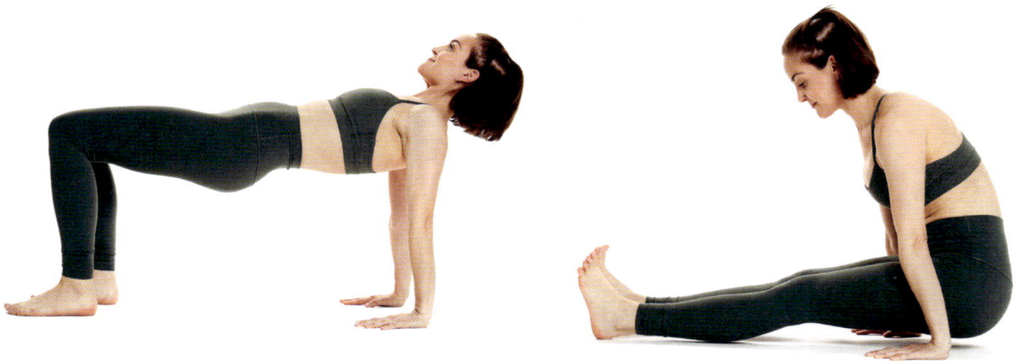

**4. Postura da mesa com deslizamento de quadril (10x)** Entre na postura da mesa (descrita ao lado). Empurre o quadril para trás e estenda as pernas, depois retorne à posição inicial da postura.

## DICA RÁPIDA

Se não conseguir realizar os deslizamentos, mantenha a postura da mesa por três a quatro respirações e, em seguida, sente-se. Repita de 5 a 8 vezes.

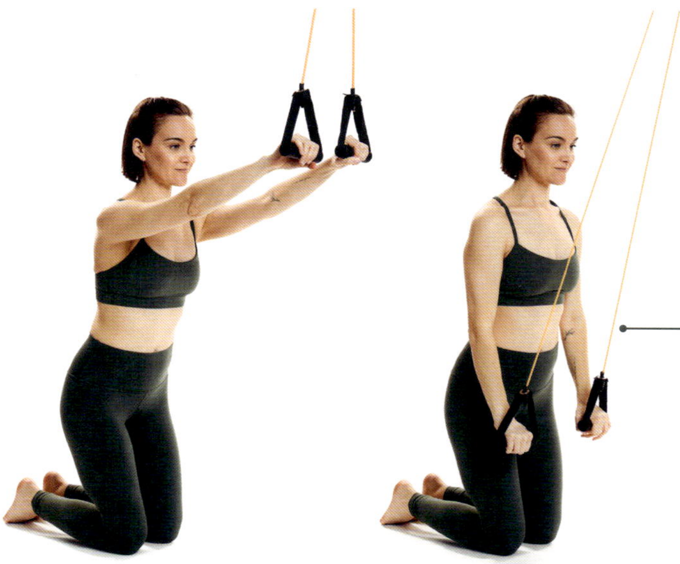

ADAPTAÇÃO
Você pode prender uma faixa elástica em uma porta para executar este exercício em casa.

**5. Puxada na polia (10x).** Com os joelhos no chão, faça uma inclinação do quadril para frente. Ative o core e mantenha o pescoço neutro. Com as palmas voltadas para baixo, leve os braços para trás em linha reta, sem flexionar os cotovelos.

**VOCÊ CARREGA A BOLSA SEMPRE DO MESMO LADO?**
No meu primeiro semestre da faculdade, eu abri mão da praticidade de uma mochila em favor de uma bolsa de ombro mais "estilosa", mesmo carregando diariamente livros de 400 páginas por longas distâncias. Resultado: meu ombro doía praticamente o tempo todo. Mesmo que não sejam 10 quilos de livros, provavelmente você também carrega uma bolsa ou pasta de trabalho com peso excessivo, sempre do mesmo lado.

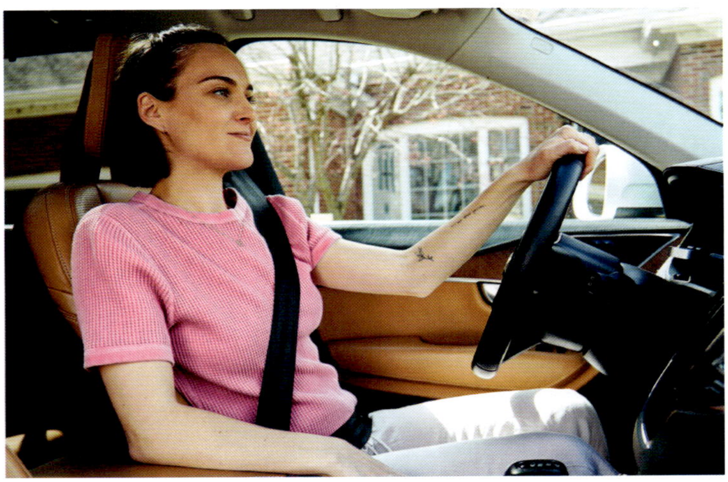

# HÁBITOS FUNCIONAIS

**Hábito funcional:** Reduza, se possível, o peso que carrega diariamente e alterne o lado em que apoia a bolsa.

**VOCÊ SE INCLINA PARA UM LADO AO DIRIGIR?**
Eu mesma me pego fazendo isso o tempo todo: uma mão no volante e o cotovelo oposto apoiado no console. Parece algo sem importância, mas dependendo da frequência e do tempo de trajeto, essa postura assimétrica pode somar várias horas semanais.

**Hábito funcional:** Conscientize-se! Alterne os lados se perceber que está se apoiando e ajuste sua posição para manter o peito alinhado com o volante.

**VOCÊ CARREGA CRIANÇAS SEMPRE DO MESMO LADO OU ESTÁ AMAMENTANDO?**
Quando se segura 5 a 20 quilos em um quadril, com o mesmo braço, todos os dias durante anos, os ombros sofrem bastante. O mesmo vale para a amamentação e até para a mamadeira: a posição tipo "bola de futebol americano", que muitos usam para alimentar bebês, mantém a coluna constantemente em flexão, arredonda os ombros e enfraquece costas e abdome.

**Hábito funcional:** Alterne o lado em que segura seus filhos e inclua exercícios de força e mobilidade na rotina.

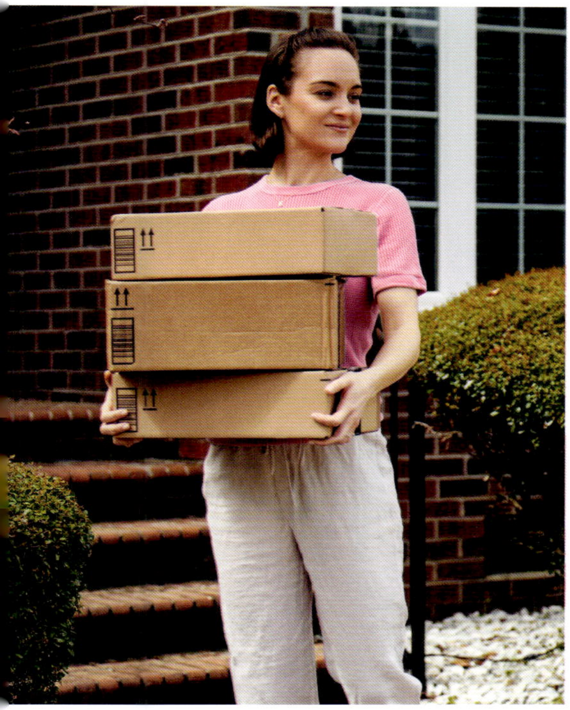

Quando sua postura está correta, o desconforto desaparece.

**VOCÊ TEM NEGLIGENCIADO O TREINO DE FORÇA OU DE MOBILIDADE?**
Faz muito tempo que você não mantém uma rotina consistente de exercícios? A primeira consequência da perda de força e mobilidade é o desconforto. Pequenas variações de movimento podem gerar dor ou até uma lesão leve.
Pegou algo de forma estranha e o ombro começou a doer? Sentiu dificuldade para puxar uma caixa do porta-malas? Até tarefas simples, como secar o cabelo com secador, podem se tornar um desafio quando os ombros não estão equilibrados.

**Hábito funcional:** Pratique movimento funcional de forma consistente.

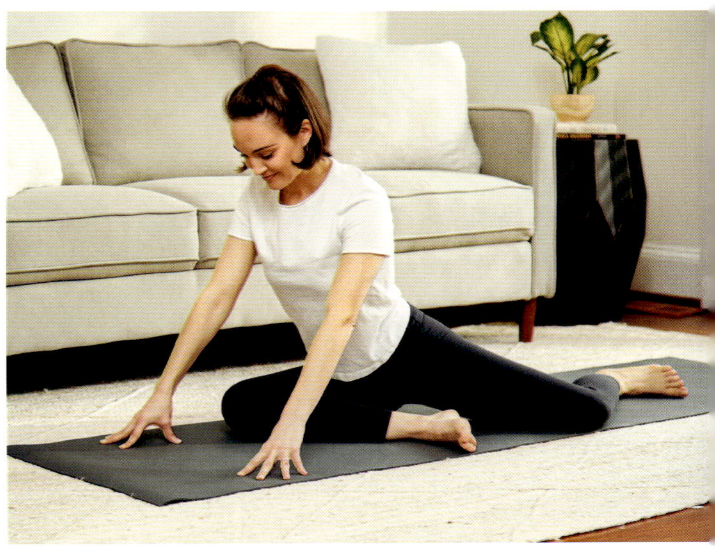

**SEU TRABALHO EXIGE LEVANTAR PESO?**
Sua rotina de trabalho é fisicamente exigente? Você empurra, levanta ou carrega cargas pesadas com frequência? Muitas vezes, mesmo que isso não conste na descrição formal da função, acabamos realizando esse tipo de esforço diariamente sem perceber.

**Hábito funcional:** Sempre que precisar levantar, empurrar ou carregar peso, mantenha o foco na forma correta.

**COMO ESTÁ A SUA POSTURA NO DIA A DIA?**
Na maioria das vezes, quando sentimos dor nos ombros, há algum desequilíbrio postural envolvido.

**Hábito funcional:** Revise como é a postura neutra correta – tanto no visual quanto na sensação corporal – e corrija sua postura padrão ao longo do dia.

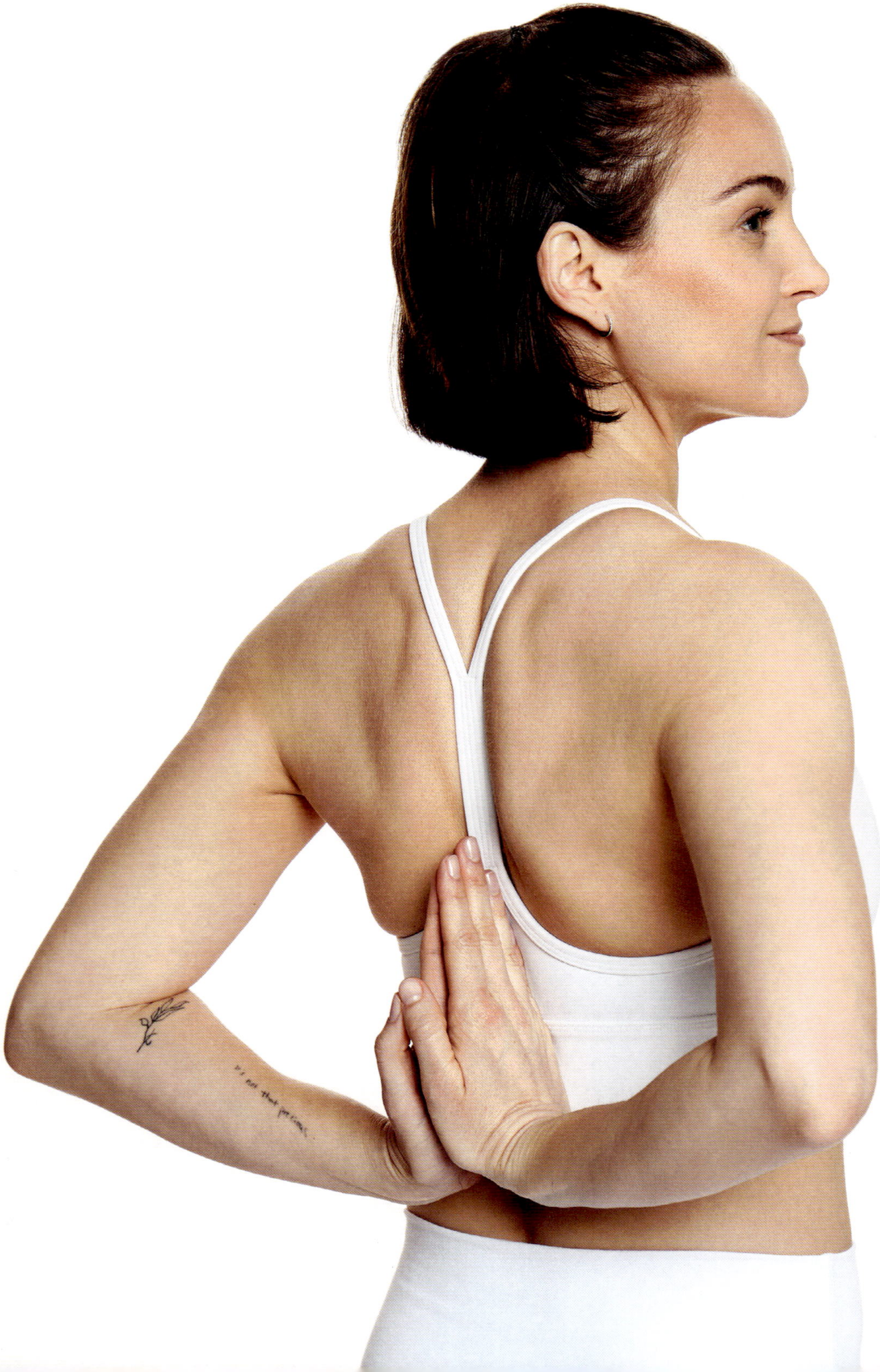

# PAREDE TORÁCICA POSTERIOR

> A caixa torácica e a parte torácica da coluna vertebral trabalham juntas para proteger os órgãos vitais do corpo.

A parede torácica posterior está interconectada a outras áreas, por isso é difícil falar dela isoladamente. Quando há limitação na mobilidade dessa região, o corpo compensa sobrecarregando os ombros, o pescoço e a região lombar — o que pode causar dor e desconforto. Todos os músculos da parede torácica posterior ajudam você a ficar ereto, girar e respirar, além de contribuírem para o movimento dos ombros e da caixa torácica. Em resumo, essa região é essencial para manter uma boa postura, a mecânica respiratória adequada e a sensação de bem-estar. A parte torácica da coluna também serve como ponto de fixação para diversos músculos. Alguns deles incluem: latíssimo do dorso, romboides, eretor da espinha e trapézio. Esses músculos são superficiais, ou seja, fáceis de localizar e tocar, tornando-os acessíveis como primeira abordagem quando surge desconforto. Muitas pessoas sofrem com rigidez na parede torácica posterior porque essa parte do corpo é naturalmente menos flexível do que outras. Isso ocorre porque seus músculos sustentam a coluna e a caixa torácica, que protegem órgãos vitais como o coração, os pulmões, o fígado, o baço, parte do estômago, entre outros. Ou seja, um pouco de rigidez faz parte da sua função protetora — mas ainda assim é possível melhorar a flexibilidade nessa área.

# ANATOMIA DA PAREDE TORÁCICA POSTERIOR

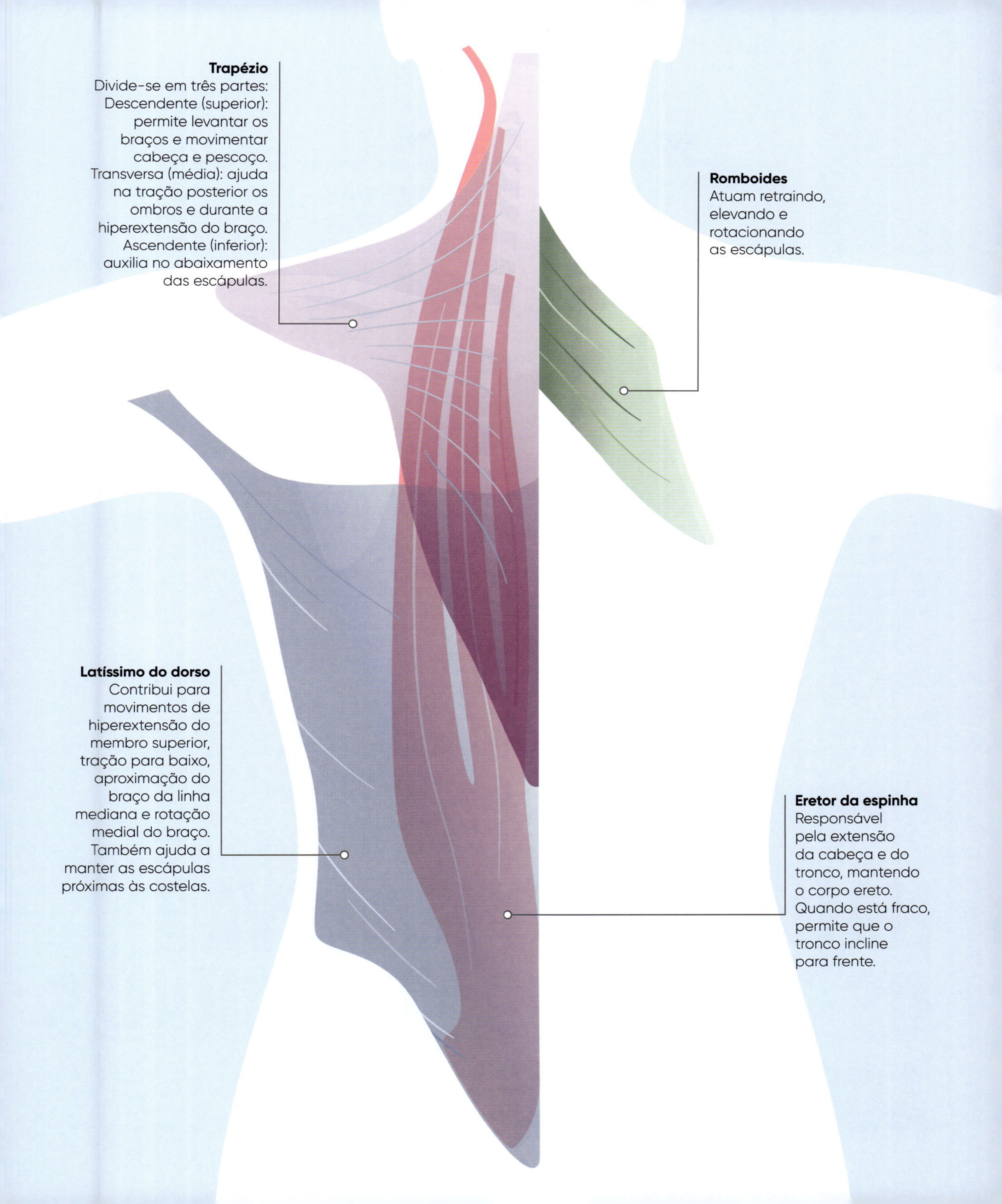
**Trapézio**
Divide-se em três partes: Descendente (superior): permite levantar os braços e movimentar cabeça e pescoço. Transversa (média): ajuda na tração posterior os ombros e durante a hiperextensão do braço. Ascendente (inferior): auxilia no abaixamento das escápulas.
**Romboides**
Atuam retraindo, elevando e rotacionando as escápulas.
**Latíssimo do dorso**
Contribui para movimentos de hiperextensão do membro superior, tração para baixo, aproximação do braço da linha mediana e rotação medial do braço. Também ajuda a manter as escápulas próximas às costelas.
**Eretor da espinha**
Responsável pela extensão da cabeça e do tronco, mantendo o corpo ereto. Quando está fraco, permite que o tronco incline para frente.

**Muitas pessoas percebem que, ao tentar elevar os membros superiores existe um ponto em que eles parecem "travar", como se uma barreira invisível impedisse o movimento completo.**

### VOCÊ SABIA?

Para tornar a postura do cachorro olhando para baixo mais confortável ou até realizar uma parada de mãos — caso esteja se sentindo ambicioso —, é essencial ter mobilidade total de ombros. Se você não consegue elevar completamente os membros superiores acima da cabeça, não será capaz de executar nenhum dos dois movimentos.

Você pode sentir isso em situações do dia a dia, como: ao tentar colocar a bagagem de mão no compartimento superior do avião, ao alcançar algo em uma prateleira alta em casa, ou durante um treino, ao tentar empurrar peso acima da cabeça. Quando esse movimento não é bem executado, o corpo compensa com a cabeça e o pescoço, o que pode gerar dor ou até lesão. A mobilidade de ombros acima da cabeça também impacta diretamente a execução de outros movimentos, como agachamentos e práticas de yoga, treino de força e atividades do cotidiano. Quando a limitação vem da rigidez muscular (e não da fraqueza), os culpados mais comuns são o latíssimo do dorso e os peitorais. A primeira prática funcional apresentada aqui alonga esses músculos. A segunda é uma forma mais curta e passiva de liberar os latíssimos.

# NÃO CONSEGUE ELEVAR OS MEMBROS SUPERIORES ACIMA DA CABEÇA

# PRÁTICA FUNCIONAL 1

Repita esta sequência três ou quatro vezes em dias alternados (quatro vezes por semana), alternando com a Prática Funcional 2 da página 60, por quatro semanas.

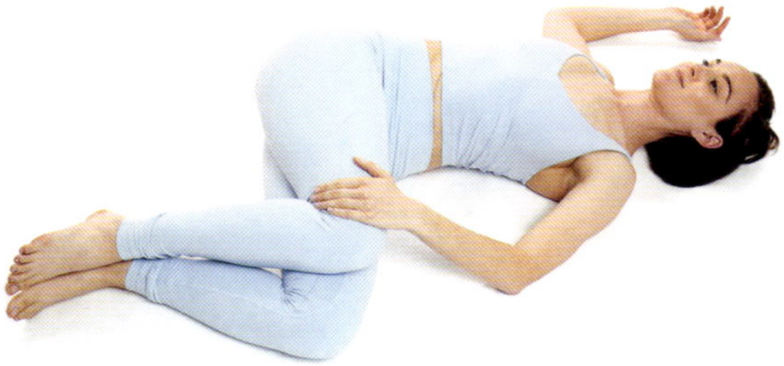

**1. Torção deitado (permanecer por 1 minuto em cada lado)** Deite-se de costas e alinhe os joelhos sobre os quadris. Deixe os joelhos caírem para um lado e abra o braço oposto para o outro lado, mantendo a palma da mão voltada para cima. Ambos os ombros devem permanecer no chão; se um levantar, apoie um bloco ou bolster sob os joelhos.

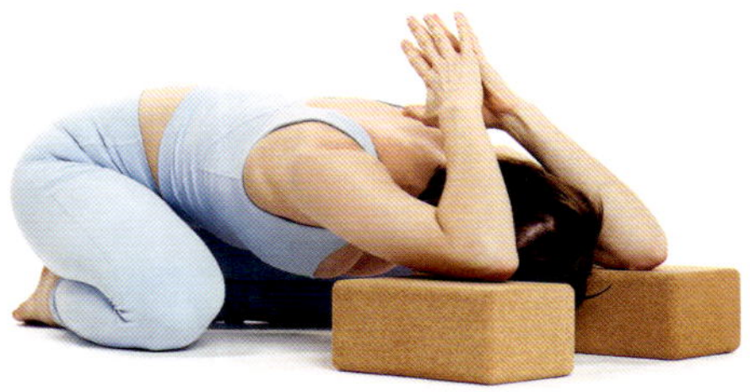

**2. Postura da criança sobre blocos (permanecer por 1 minuto em cada lado)** Apoie os cotovelos sobre blocos. Ao abaixar o peito, flexione os cotovelos para levar as mãos em direção ao pescoço. Mantenha os glúteos apoiados ou próximos aos calcanhares e deixe a parte superior do corpo pesar.

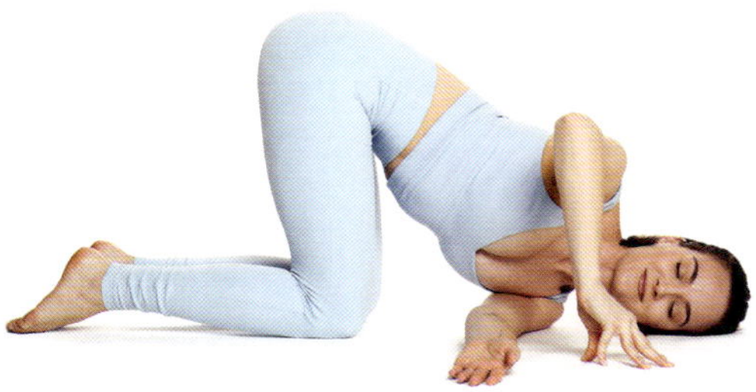

**3. Torção (permanecer por 1 minuto em cada lado)** Comece apoiado em mãos e joelhos, depois passe um braço por baixo do outro e apoie-o no chão. A maior parte do peso deve estar na região inferior do corpo. Se sentir que o pescoço está sustentando muito peso, leve os quadris um pouco mais para trás.

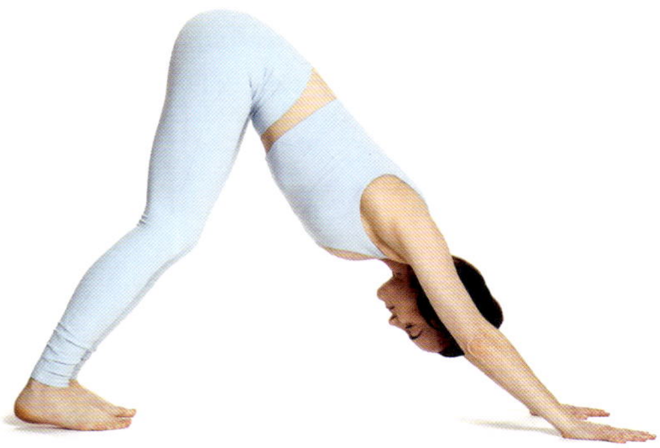

**4. Cahorro olhando para baixo (permanecer por 30 segundos)** Mantenha as mãos na largura dos ombros e os pés na largura do quadril. Flexione os joelhos o quanto for necessário para preservar a coluna em posição neutra. Projete o peito para baixo e não arredonde as costas. As orelhas devem ficar alinhados com os cotovelos.

**5. Postura da mesa (permanecer por 15 segundos)** Sente-se no chão e posicione as mãos ao lado do corpo, com os dedos apontando para os pés. Pressione os calcanhares e as mãos contra o chão para elevar o quadril. O objetivo inicial é apenas tirá-lo do chão, mas, se possível, alinhe-o até ficar próximo ao nível dos joelhos.

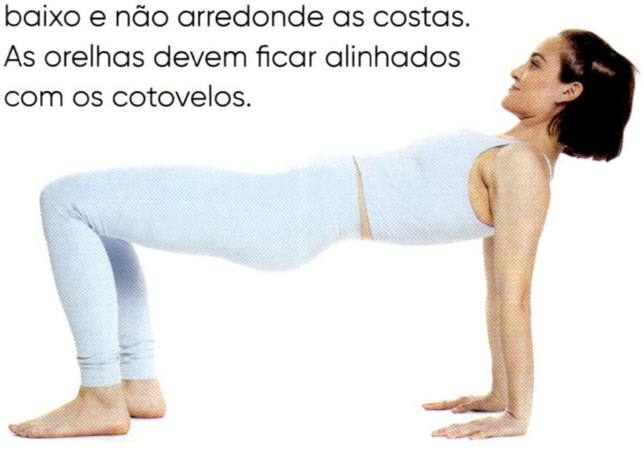

# PRÁTICA FUNCIONAL 2

Repita esta sequência três ou quatro vezes em dias alternados (quatro vezes por semana), alternando com a Prática Funcional 1 da página 59, por quatro semanas.

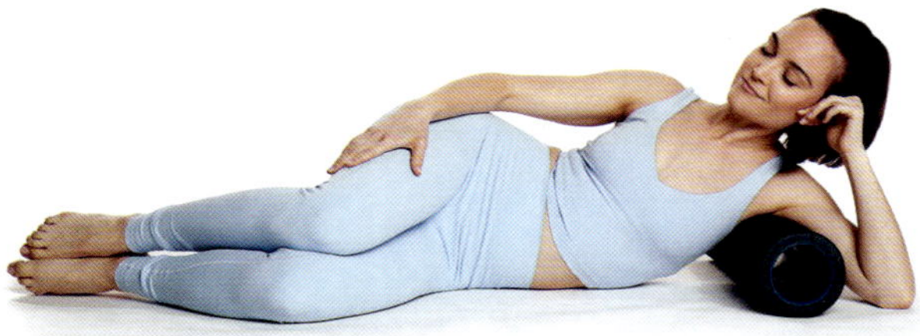

**1. Liberação miofascial do latíssimo do dorso com rolo** Posicione o rolo de liberação miofascial sob a axila. Role lentamente até a altura média das costelas, procurando uma região sensível, mas suportável. Mantenha a pressão nesses pontos por algumas respirações, depois continue descendo pelo músculo.

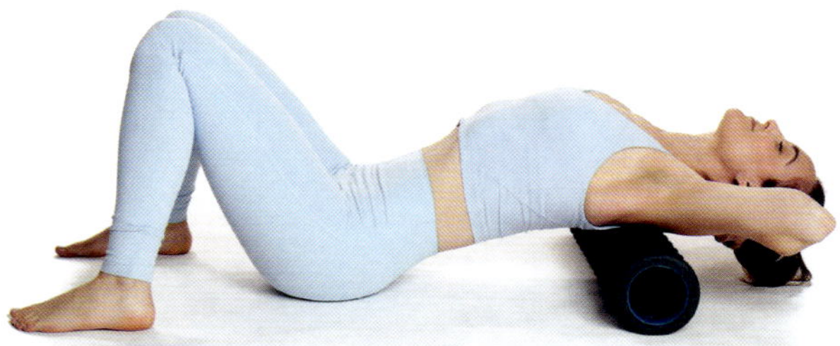

**2. Alongamento do latíssimo do dorso (mantenha por 30 segundos ou até 1 minuto, se for confortável)** Posicione o rolo de liberação miofascial no final das escápulas ou um pouco mais acima. Mantenha seu abdome ativado e suas costas esticadas para não compensar.

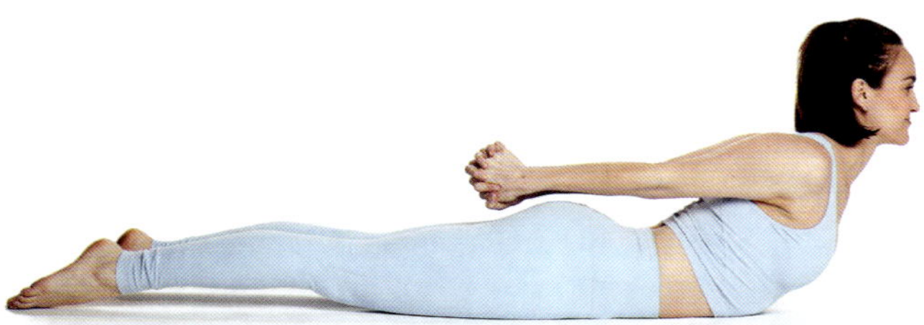

**3. Gafanhoto apenas com a parte superior do tronco (10x)** Pressione firmemente os pés contra o chão e ative o abdome. Mantenha o olhar neutro para não sobrecarregar o pescoço. A altura não é importante! Concentre-se em deslizar as escápulas para baixo nas costas e elevar o tronco apenas o suficiente para afastá-lo levemente do chão.

**Se você pratica yoga com frequência, talvez sua queixa seja a de que as extensões de coluna sempre parecem difíceis. Talvez cada variação que você tente pareça forçada e desconfortável além do esperado.**

Se você não pratica yoga, pode ser que sinta a região entre as escápulas (região interescapular) constantemente rígida — como se quisesse se inclinar para trás, mas não tivesse a flexibilidade suficiente para transformar isso em um alongamento satisfatório. Eu entendo! Mas é algo que pode ser corrigido. Curiosamente, para relaxar o corpo o bastante e conquistar mais flexibilidade nessa região, é preciso um certo grau de vulnerabilidade — algo que tem menos a ver com a capacidade física e mais com a confiança. Você consegue se colocar em um estado mental em que acredita que está seguro, preparado e realmente capaz? Quando essa mentalidade muda, os passos físicos em direção ao progresso se tornam muito mais leves. A primeira prática funcional vai proporcionar mais liberdade para realizar extensões de coluna com maior facilidade, ou simplesmente viver com menos rigidez. A segunda prática funcional melhora a mobilidade torácica e também promove uma liberação passiva do tórax ajudando a conquistar mais fluidez nas extensões.

### VERDADEIRO OU FALSO?

Você só é jovem, enquanto a sua coluna for flexível.

**VERDADEIRO**. Esse é um ditado comum no mundo do yoga e, embora seja um certo exagero, contém uma dose de verdade. Uma forma certeira de sentir a idade pesar é perder mobilidade. Assim que você percebe limitações para girar, flexionar ou alcançar algo, automaticamente se sente mais velho. E quando se sente menos capaz no próprio corpo, tende a perder motivação para se exercitar — o que o afasta ainda mais daquilo que precisa para se manter saudável. Agora, imagine o oposto: um corpo em que o movimento flui de maneira quase sem esforço. Se você mantiver a flexibilidade funcional, se sentirá mais jovem por mais tempo.

# NÃO CONSEGUE INCLINAR-SE PARA TRÁS

# PRÁTICA FUNCIONAL 1

Repita esta sequência três ou quatro vezes seguidas, praticando três a quatro vezes por semana, até perceber melhora. É normal que isso leve de três a seis semanas.

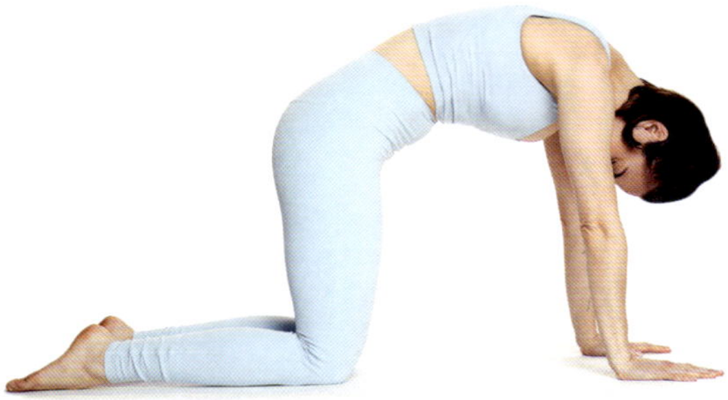

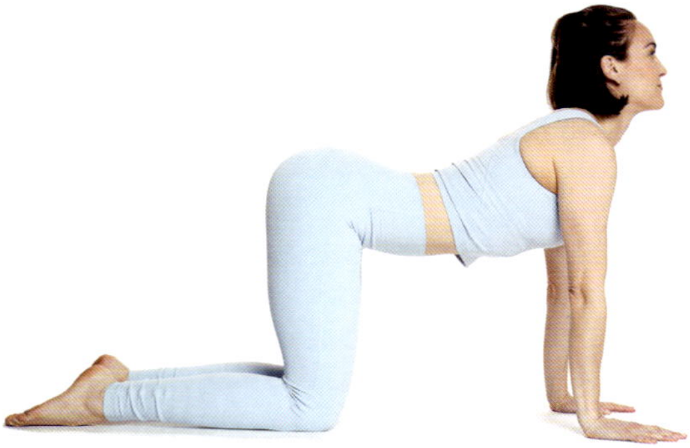

**1. Gato/vaca (10x)** Na postura do Gato, arqueie as costas, encaixe levemente o quadril para baixo e afaste as escápulas. Na postura da Vaca, aproxime as escápulas e deixe o abdome descer em direção ao solo. Mantenha os ombros longe das orelhas.

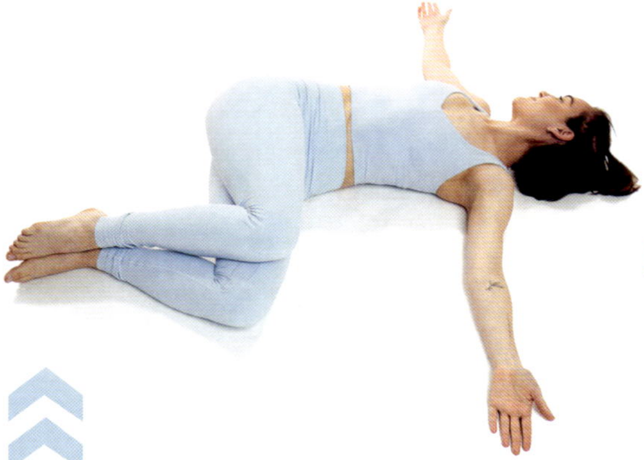

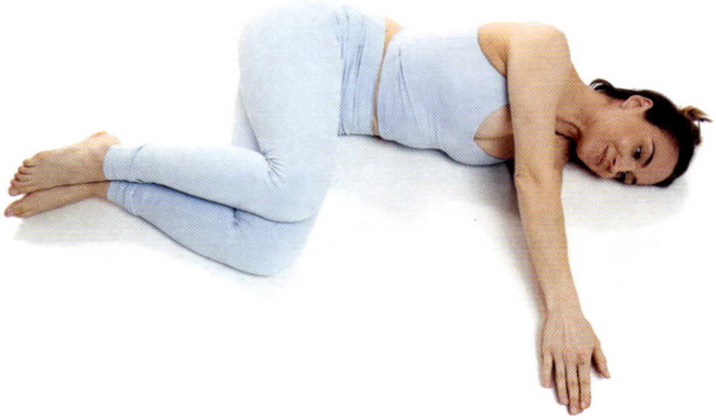

**2. Torção deitado com abertura de braços (10x em cada lado)** Deite-se de costas e alinhe os joelhos sobre os quadris. Deixe-os cair para um lado, mantendo o peito voltado para o teto. Abra os braços para os lados, com as palmas voltadas para cima. Leve o braço oposto às pernas para fechar em direção ao outro, como se estivesse abrindo e fechando um livro, e depois retorne.

## VOCÊ SABIA?

Melhorar a mobilidade da região dorsal aumenta a profundidade das suas extensões de coluna — seja em uma aula de yoga ou em movimentos cotidianos, como alcançar algo acima da cabeça ou girar o tronco para trás.

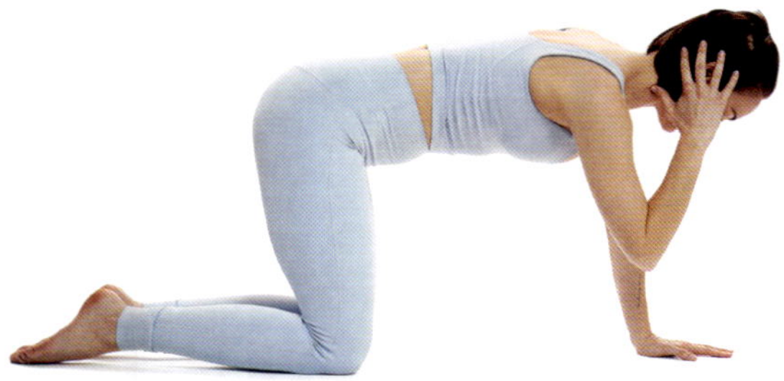

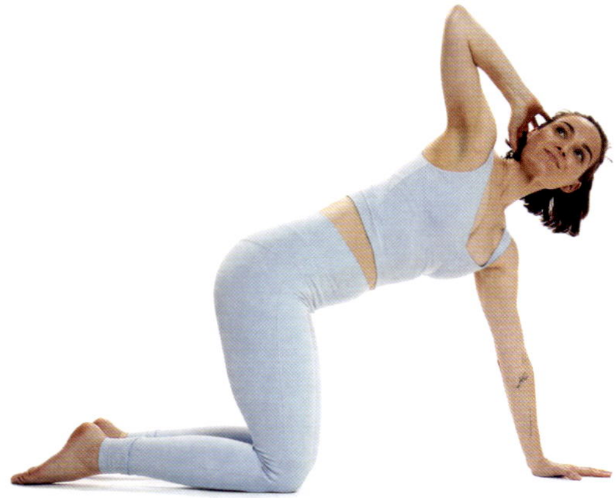

**3. Rotação torácica em quatro apoios (10x para cada lado)** Mantenha as costas retas e a cabeça alinhada ao pescoço. O quadril deve permanecer neutro e estável. Conduza o movimento pelo centro do peito (esterno), não pelo cotovelo. Gire apenas até onde for confortável, sem forçar a amplitude.

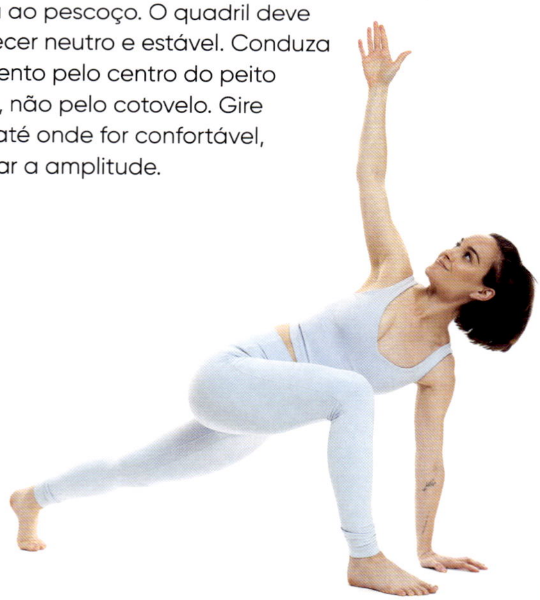

**4. Corredor com torção "o maior alongamento do mundo" (8x em cada lado)** Entre na postura do corredor, mantendo o joelho de trás elevado e a mão oposta apoiada no chão, ao lado do pé que está na frente. Eleve o outro braço para cima, girando o tronco para o lado oposto da perna da frente. Retorne à posição de corredor, repousando o joelho da perna esticada no chão.

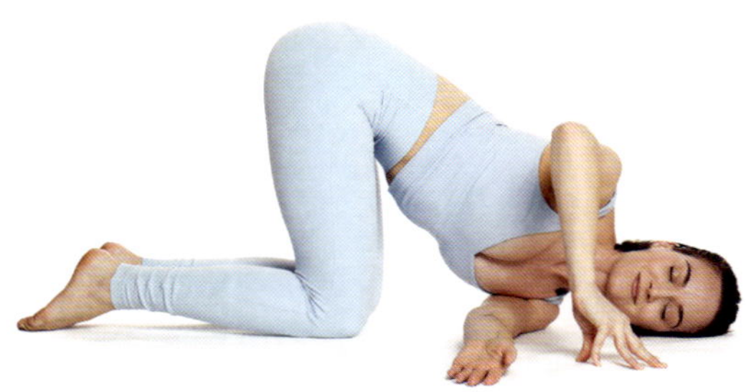

**5. Torção (permanecer por 30 segundos em cada lado)** Comece apoiado em mãos e joelhos, depois passe um braço por baixo do outro e apoie-o no chão. A maior parte do peso deve estar na região inferior do corpo. Se sentir que o pescoço está sustentando muito peso, leve os quadris um pouco mais para trás.

# PRÁTICA FUNCIONAL 2

Repita esta sequência três ou quatro vezes seguidas, praticando três a quatro vezes por semana, até perceber melhora. É normal que isso leve de três a seis semanas.

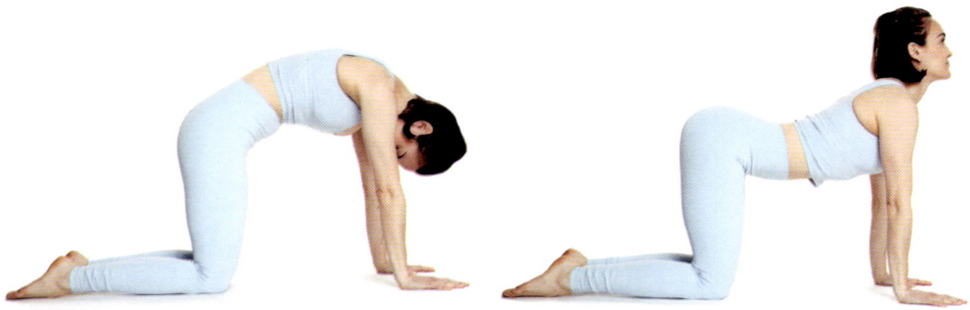

**1. Gato/vaca (10x)** Na postura do Gato, arqueie as costas, encaixe levemente o quadril para baixo e afaste as escápulas. Na postura da Vaca, aproxime as escápulas e deixe o abdome descer em direção ao solo. Mantenha os ombros longe das orelhas.

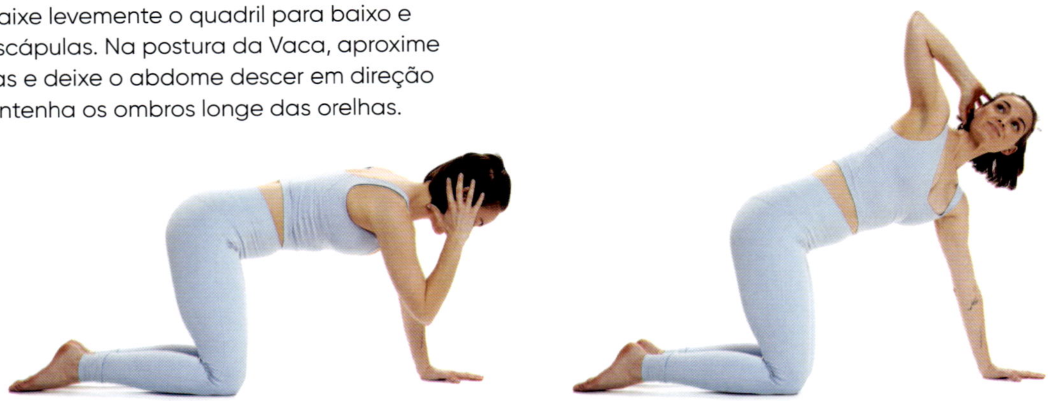

**2. Rotação torácica em quatro apoios (10x para cada lado)** Mantenha as costas retas e a cabeça alinhada ao pescoço. O quadril deve permanecer neutro e estável. Conduza o movimento pelo centro do peito (esterno), não pelo cotovelo. Gire apenas até onde for confortável, sem forçar a amplitude.

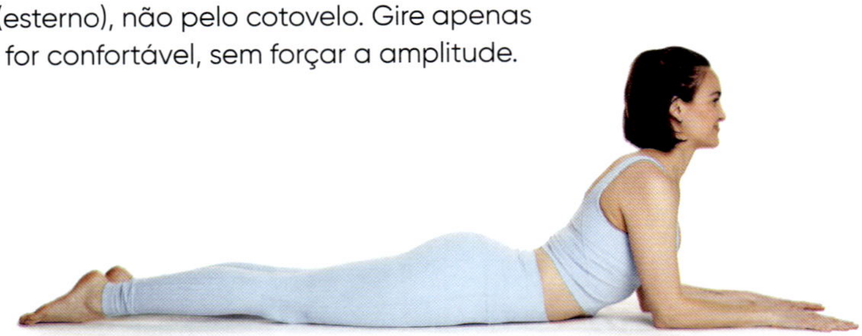

**3. Esfinge (permanecer de 30-45 segundos)** Leve as pernas para trás esticadas e eleve o tronco, apoiando os cotovelos e antebraços no chão, formando um ângulo de 90 graus. Projete o peito para cima, elevando-se. Mantenha a cabeça e o pescoço neutros.

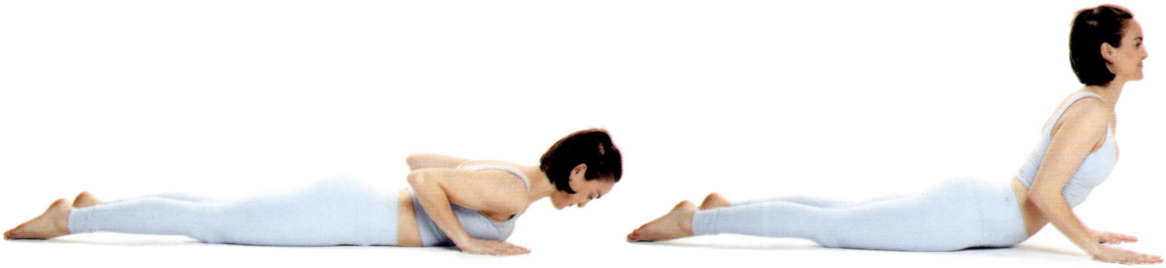

**4. Cobra com flexão (10x)** Mantenha os cotovelos flexionados e próximos às costelas. Pressione levemente o dorso dos pés contra o chão e mantenha o core ativo. Apoie-se nas mãos para elevar o peito.

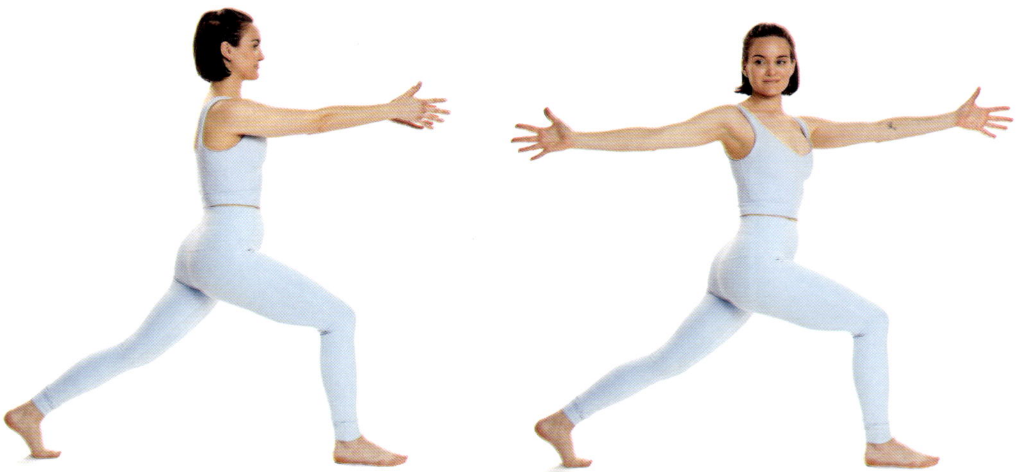

**5. Guerreiro I com torção (10x em cada lado)** Leve um pé à frente, flexionando a perna em 90 graus com os dedos apontados para a frente do tapete. Estenda a outra perna para trás, com os dedos do pé voltados para frente e o calcanhar levantado. Procure manter o quadril voltado para a frente enquanto gira o tronco a partir do abdome. Expire ao girar e inspire ao retornar à posição inicial.

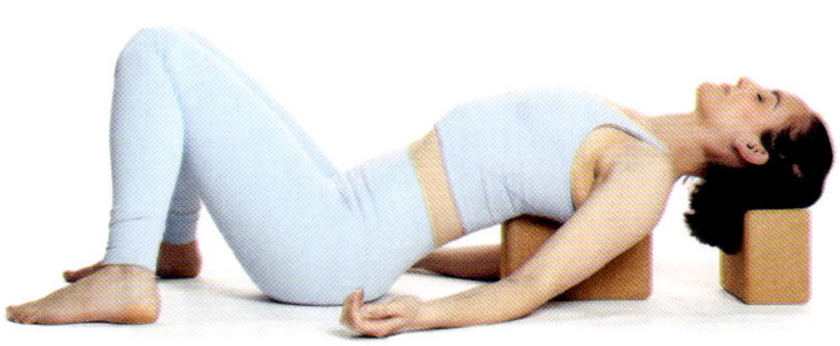

**6. Abertura de peito sobre blocos (permanecer por 1 minuto)** Posicione um bloco no meio das costas, partindo da ponta inferior das escápulas  e outro sob a cabeça para apoio. Estenda os braços para os lados até sentir o alongamento nos peitorais e permita que relaxem.

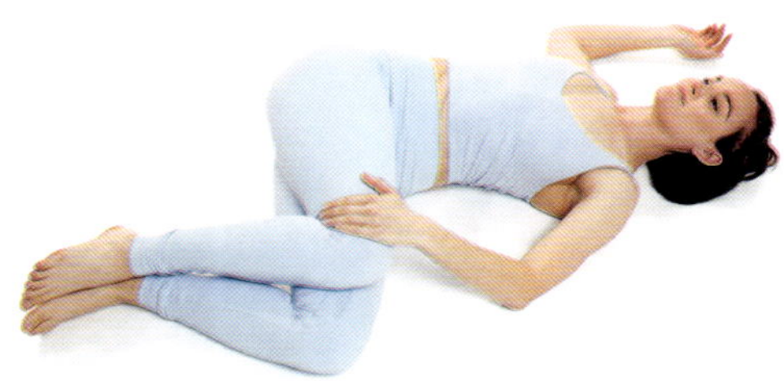

**7. Torção deitado (permanecer por 30 segundos em cada lado)** Deite-se de costas e alinhe os joelhos sobre os quadris. Deixe os joelhos caírem para um lado e abra o braço oposto para o outro lado, mantendo a palma da mão voltada para cima. Ambos os ombros devem permanecer no chão.

**Se você não consegue rotacionar sua coluna adequadamente, você acabará desenvolvendo dor ou lesão, mesmo em atividades cotidianas.**

### DICA RÁPIDA

Com o passar dos anos, a maioria das pessoas perde força na região lombar e no core, o que aumenta o risco de lesões por excesso de rotação da coluna em atividades cotidianas ou mesmo de quedas por perda de equilíbrio. Uma forma simples de ativar o core (e também o quadril e tornozelos!) é praticar ficar em pé sobre uma perna. Você pode se apoiar em uma cadeira ou balcão para mais segurança. Da próxima vez que estiver em pé esperando a água ferver, fique apoiado em apenas uma perna até levantar fervura!

Esportes como golfe e corrida também dependem da rotação da coluna. Durante a corrida, por exemplo, existe um ritmo constante de torção entre a parte superior e inferior do corpo, fundamental para manter o equilíbrio. Quando essa rotação acontece de forma exagerada, a consequência costuma ser dor.

Apesar de sua importância, a maioria de nós não treina esse movimento específico. Assim, quando precisamos realizá-lo repetidamente em alguma tarefa ou atividade, é comum acordarmos no dia seguinte com dor muscular intensa ou até mesmo lesionados.

A fraqueza dos oblíquos e do transverso do abdome reduz a eficiência nas atividades que exigem rotação. Além disso, condições como hérnia de disco e escoliose também limitam a capacidade de rotacionar a coluna: enquanto a hérnia pode ser tratada e recuperada, a escoliose representa uma limitação estrutural, que tende a encurtar o "limite natural" de rotação em um dos lados.

A primeira prática funcional tem como objetivo aquecer a musculatura da parede torácica posterior, permitindo que você encontre sua amplitude natural de movimento.

A segunda prática funcional acrescenta desafio, ajudando a avançar com segurança até o seu limite pessoal de rotação.

# ROTAÇÃO LIMITADA DA COLUNA

# PRÁTICA FUNCIONAL 1

Repita esta sequência três ou quatro vezes por semana, durante duas a três semanas. Você também pode utilizá-la como aquecimento ou relaxamento final em outros treinos.

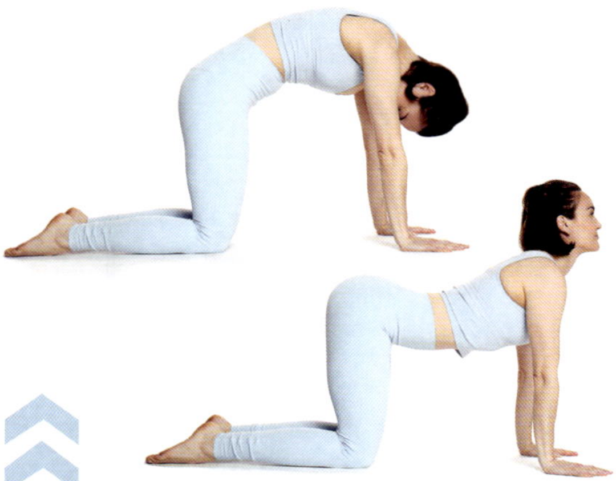

**1. Gato/vaca (10x)** Na postura do Gato, arqueie as costas, encaixe levemente o quadril para baixo e afaste as escápulas. Na postura da Vaca, aproxime as escápulas e deixe o abdome descer em direção ao solo. Mantenha os ombros longe das orelhas.

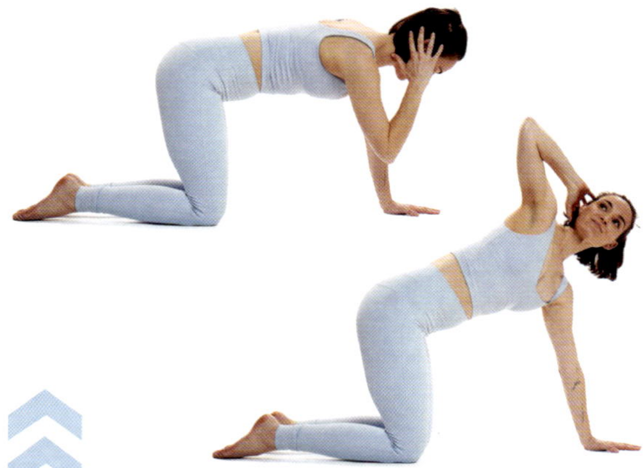

**2. Rotação torácica em quatro apoios (10x para cada lado)** Mantenha as costas retas e a cabeça alinhada ao pescoço. O quadril deve permanecer neutro e estável. Conduza o movimento pelo centro do peito (esterno), não pelo cotovelo. Gire apenas até onde for confortável, sem forçar a amplitude.

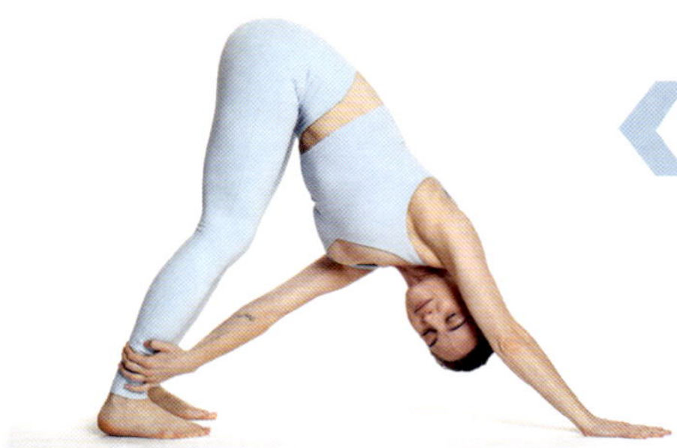

**3. Cachorro olhando para baixo em torção (permanecer por 30 segundos para cada lado)** Comece com as mãos afastadas na largura dos ombros e os pés na largura do quadril. Flexione os joelhos o quanto for necessário para manter a coluna em posição neutra. Leve uma das mãos em direção ao tornozelo oposto – ou até onde conseguir alcançar.

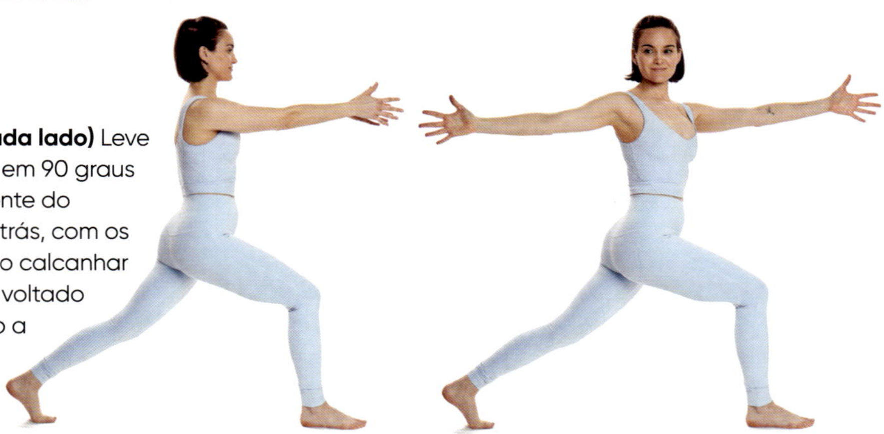

**4. Guerreiro I com torção (10x em cada lado)** Leve um pé à frente, flexionando a perna em 90 graus com os dedos apontados para a frente do tapete. Estenda a outra perna para trás, com os dedos do pé voltados para frente e o calcanhar levantado. Procure manter o quadril voltado para a frente enquanto gira o tronco a partir do abdome. Expire ao girar e inspire ao retornar à posição inicial.

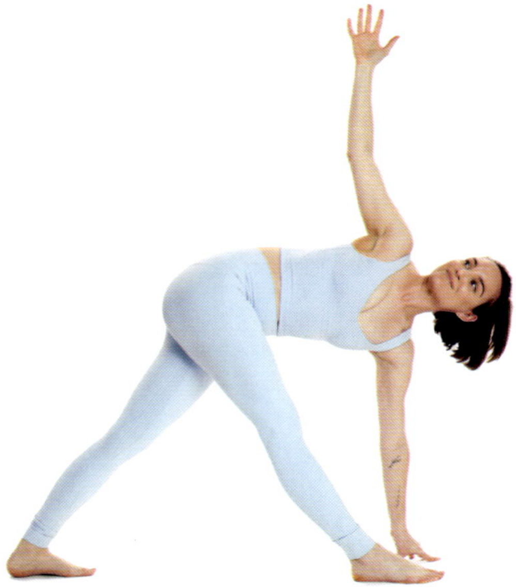

**5. Triângulo torcido (permanecer por 20 segundos em cada lado)**
Com os pés afastados na largura do quadril, dê um passo à frente com o pé direito, apontando-o para frente, e leve o pé esquerdo para trás, em um ângulo leve. Incline 90 graus o tronco em direção ao pé direito. Apoie a mão esquerda no chão, por dentro do pé direito, ou em um bloco e leve a mão direta em direção ao teto.

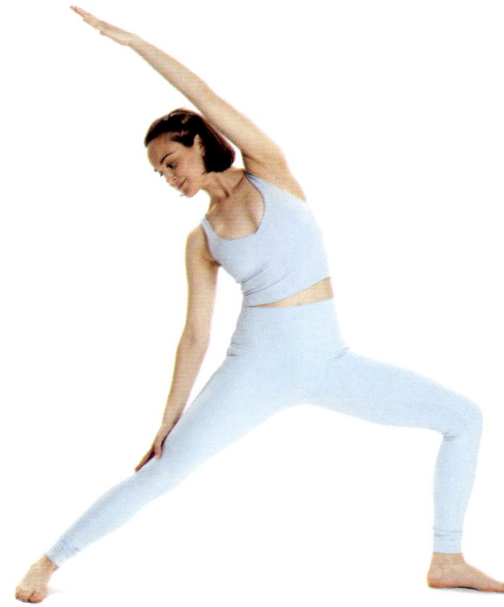

**6. Guerreiro II invertido (permanecer por 15 segundos em cada lado)**
Leve um pé à frente, flexionando a perna em 90 graus com os dedos apontados para a frente do tapete. Estenda a outra perna para trás e gire o pé em 90 graus. Eleve o braço da perna flexionada para perto da cabeça, e leve o outro braço o mais próximo que conseguir do joelho da perna esticada. Ative suavemente o core para proteger a coluna.

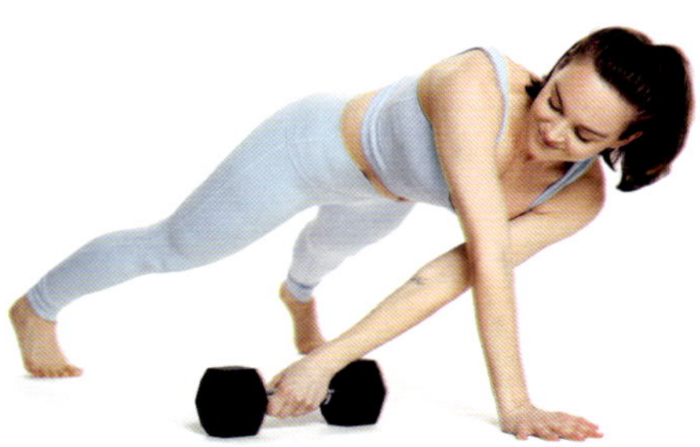

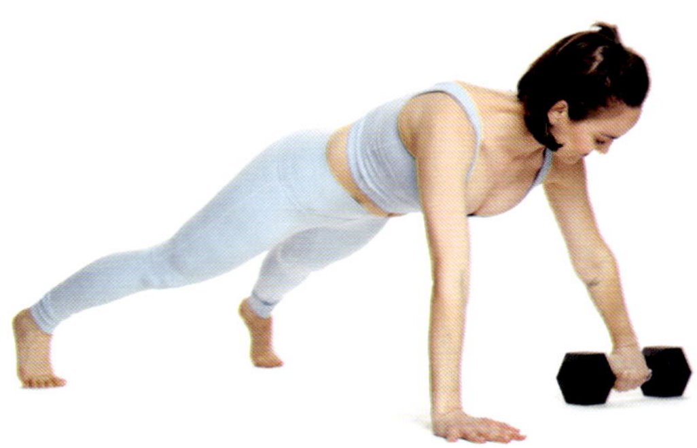

**7. Pancha com puxada de halter (10x para cada lado)**
Coloque um halter de peso moderado (ou um bloco) ao lado da sua mão. Entre na posição de prancha (pode apoiar os joelhos se a prancha completa for muito intensa). Com a mão oposta, segure o halter e puxe-o para o outro lado. Repita alternando os lados. Mantenha os quadris alinhados com os ombros.

# PRÁTICA FUNCIONAL 2

Repita esta sequência três ou quatro vezes seguidas, todos os dias por duas semanas.

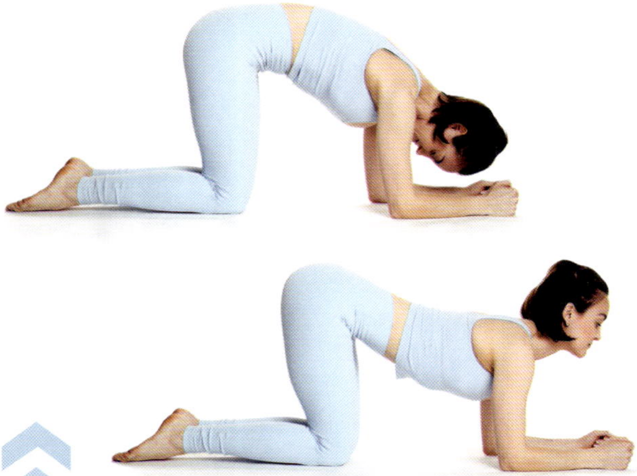

**1. Gato/vaca com apoio nos antebraços (10x)**
Na postura do Gato, arqueie as costas, encaixe levemente o quadril para baixo e afaste as escápulas. Na postura da Vaca, aproxime as escápulas e deixe o abdome descer em direção ao solo. Apoiar-se nos antebraços adiciona intensidade e trabalha melhor a região dorsal.

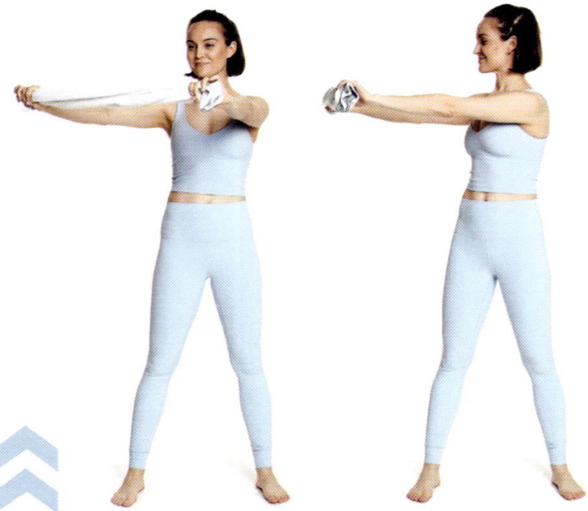

**2. Torção com toalha (10x para cada lado)**
Segure uma toalha na altura do peito, com os braços estendidos. Balance suavemente de um lado para o outro sem flexionar os cotovelos. Mantenha os quadris neutros, evitando que acompanhem o movimento do tronco. O foco deve estar no movimento do abdome para cima.

**3. Postura da guirlanda com torção (permanecer por 30 segundos em cada lado)**
Certifique-se de que joelhos e pés estejam voltados na mesma direção. Mantenha o peito ereto e o core levemente ativado. Apoie uma mão no chão e abra o braço oposto, girando o tronco na mesma direção.

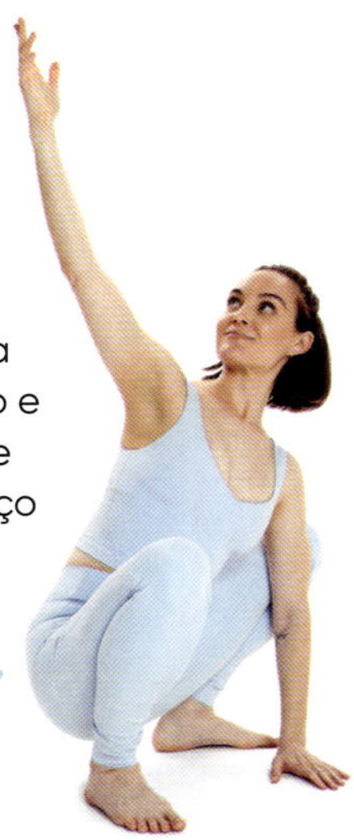

ADAPTAÇÃO
Sente-se sobre um bloco ou apoio mais elevado e faça a torção conforme descrito.

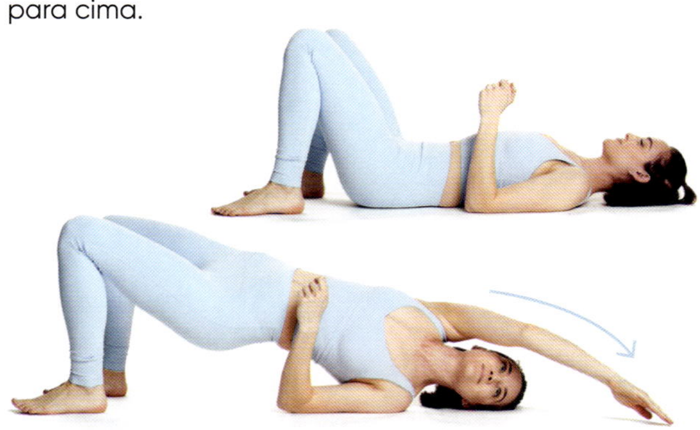

**4. Ponte baixa com extensão para trás (10x para cada lado)** Comece com a postura da ponte baixa: joelhos flexionados e pés apoiados no chão. Eleve levemente o quadril e, ao mesmo tempo, leve um braço acima da cabeça em direção ao lado oposto. Inspire ao voltar devagar para a posição inicial.

**Às vezes, dores no pescoço e nos ombros estão relacionadas à rigidez na parte descendente do trapézio, já que uma resposta comum ao estresse é elevar constantemente os ombros em direção às orelhas.**

### DICA RÁPIDA

Às vezes, o melhor hábito funcional é simplesmente movimentar-se. Mesmo que você precise passar longas horas sentado em frente a uma mesa, inclua uma ou duas sequências para a parede torácica posterior em sua rotina semanal. Pode ser antes de dormir, logo ao acordar ou até no final de um treino ou atividade diária. Isso ajudará a manter as dores afastadas e a corrigir os desequilíbrios causados pelo excesso de tempo sentado.

Esse encolher de ombros é um hábito frequente, muitas vezes inconsciente. Pode ser consequência de uma estação de trabalho mal ajustada ergonomicamente ou simplesmente uma resposta ao estresse. Tensionar os ombros é uma reação natural, pois, teoricamente, ajudaria a proteger o corpo contra ameaças. Sabemos que o estresse pode se manifestar em sintomas físicos, como tensão e dor. Mas, se isso acontece em uma direção, também pode acontecer na outra: quando a mente se acalma, o corpo tende a relaxar. A primeira prática funcional tem como objetivo relaxar a mente e suavizar a musculatura ao redor do pescoço, incluindo os trapézios.
A segunda prática funcional ajuda a aliviar a tensão acumulada nos suboccipitais, que pode intensificar a rigidez sentida nos trapézios.

# TRAPÉZIO TENSIONADO

# PRÁTICA FUNCIONAL 1

Você pode praticar esta sequência todos os dias, se desejar. A recomendação mínima é de três a quatro vezes por semana, durante pelo menos duas semanas.

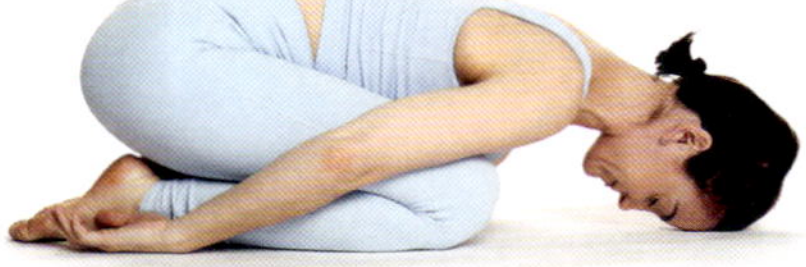

**1. Postura da criança com braços ao lado do corpo (permanecer por 1 minuto)** Afaste os joelhos o suficiente para que o tronco se encaixe entre eles. Mantenha os glúteos apoiados ou próximos aos calcanhares e deixe que a parte superior do corpo relaxe e pese em direção ao chão. Leve os braços para trás, ao lado do corpo, em direção aos pés. Se isso gerar muita tensão no pescoço, estenda os braços à frente para obter suporte extra.

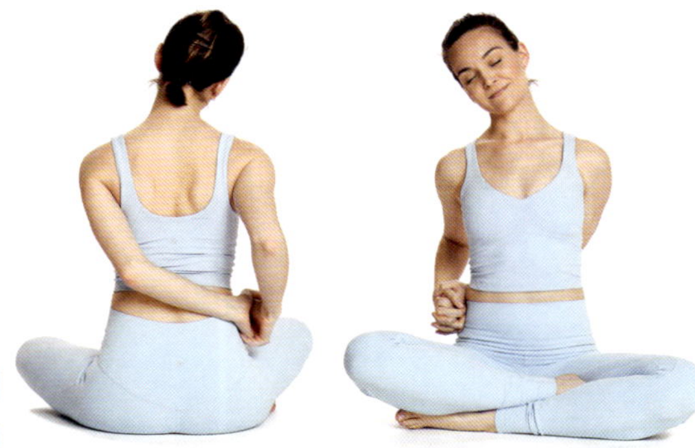

**2. Alongamento de pescoço sentado (permanecer por 10 segundos em cada lado)** Entrelace as mãos atrás do corpo e puxe-as para um dos lados, apoiando-as sobre o quadril. Incline a cabeça, levando a orelha em direção ao ombro do mesmo lado em que estão as mãos.

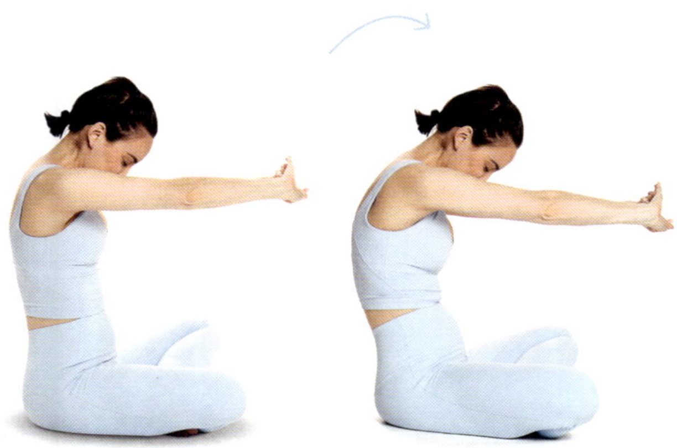

**3. Alongamento da região dorsal sentado (permanecer por 10 segundos)** Entrelace os dedos e empurre as mãos para frente, afastando-as do peito, enquanto solta o queixo em direção ao peito, arredondando a parte média das costas.

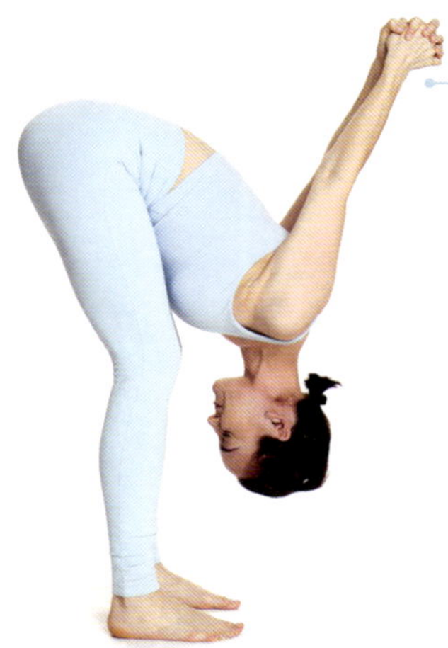

ADAPTAÇÃO
Se você não consegue aproximar as mãos o suficiente para entrelaçá-las atrás das costas, a forma correta e segura de adaptar o movimento é segurar uma toalha ou uma faixa entre elas.

**4. Flexão em pé com mãos entrelaçadas (permanecer por 20-30 segundos ou pelo tempo que for confortável, mas não mais que 1 minuto)** Entrelace as mãos atrás do corpo, e flexione o tronco para frente, a partir do quadril, levando os braços estendidos acima da cabeça.

# PRÁTICA FUNCIONAL 2

Faça esta prática uma única vez. Todo o processo leva de 8 a 10 minutos. Você pode repeti-la diariamente por duas a três semanas, ou por mais tempo se gostar da sensação.

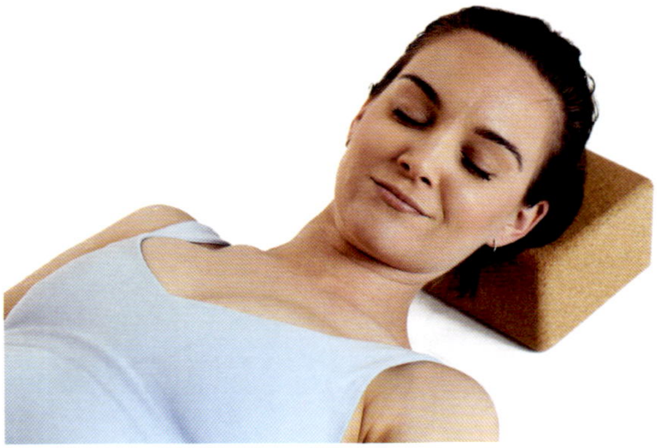

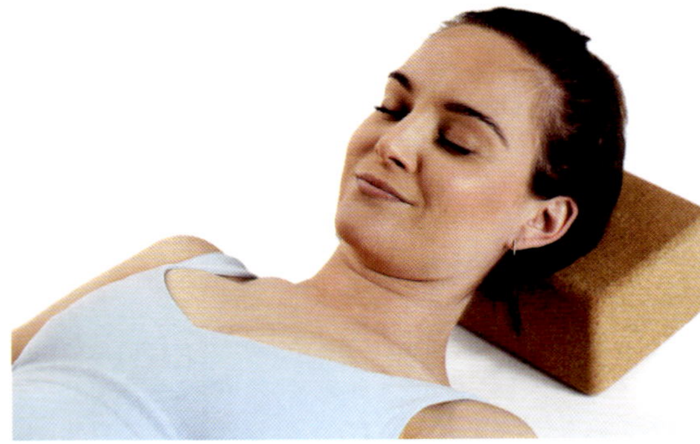

**Liberação da base do crânio** Deite-se com a base do crânio apoiada em um bloco. Vire a cabeça para a esquerda, expire e mantenha por 10 segundos. Depois, vire para a direita, expire e mantenha por 10 segundos. Repita três vezes.

Volte ao centro neutro e relaxe. Em seguida, apoie a cabeça no chão e faça respirações diafragmáticas lentas (ver página 97) por 5 minutos.

## DICA RÁPIDA

Estou usando um bloco nas fotos, mas uma bola de borracha ou de tênis, funciona igualmente bem!

Nossos corpos só conseguem sustentar um estilo de vida sedentário até certo ponto, antes que os sintomas comecem a aparecer.

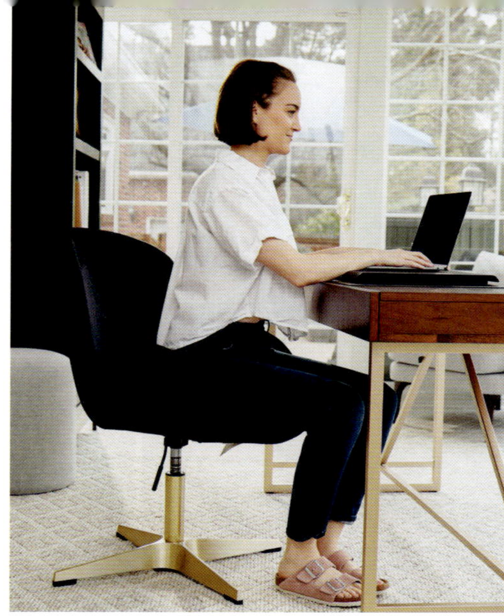

**QUAL É O SEU NÍVEL GERAL DE ATIVIDADE?**
A inatividade é um dos principais fatores que levam à rigidez crônica na região dorsal. Eu sei que a vida é corrida. Eu sei que o trabalho esgota. É fácil priorizar a família e se colocar no fim da própria lista. Mas o corpo só aguenta um estilo de vida sedentário por um tempo limitado, antes de manifestar dor e desconforto. Um bom primeiro passo — para qualquer região rígida do corpo — é o movimento simples. A região dorsal não é diferente.

**Hábito funcional:** Comece pelas sequências deste capítulo para desfazer parte dessa tensão e perceba o efeito dominó de liberdade que se segue!

**VOCÊ PASSA A MAIOR PARTE DO DIA SENTADO À MESA?**
A postura-padrão de quem fica horas em frente a uma mesa é curvada para dentro. Assim, quando permanecemos muito tempo diante da tela, dia após dia, assumimos uma postura em "C": ombros arredondados para frente, coluna torácica em flexão, peito enfraquecido. O resultado: uma região dorsal cada vez mais rígida. É impossível manter consciência postural constante o dia todo sem se levantar e se mover regularmente.

**Hábito funcional:** Levante-se a cada hora, nem que seja apenas para ficar de pé ou caminhar alguns passos. Você também pode fazer alguns alongamentos sentado, como os deste capítulo. Eu adoro a ideia de usar uma mesa ajustável para trabalhar em pé como opção.

# HÁBITOS FUNCIONAIS

# REGIÃO LOMBAR

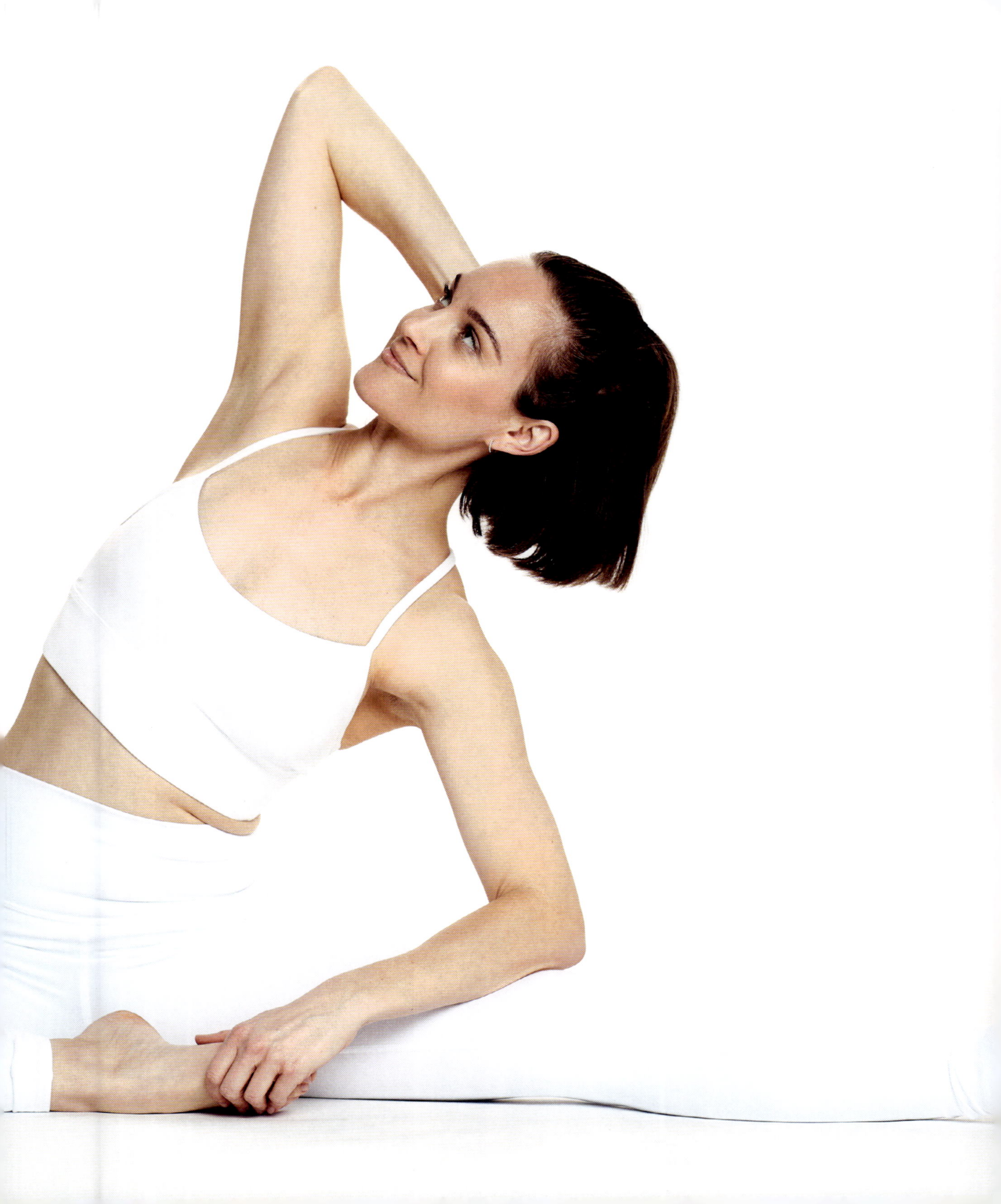

## A região lombar equilibra o peso da parte superior e inferior do corpo durante o movimento.

A região lombar é o ponto de interseção entre a parte superior e inferior do corpo — e participa intensamente de nossas atividades diárias! Os músculos dessa região protegem e estabilizam a parte lombar da coluna, que possui cinco vértebras. Os discos intervertebrais, localizados entre elas, foram projetados para oferecer ao mesmo tempo flexibilidade e sustentação; essa capacidade de movimento garante a absorção de impacto necessária para a segurança nos movimentos. Essa musculatura também possibilita que o tronco se mova em todos os planos e funciona como o principal suporte estrutural de todo o tronco. Cada segmento da coluna possui uma curvatura natural e funcional — no caso da lombar, essa curva ajuda a equilibrar e distribuir de forma uniforme o peso da parte superior e inferior do corpo ao caminhar e se movimentar. Por atuar tanto no dia a dia, quando está fraca ou mal treinada, essa musculatura pode entrar em espasmo, gerando dor e desconforto. Não é à toa que a dor lombar é uma das queixas mais comuns em todas as idades. Também quero chamar sua atenção para os glúteos. Eles definitivamente não fazem parte da região lombar, mas sim do complexo do quadril. Ainda assim, a relação entre glúteos e lombar é fundamental para o bom funcionamento do corpo. Quando os glúteos estão inativos ou enfraquecidos, a lombar quase sempre sofre as consequências.

# ANATOMIA DA REGIÃO LOMBAR

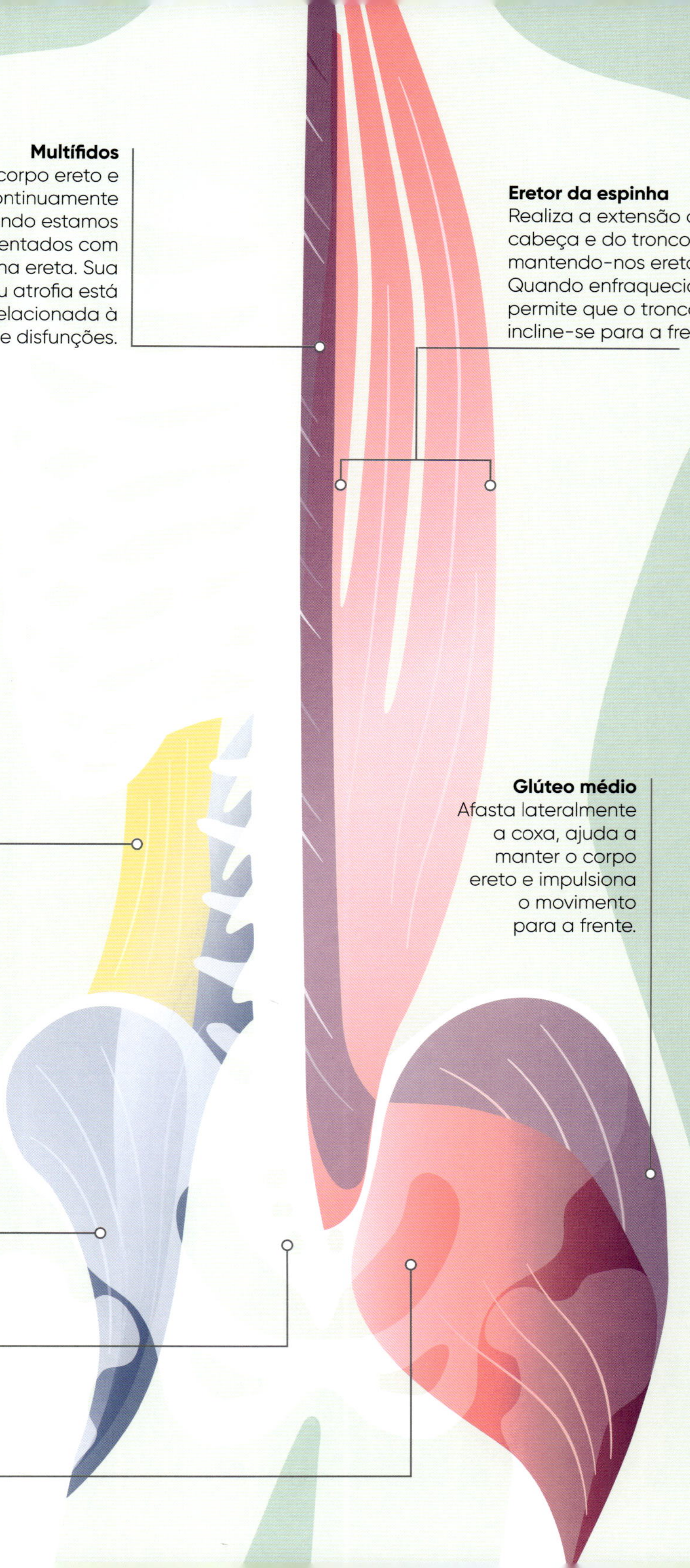

**Multífidos**
Mantêm o corpo ereto e estão continuamente ativos quando estamos em pé ou sentados com a coluna ereta. Sua fraqueza ou atrofia está fortemente relacionada à dor lombar e disfunções.

**Eretor da espinha**
Realiza a extensão da cabeça e do tronco, mantendo-nos eretos. Quando enfraquecido, permite que o tronco incline-se para a frente.

**Quadrado do lombo (QL)**
Estabiliza a parte lombar da coluna e permite inclinar os lados da pelve para cima. Embora tecnicamente faça parte da musculatura do core, está frequentemente envolvido em casos de dor lombar.

**Glúteo médio**
Afasta lateralmente a coxa, ajuda a manter o corpo ereto e impulsiona o movimento para a frente.

**Iliopsoas**
Grupo de três músculos: ilíaco, psoas maior e psoas menor. Esse complexo muscular origina-se na região inferior da parte torácica da coluna, conecta-se a todos os discos intervertebrais lombares, contorna a face anterior da pelve e se insere na porção proximal e medial da coxa. É essencial para manter a postura ereta e o alinhamento correto da parte lombar da coluna. Também flexiona e realiza rotação lateral da coxa no quadril, mas exerce impacto profundo sobre a lombar.

**Sacro**
Osso grande em formato triangular, localizado na região inferior da coluna.

**Glúteo máximo**
Maior músculo da região posterior do quadril. Responsável por estender, abduzir e rotacionar o quadril.

**A dor na região lombar é uma das razões mais comuns para consultas médicas, mas também é uma das dores mais preveníveis que enfrentamos.**

### VOCÊ SABIA?

Os discos da região lombar são os mais suscetíveis a herniação e desgaste devido ao uso intenso e à função de sustentação de carga.

A má notícia é que a dor lombar pode ter dezenas de causas diferentes. A boa notícia é que, a menos que haja uma lesão ou condição não diagnosticada, bastam alguns alongamentos ou exercícios para melhorar bastante. As causas mais comuns são: distensões leves da musculatura devido à má postura, sedentarismo, execução incorreta ao levantar objetos, ou sobrecarga por uso excessivo. Esse tipo de dor é, em grande parte, prevenível. E, seja você alguém que já sofre atualmente com dores nas costas ou já tenha sofrido no passado, as práticas funcionais a seguir ajudarão a aliviar o desconforto e a prevenir sua recorrência. A primeira prática funcional promove uma liberação rápida do quadrado do lombo (QL), dos oblíquos internos e externos do abdome e dos multífidos, combinada com uma leve ativação dos glúteos e tração da coluna. É ótima para quando você precisa de um alongamento rápido. A segunda prática funcional ativa suavemente o core, proporcionando mais estabilidade ao redor da coluna, ao mesmo tempo em que alonga os glúteos e os isquiotibiais (músculos posteriores da coxa) — ambos frequentemente relacionados à rigidez na região lombar.

# DOR NA REGIÃO LOMBAR

# PRÁTICA FUNCIONAL 1

Repita esta sequência três ou quatro vezes por semana. Ela pode ser feita até que o desconforto diminua ou continuamente, como manutenção.

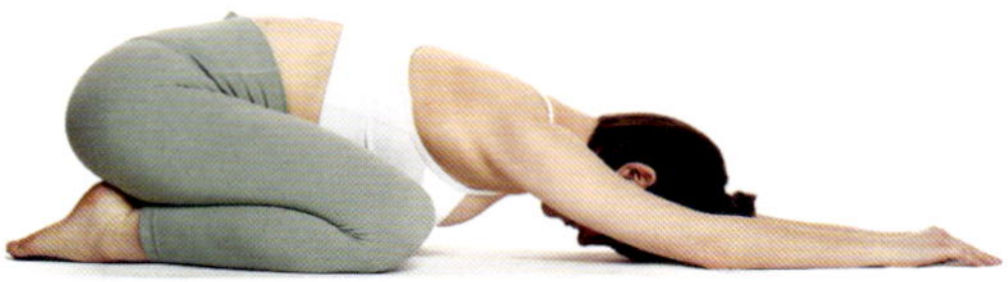

**1. Postura da criança (permanecer por 1 minuto)** Afaste os joelhos o suficiente para que o tronco se encaixe entre eles. Mantenha os glúteos apoiados ou próximos aos calcanhares e permita que a parte superior do corpo relaxe e pese em direção ao chão.

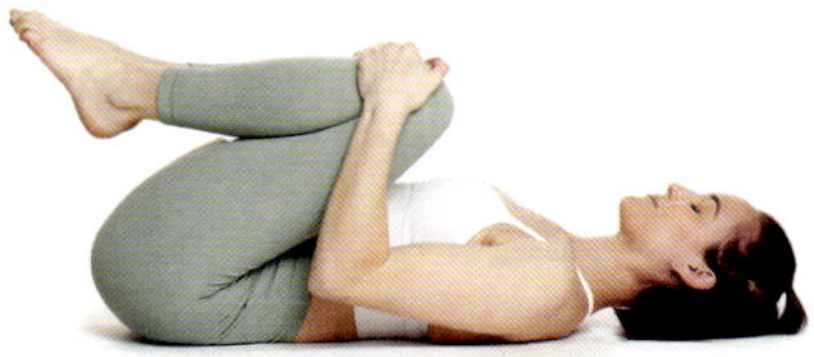

**2. Joelhos no peito (permanecer por 15-30 segundos)** Puxe os joelhos em direção ao peito. Afaste-os o quanto for necessário para que o quadril fique confortável. Balance suavemente de um lado para o outro.

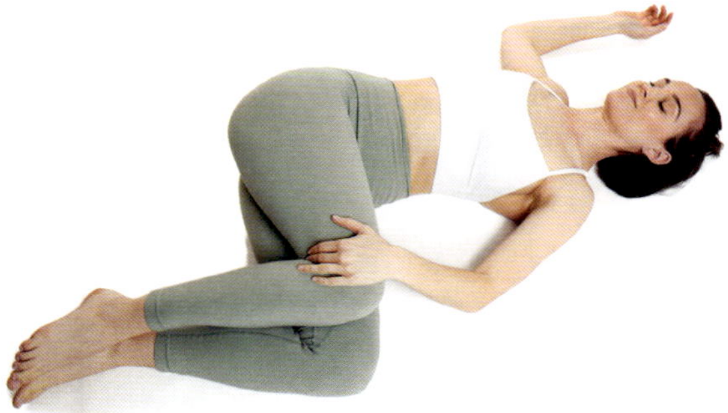

**3. Torção deitado (permanecer por 1 minuto para cada lado)** Deite-se de costas e alinhe os joelhos sobre os quadris. Deixe os joelhos caírem para um lado e abra o braço oposto para o outro lado, mantendo a palma da mão voltada para cima. Ambos os ombros devem permanecer no chão.

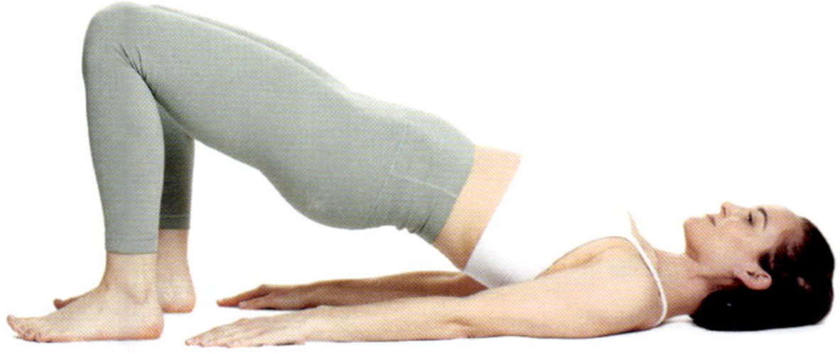

**4. Ponte baixa (permanecer por 15-30 segundos)** Coloque os pés na largura do quadril e os braços esticados ao lado do tronco. Eleve o quadril apenas o suficiente para tirá-lo do chão.

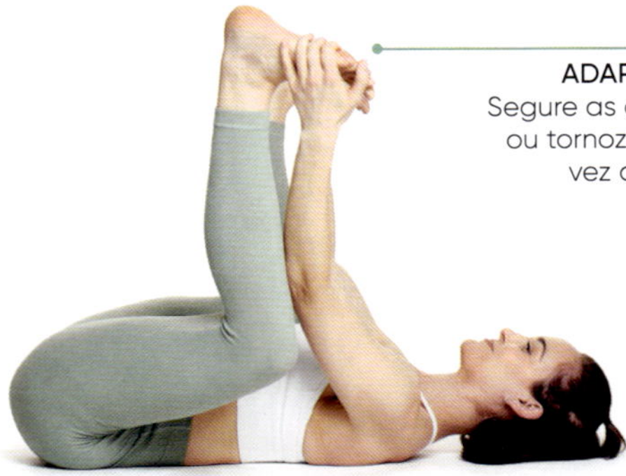

ADAPTAÇÃO
Segure as canelas ou tornozelos em vez dos pés.

**5. Bebê feliz (permanecer por 1 minuto)** Deite-se de costas e segure a parte externa dos pés. Mantenha a parte de trás da cabeça, os ombros e a lombar apoiados no tapete. Tente levar os joelhos a 90 graus e alinhar os tornozelos sobre os joelhos.

# PRÁTICA FUNCIONAL 2

Repita esta sequência três ou quatro vezes seguidas.

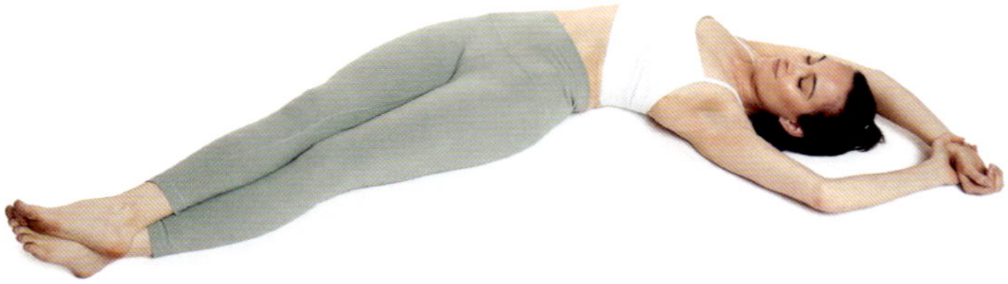

**1. Flexão lateral deitado (permanecer por 1 minuto para cada lado)** Deitado, leve ambas as pernas para a esquerda, cruzando o tornozelo direito sobre o esquerdo. Estenda ambos os braços também para a esquerda, segurando o punho direito com a mão esquerda. Seu corpo ficará quase no formato de uma banana!

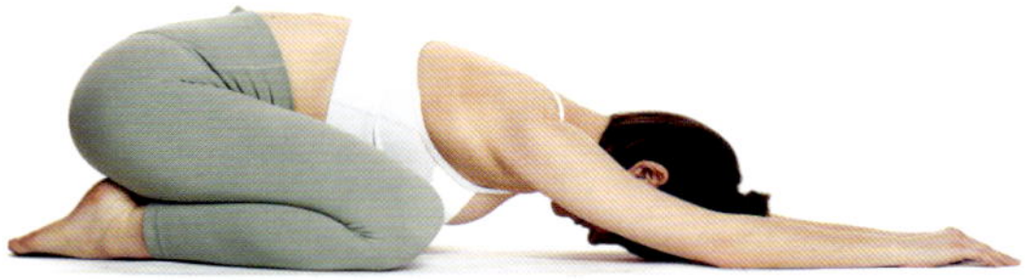

**2. Postura da criança (permanecer por 1 minuto)** Afaste os joelhos o suficiente para que o tronco se encaixe entre eles. Mantenha os glúteos apoiados ou próximos aos calcanhares e permita que a parte superior do corpo relaxe e pese em direção ao chão.

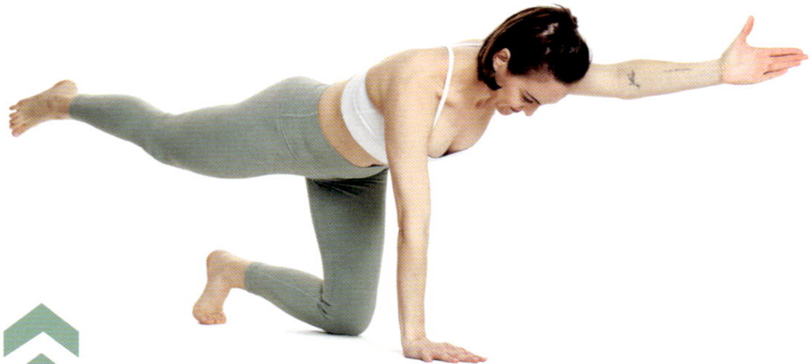

**3. Cachorro de caça (permanecer por 10-20 segundos em cada lado)** Mantendo a coluna neutra e o olhar voltado para baixo, entre as mãos, eleve um braço e a perna oposta. Ative suavemente o *core* para sustentar a lombar. Visualize alongar-se para frente pelo topo da cabeça e para trás pela ponta dos pés estendidos.

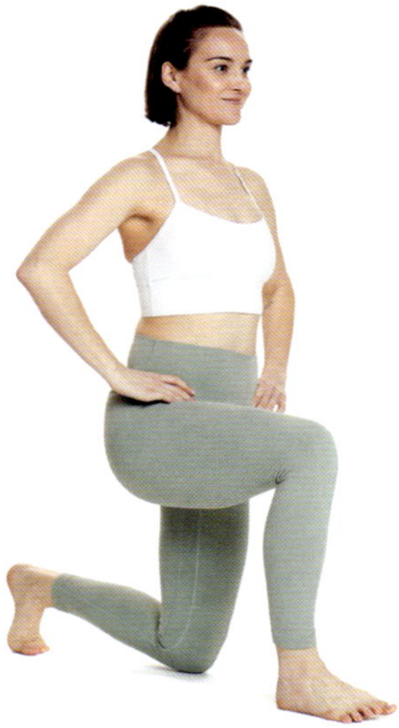

**4. Afundo (permanecer por 30 segundos para cada lado)** Entre em posição de afundo, mantendo os joelhos próximos o suficiente para formar um ângulo de 90 graus em ambas as pernas. Aponte o cóccix para baixo, quase achatando a curva lombar. Mantenha o restante da coluna alongada e o queixo levemente recolhido.

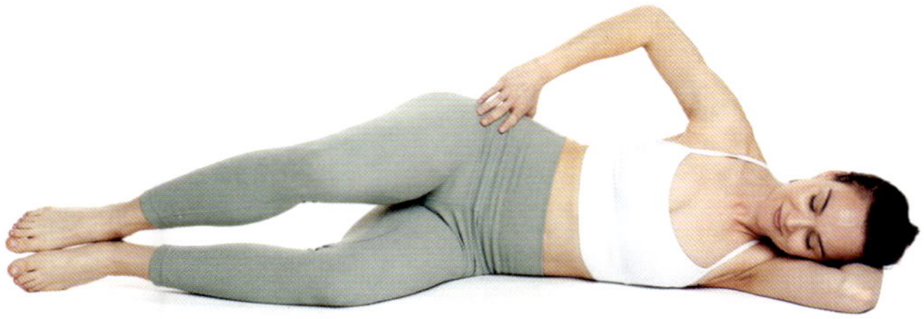

ADAPTAÇÃO
Coloque os joelhos no chão.

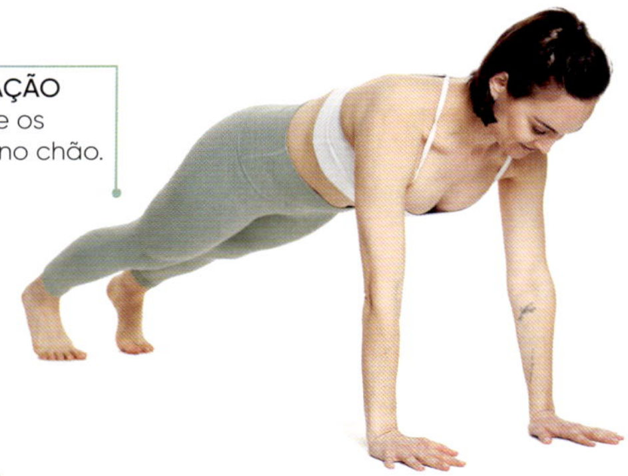

**5. Ativação dos multífidos (10x para cada lado)** Deite-se de lado com quadris e joelhos flexionados e tornozelos juntos. Ative o transverso do abdome fazendo uma expiração completa. Eleve o joelho de cima apenas o suficiente para sentir a ativação dos multífidos (cerca de 7 a 12 cm), depois desça completamente para relaxar.

**6. Prancha (permanecer por 20-60 segundos)** Mantenha o ângulo das axilas em 90 graus. Você pode apoiar-se nas mãos ou nos antebraços. A coluna deve permanecer neutra, o abdome recolhido e os quadris alinhados com os ombros. Evite deixar os quadris subirem demais.

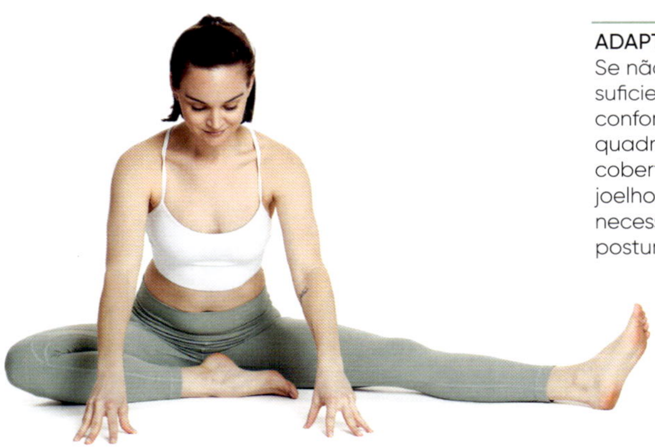

ADAPTAÇÃO
Se não tiver flexibilidade suficiente para se sentir confortável, eleve os quadris em um bloco ou cobertor e flexione os joelhos o quanto for necessário para tornar a postura acessível.

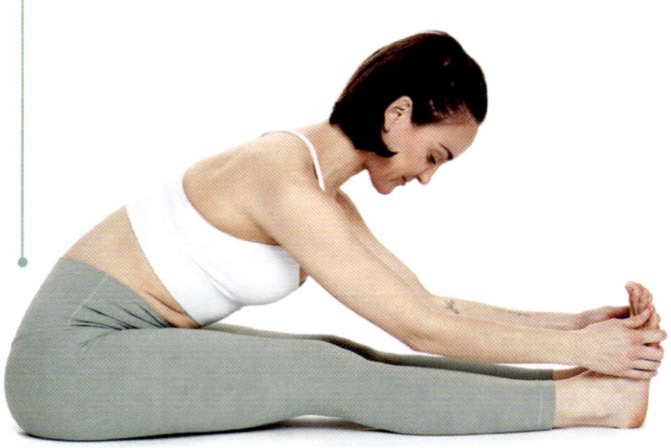

**7. Flexão à frente sentado em meia abertura de perna (permanecer por 15 to 30 segundos em cada lado)** Flexione uma perna para dentro e estenda a outra para o lado. A largura das pernas não é importante! O essencial é conseguir manter-se ereto sem esforço. Incline-se para frente em direção ao centro, sem deixar os quadris se erguerem ou arredondar demais as costas. Se precisar, apoie blocos ou almofadas sob as mãos para aproximar o chão.

**8. Postura da pinça (permanecer por 30 segundos)** Sente-se no chão e estenda as duas pernas para frente. Flexione o tronco a partir do quadril e leve-o para frente. Não é necessário tocar os dedos dos pés!

# DOR NO CÓCCIX

**A dor no cóccix frequentemente surge após passar tempo demais sentado com má postura.**

Eu também costumava atender muitos praticantes dedicados de yoga que desenvolviam dor no cóccix por praticarem *hot yoga* com muita frequência. Sim, é possível exagerar em algo que faz bem! Praticar yoga em ambiente a 40 °C, quatro vezes por semana, certamente aumenta a flexibilidade. Mas, se não houver cuidado, essa flexibilidade excessiva pode gerar instabilidade e pequenos problemas como esse. Gravidez e parto, bem como a consequente fraqueza (ou tensão, ou ambos) do assoalho pélvico, também podem causar dor no cóccix. Vamos falar mais sobre o assoalho pélvico a partir da página 96, mas por enquanto, vamos focar em como lidar com a dor no cóccix. A primeira prática funcional é simples: observe como você tende a escorregar para baixo na cadeira ao longo do tempo. É provável que sua pelve gire para trás e você deslize para a frente e para baixo. Isso pressiona o cóccix e causa dor. Ajuste sua postura ao sentar para evitar essa pressão. A segunda prática funcional relaxa o assoalho pélvico e ativa os glúteos para estabilizar o cóccix.

## VOCÊ SABIA?

Se a dor estiver localizada apenas ao redor do cóccix e tiver uma sensação de "corte" ou "puxão", a origem provavelmente está no próprio cóccix. Já se a dor irradiar para a região lombar, glúteos ou coxas, pode estar relacionada a um nervo com dor referida ao cóccix. De qualquer forma, é sempre recomendável procurar um médico ou fisioterapeuta.

# PRÁTICA FUNCIONAL 1

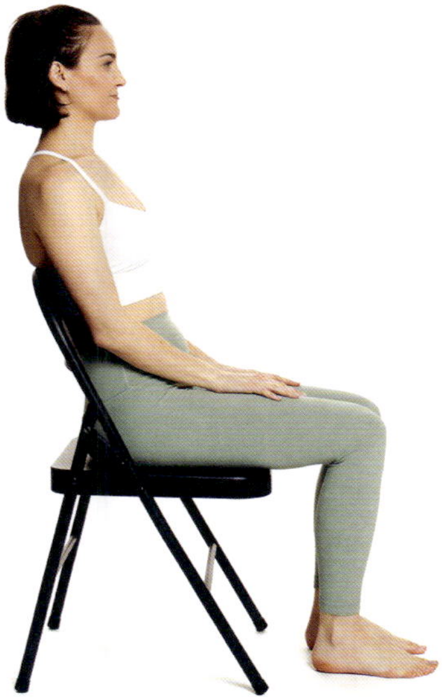

**Sente-se assim... . .**

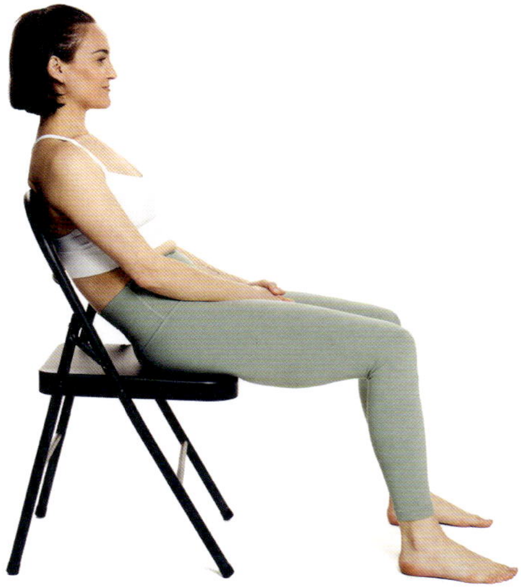

**... e não assim!**

## DICA RÁPIDA

Se a dor no cóccix for crônica, pode ser útil consultar um fisioterapeuta especializado em saúde pélvica. Em alguns casos, um assoalho pélvico hipertônico pode ser a causa, mas isso pode ser corrigido com terapia adequada.

Em vez de escorregar para frente na cadeira, leve os quadris para trás até se apoiar nos ísquios, conhecidos como "ossos de sentar". Para quem acabou de passar pelo parto, recomendo sentar nessa postura corrigida, mas com uma almofada sob os quadris para dar mais conforto. Mantenha a atenção em como você se senta nas próximas semanas, faça os ajustes descritos e verá grande parte dessa dor recorrente começar a desaparecer.

# PRÁTICA FUNCIONAL 2

Repita esta sequência duas ou três vezes seguidas. Faça isso três ou quatro vezes por semana, durante três a quatro semanas. Você sentirá a dor diminuir quase imediatamente. Repita conforme necessário.

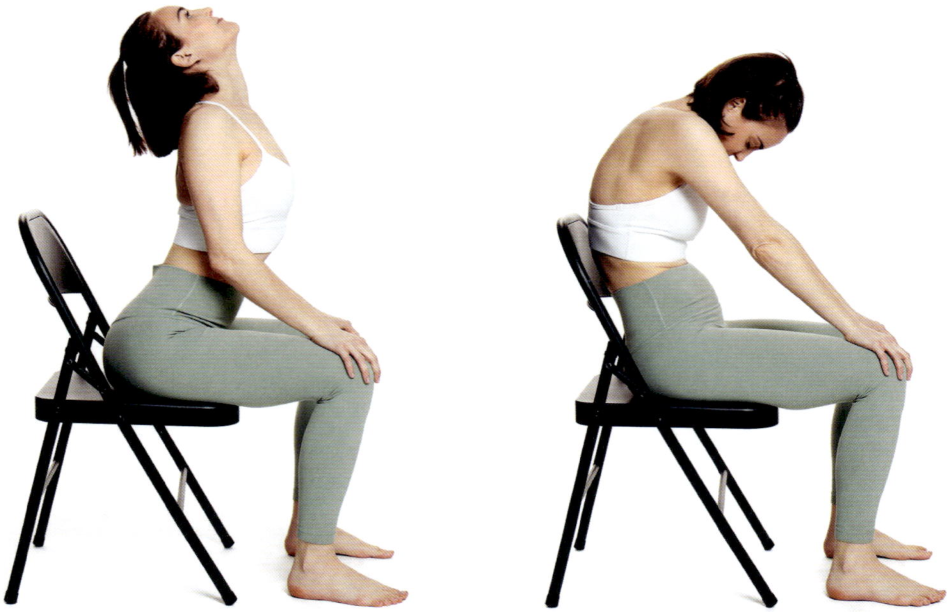

**1. Gato/vaca na cadeira com mãos no joelho (10x)**
Comece sentado ereto, como descrito na Prática Funcional 1, com os ísquios em contato com a cadeira. Inspire apontando o cóccix para cima e para trás. Expire levando o cóccix para baixo e ativando os glúteos.

## DICA RÁPIDA

Se houver dor intensa no cóccix ao sentar, faça o movimento sentado sobre uma almofada. O benefício dessa variação é que ela permite isolar melhor os quadris. Se ainda assim não for confortável, realize a postura tradicional de gato/vaca em quatro apoios (ver página 62).

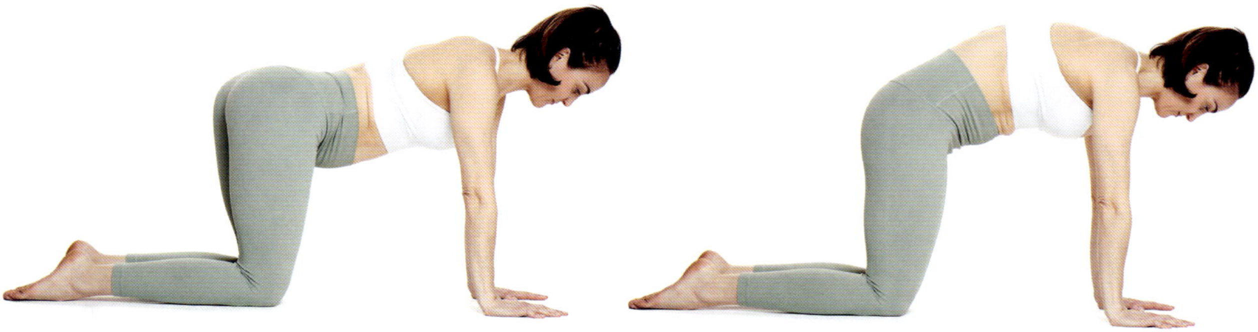

**2. Rotações do quadril (10x para cada lado)**
Na posição de quatro apoios, concentre-se em isolar o asoalho pélvico e gire o quadril para a direita e para a esquerda. A parte superior do corpo se moverá um pouco, mas o foco principal deve ser o quadril. Imagine que você tem um rabo e que ele guia o movimento.

**3. Ponte em superfície elevada (permanecer por 10-30 segundos)** Com os pés afastados na largura do quadril, eleve lentamente o quadril até formar uma linha reta imaginária dos joelhos aos ombros. Relaxe o pescoço e olhe para cima. Mantenha core e glúteos ativados para garantir estabilidade.

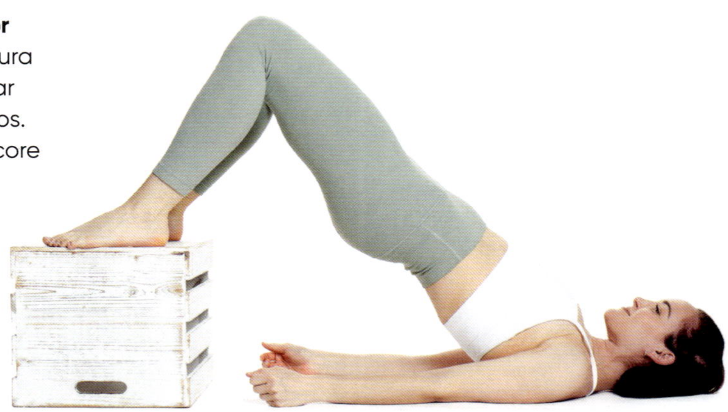

# CIÁTICA

**A ciática ocorre quando o nervo isquiático é comprimido, causando dor na região lombar que pode irradiar para os quadris ou ao longo do membro inferior.**

Ela pode ser causada por uma hérnia de disco ou por um osteófito (esporão), mas é mais comum em casos de gravidez ou quando o músculo piriforme não funciona adequadamente. Durante a gravidez, a combinação de hormônios e do crescimento do bebê, que altera o centro de gravidade, pode levar à ciática. O piriforme é um músculo pequeno e achatado no quadril, responsável pela rotação lateral da coxa. O nervo isquiático passa por baixo dele e, quando o piriforme fica cronicamente sobrecarregado, pode comprimir o nervo e gerar dor. O movimento estratégico ajuda a aliviar a dor ciática. A primeira prática funcional ajuda a relaxar o piriforme – que pode estar compensando se os glúteos não estão ativos – enquanto ativa os glúteos para restaurar o equilíbrio. A segunda prática funcional foca em alongar o piriforme de forma simples, suave e eficaz.

## DICA RÁPIDA

Há alguns movimentos a evitar durante crises de ciática: flexões (anteriores) de tronco, movimentos unilaterais e torções profundas com a pelve em posição assimétrica. Se houver hérnia ou abaulamento discal comprimindo o nervo isquiático e causando dor, alongamentos não resolverão o problema. Procure um médico para avaliação e, após liberação, retome os exercícios com segurança.

# PRÁTICA FUNCIONAL 1

Faça a sequência três ou quatro vezes seguidas. Repita conforme necessário. Você sentirá alívio em poucos dias, mas praticá-la por algumas semanas ajudará a prevenir dores futuras.

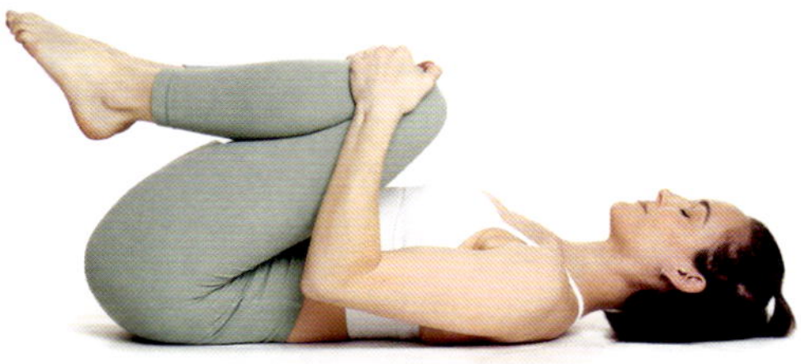

**1. Joelhos no peito (permanecer por 30-60 segundos)** Mantenha a região lombar, os ombros e a cabeça em contato com o chão enquanto puxa os joelhos em direção ao peito.

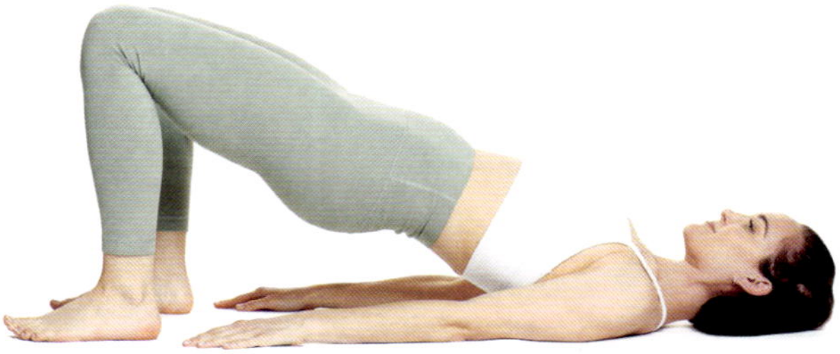

**2. Elevações de ponte baixa (10x)** Coloque os pés afastados na largura do quadril e eleve o quadril apenas o suficiente para tirá-lo do chão. Inspire ao baixar o quadril de volta.

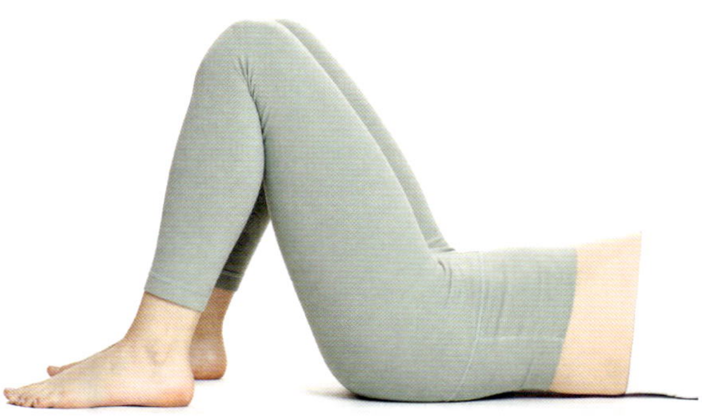

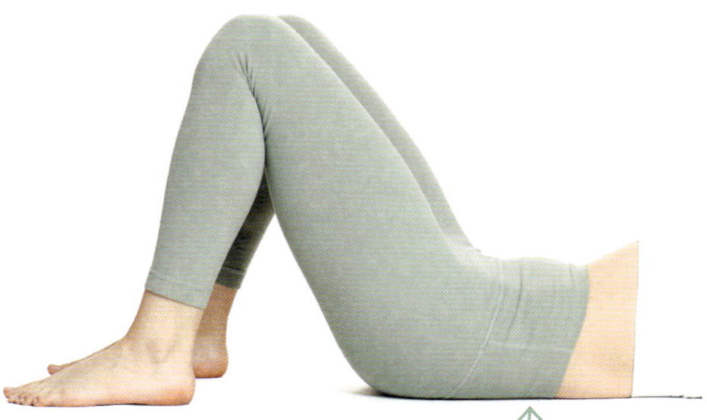

Flexione os joelhos o quanto precisar para tornar a postura acessível.

**3. Inclinações do quadril (10x)** Deitado de costas, pressione o quadril contra o chão, levando suavemente o cóccix para baixo e ativando o core, de forma que a lombar fique encostada no chão. O movimento é sutil — você mais sente do que vê.

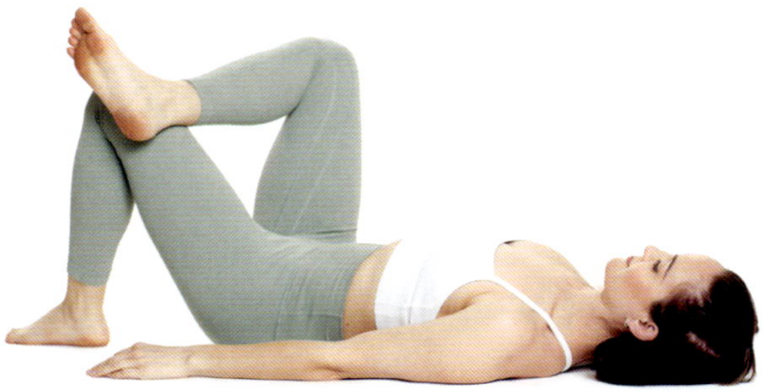

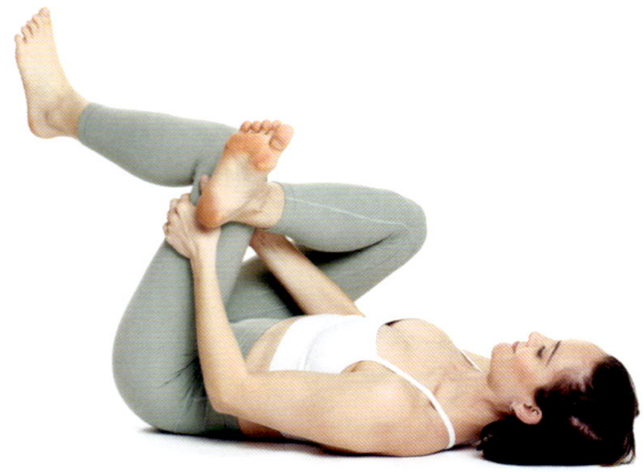

**4. Alongamento de glúteo (variação - permanecer por 30 segundos em cada lado)** Cruze o tornozelo direito sobre a coxa esquerda, próximo ao joelho. Se já sentir alongamento suficiente, permaneça aí. Se puder, traga as pernas em direção ao peito, passe as mãos pelo espaço entre elas, segure a canela ou a parte posterior da coxa e abrace em direção ao tronco. Repita para o outro lado.

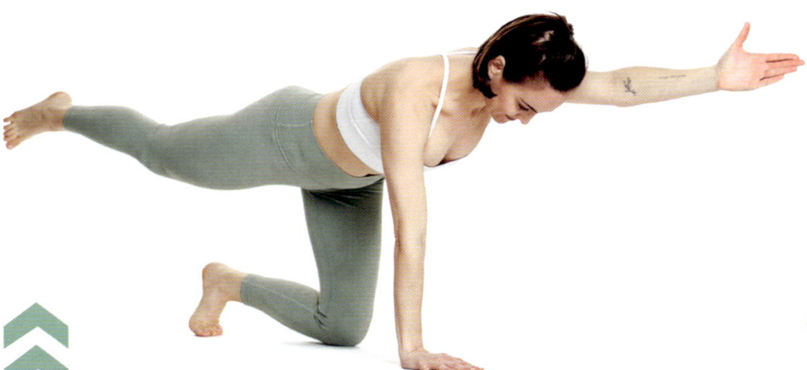

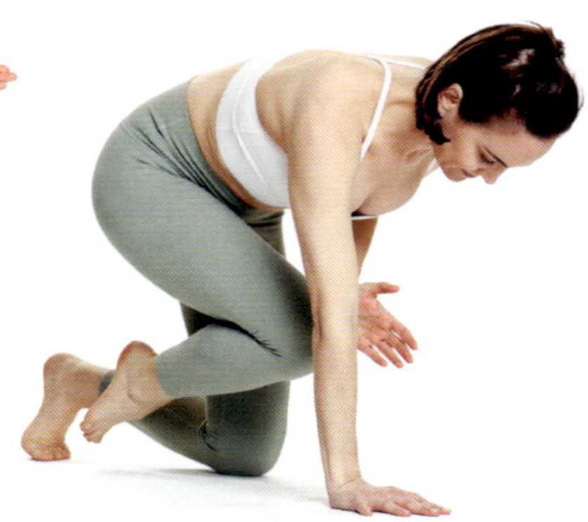

**5. Cachorro de caça com flexão (10x para cada lado)** Estenda um braço e a perna oposta, sem elevar além da altura do ombro e do quadril, respectivamente. Ative suavemente o core e mantenha a coluna neutra. Expire trazendo o joelho e o cotovelo em direção ao centro.

# PRÁTICA FUNCIONAL 2

Faça esta sequência duas vezes seguidas. Repita diariamente por duas semanas ou até que os sintomas diminuam.

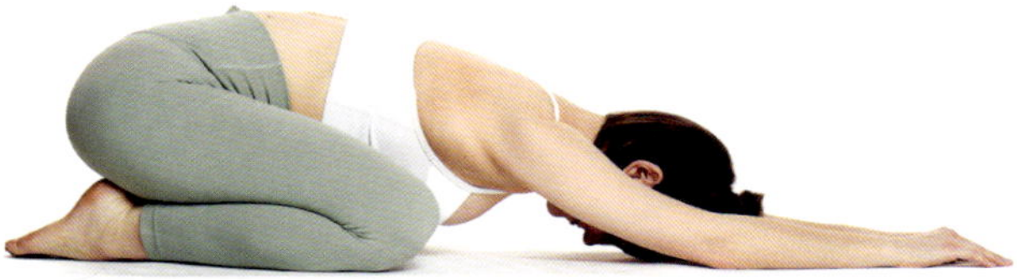

**1. Postura da criança (permanecer por 1 minuto)** Afaste os joelhos o suficiente para que o tronco se encaixe entre eles. Mantenha os glúteos apoiados ou próximos aos calcanhares e permita que a parte superior do corpo relaxe e pese em direção ao chão.

## DICA RÁPIDA

Quando se trata de ciática, quanto mais suave o alongamento, melhor. O nervo isquiático fica relativamente próximo da superfície e, ao tentar alongar em excesso, você pode acabar aumentando a pressão sobre ele, agravando o desconforto. Esta prática é simples, mas eficaz.

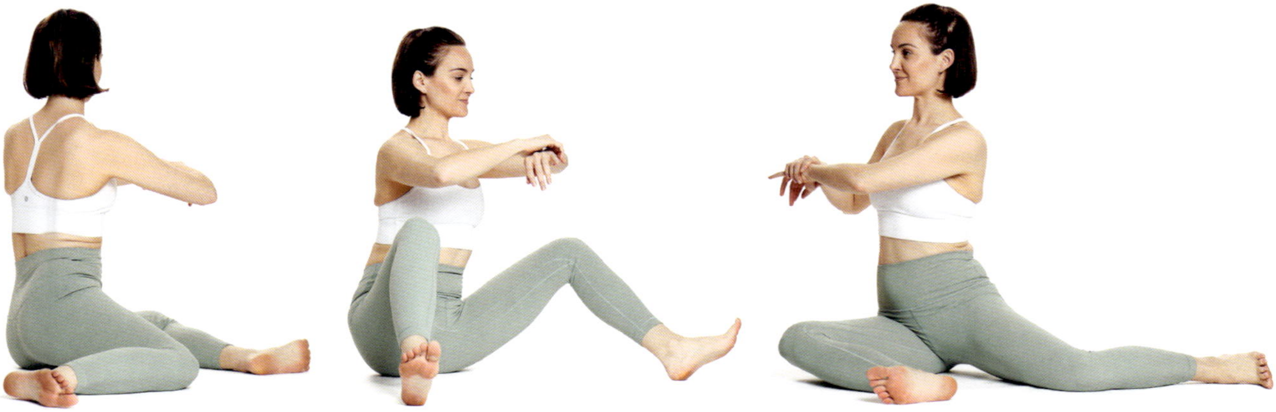

**2. Repetições da postura do cervo (4x)** Comece com ambos os joelhos apoiados no chão em ângulos de aproximadamente 90 graus. Relaxe os pés. Permaneça de 30 a 45 segundos. Em seguida, de forma controlada e mantendo os calcanhares no chão, transfira o peso e leve os joelhos para o outro lado; segure novamente. Após cada repetição, saia da postura e sente-se confortavelmente por 1 minuto antes de repetir a postura do cervo.

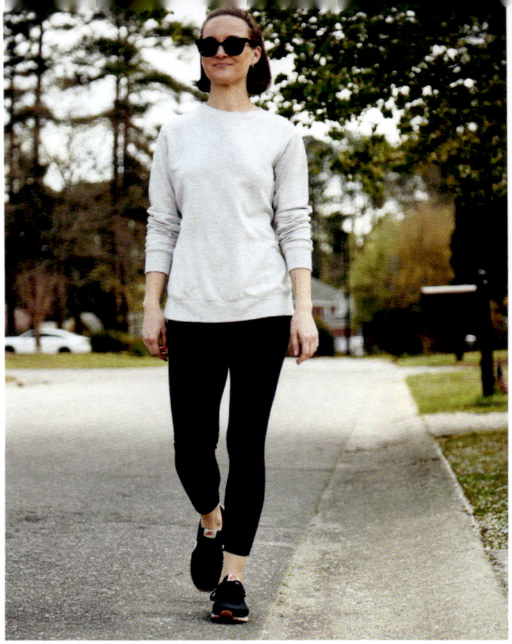

**COM QUE FREQUÊNCIA VOCÊ CAMINHA?**
Qualquer ritmo já traz benefícios, mas, em especial em um ritmo moderado, seus glúteos, core e flexores dos quadris precisam se engajar e coordenar para manter você ereto e em movimento. Isso fortalece os músculos necessários para manter a região lombar forte e sem dor. E não se esqueça do impacto que uma caminhada ao ar livre pode ter nos níveis de endorfina: ao se exercitar, especialmente fora de casa, o corpo libera substâncias que promovem bem-estar. Isso ajuda a lidar melhor com eventuais desconfortos enquanto o movimento fortalece o corpo para que eles ocorram com menos frequência.

**Hábito funcional:** Saia e caminhe!

**COMO ESTÁ SUA FORÇA DE CORE?**
Todos sabemos o quanto é importante manter o core forte para evitar dor lombar. Vamos detalhar como fortalecê-lo a partir da página 94.

**Hábito funcional:** Não negligencie o treino de core.

**SEU PESO ESTÁ CAUSANDO DESCONFORTO?**
"Saudável" significa coisas diferentes para cada um de nós, e nem todos precisam focar na perda de peso. Mas você provavelmente conhece a faixa de peso em que se sente melhor. Isso não tem relação com estética ou tamanho de roupas.

# HÁBITOS FUNCIONAIS

## Caminhar é um exercício completo e altamente subestimado!

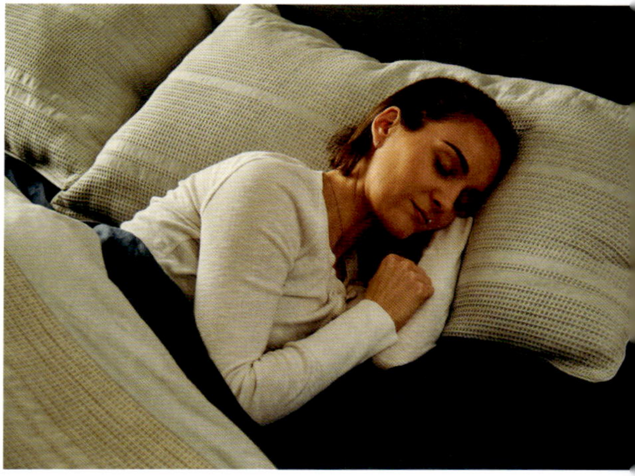

**Hábito funcional:** Reflita sobre seu corpo e perceba se está mantendo um peso que lhe parece ideal.

**VOCÊ ESTÁ DESALINHADO AO DORMIR?**
Se você costuma acordar com dor lombar, preste atenção à postura ao dormir. O ideal é manter quadril e coluna alinhadas.

**Hábito funcional:** Coloque um travesseiro firme entre os joelhos ou use um travesseiro de corpo para quem dorme de lado. O importante é que o suporte não afunde demais.

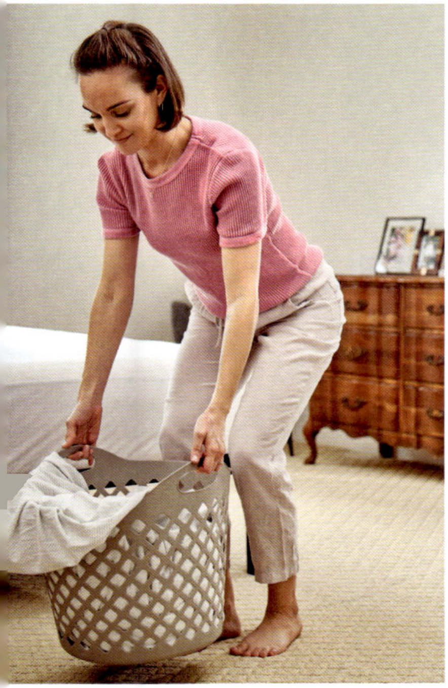

**VOCÊ TEM BOA POSTURA?**
Nosso corpo foi feito para se mover e se adaptar a diferentes situações, desde a "postura perfeita" até as formas inesperadas que assumimos em movimentos repentinos. Não é necessário manter a postura ideal a cada segundo do dia, mas, especialmente em momentos de descanso, observe como está sentado ou em pé.

**Hábito funcional:** Mantenha-se sempre na postura neutra (orelhas alinhadas com ombros, ombros alinhados com quadris, quadris alinhados com tornozelos) para que ela se torne seu padrão natural.

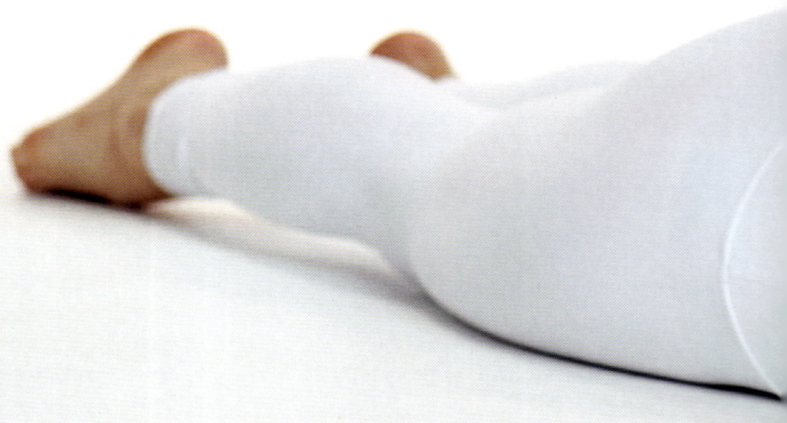

# CORE

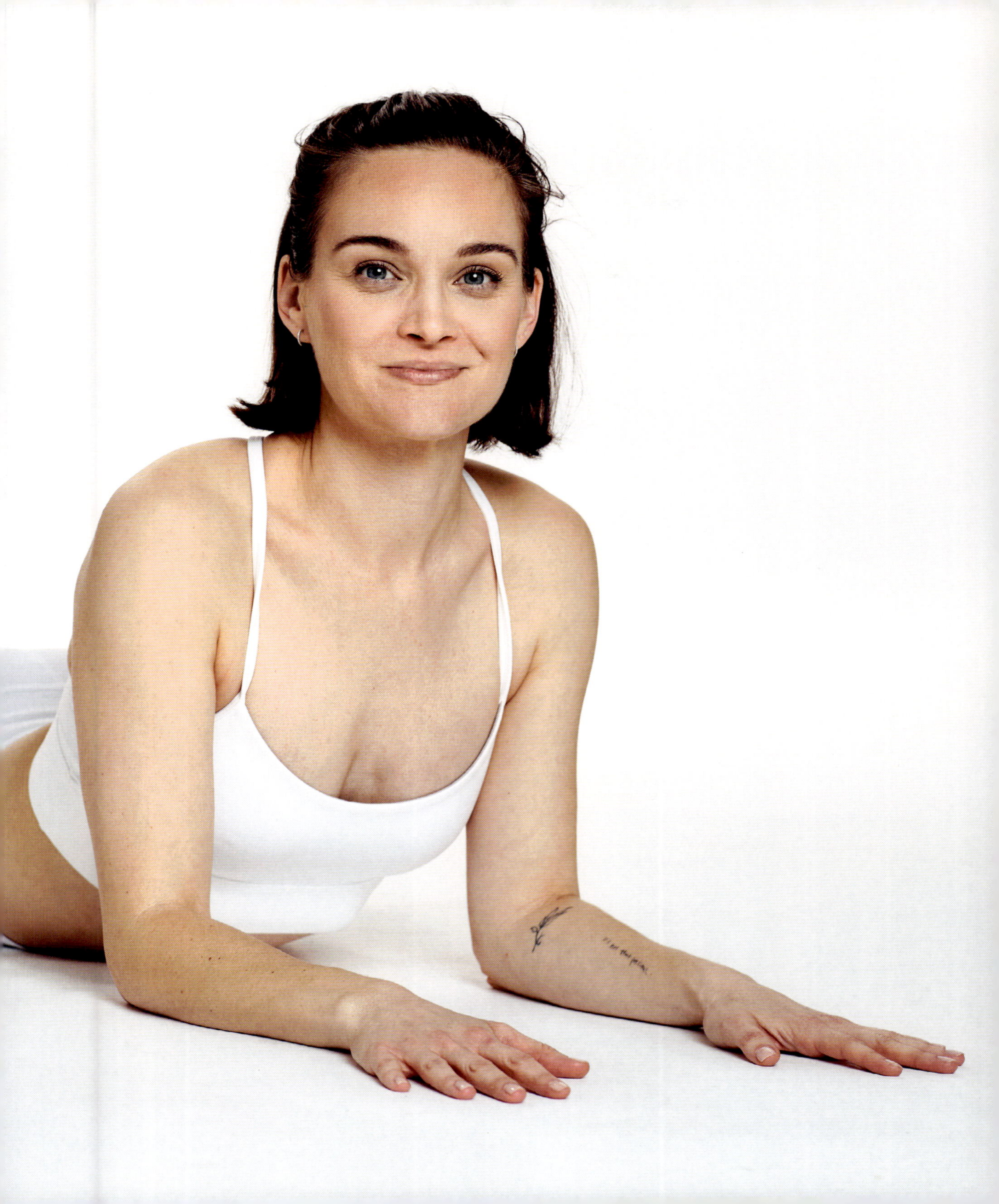

> O assoalho pélvico também possibilita a atividade sexual, ou seja, parte da função dessa região está diretamente ligada ao prazer.

Ao contrário do que se encontrava em revistas dos anos 1990 e 2000, o core não é apenas o "tanquinho" visível. Ele é formado por diversos músculos — e o reto do abdome constitui apenas um dos componentes. Esses músculos têm funções altamente funcionais: sustentar a coluna e a pelve; flexionar, estender e rotacionar o tronco; proteger e dar suporte aos órgãos vitais do abdome; e possibilitar a atividade sexual – sim, parte da função dessa região também é o prazer. Gosto de imaginar o core como uma lata: o diafragma é o topo, o assoalho pélvico é a base, os oblíquos são as laterais, os retos do abdome formam a frente e a região lombar é a parte de trás. Assim, o core envolve o tronco em 360 graus, tendo como função essencial o suporte da coluna. Quando não está funcionando de forma ideal, sentimos repercussões em várias áreas do corpo. Embora envolva alguns músculos posteriores, para os fins deste capítulo vamos enfatizar a parte anterior do core de forma relativamente isolada, para abordar as dores mais comuns associadas a essa região.

# ANATOMIA DO CORE

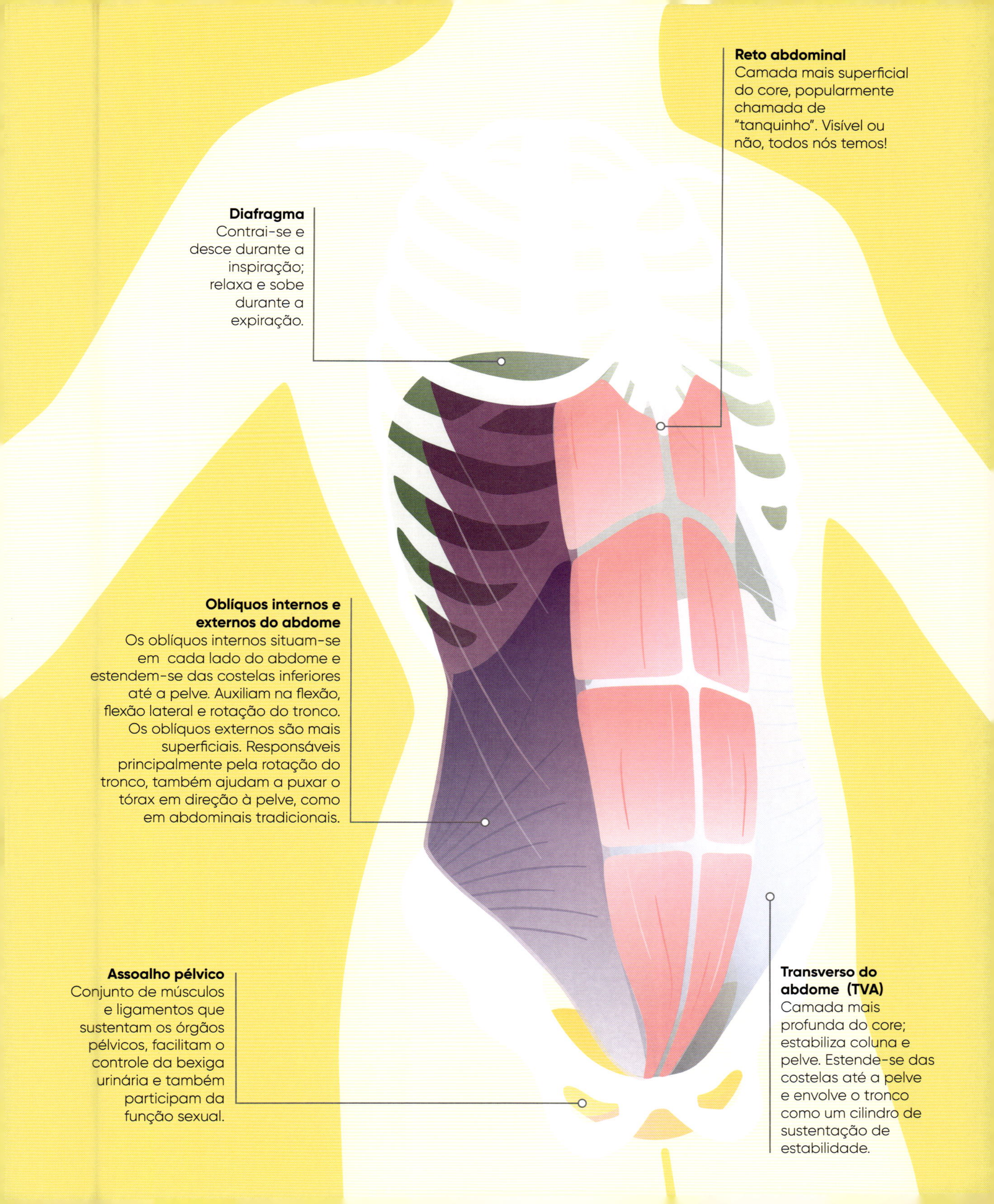
**Reto abdominal**
Camada mais superficial do core, popularmente chamada de "tanquinho". Visível ou não, todos nós temos!
**Diafragma**
Contrai-se e desce durante a inspiração; relaxa e sobe durante a expiração.
**Oblíquos internos e externos do abdome**
Os oblíquos internos situam-se em cada lado do abdome e estendem-se das costelas inferiores até a pelve. Auxiliam na flexão, flexão lateral e rotação do tronco. Os oblíquos externos são mais superficiais. Responsáveis principalmente pela rotação do tronco, também ajudam a puxar o tórax em direção à pelve, como em abdominais tradicionais.
**Assoalho pélvico**
Conjunto de músculos e ligamentos que sustentam os órgãos pélvicos, facilitam o controle da bexiga urinária e também participam da função sexual.
**Transverso do abdome (TVA)**
Camada mais profunda do core; estabiliza coluna e pelve. Estende-se das costelas até a pelve e envolve o tronco como um cilindro de sustentação de estabilidade.

**A fraqueza do assoalho pélvico é mais frequentemente associada ao período pós-parto, mas não acontece apenas nessa fase.**

### VOCÊ SABIA?

O flato vaginal (queef) geralmente é causado por fraqueza do assoalho pélvico. Embora seja embaraçoso, é importante entender que é comum e pode ser prevenido com fortalecimento adequado. Além disso, evite ir ao banheiro sem necessidade: urinar "por precaução" pode contribuir para enfraquecer ainda mais o assoalho pélvico.

Não é exclusiva das mulheres: homens também têm assoalho pélvico e podem apresentar fraqueza! Constipação crônica, lesões ou obesidade podem contribuir para esse quadro em qualquer pessoa. Os sinais de fraqueza são semelhantes em ambos os sexos: pequenas perdas de urina ao tossir, espirrar ou pular; em mulheres, a percepção de absorventes internos que descem ou até caem; além de dor ou desconforto que piora ao longo do dia. Se você está passando pelo pós-parto, recomendo procurar um fisioterapeuta especializado em reabilitação do assoalho pélvico. Mas as práticas funcionais a seguir ajudam a melhorar a força dessa região em qualquer situação. A primeira prática funcional conecta você ao core profundo, estabilizando e sustentando o assoalho pélvico, além de aumentar a consciência corporal dessa área. A segunda prática funcional aprofunda o trabalho da primeira e adiciona desafio.

# FRAQUEZA DO ASSOALHO PÉLVICO

# PRÁTICA FUNCIONAL 1

Repita esta sequência três ou quatro vezes seguidas. Faça todos os dias por duas a três semanas. É normal que a melhora leve algumas semanas para ser percebida.

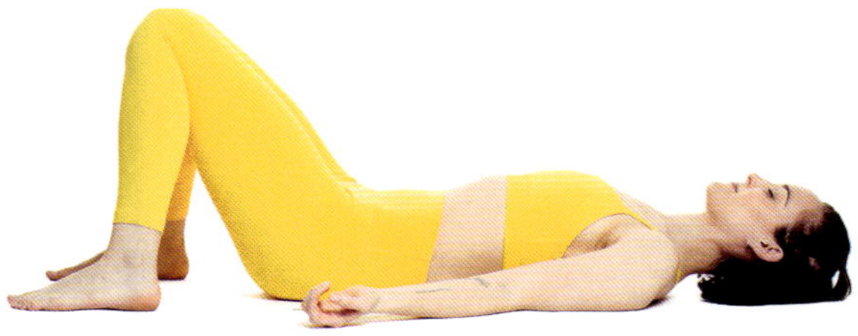

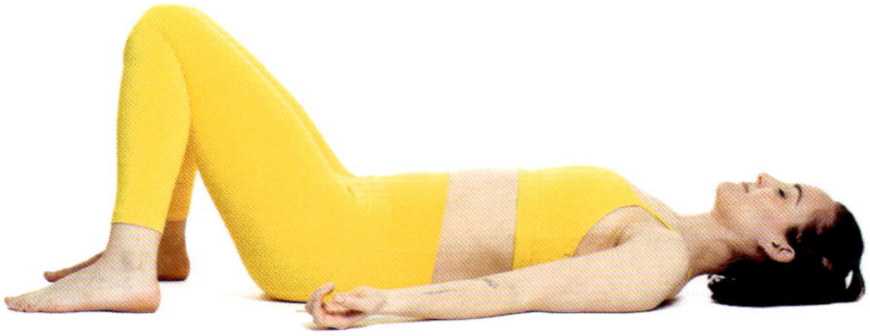

**1. Respiração diafragmática (10x)** Deite-se de costas, com os joelhos flexionados e os pés no chão. Deixe o abdome subir na inspiração e visualize o ar preenchendo os pulmões em 360 graus: da parte inferior do abdome até as costelas e até mesmo as costas. Expire e permita que o abdome desça e as costelas retornem à posição neutra. Observe a sensação no assoalho pélvico: uma expansão no períneo na inspiração e uma leve elevação na expiração.

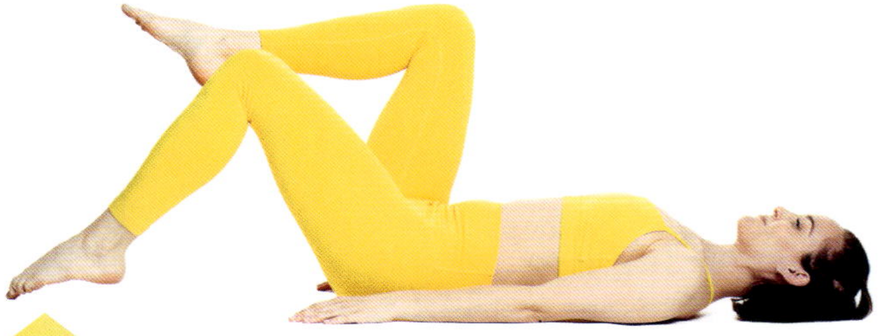

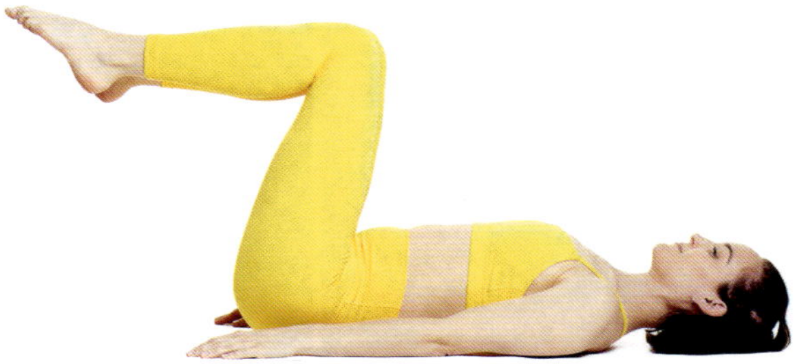

**2. Respiração cadenciada com os pés (10x para cada lado)** Comece com os joelhos alinhados acima dos quadris em 90 graus. Expire ativando suavemente o core e o assoalho pélvico. Inspire ao tocar um pé no chão, depois expire retornando a perna lentamente à posição inicial.

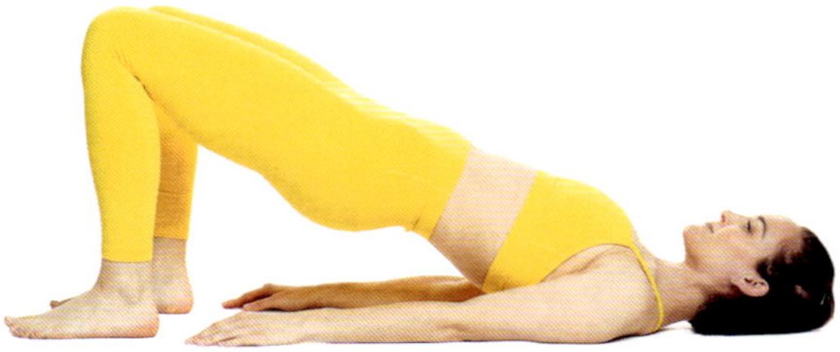

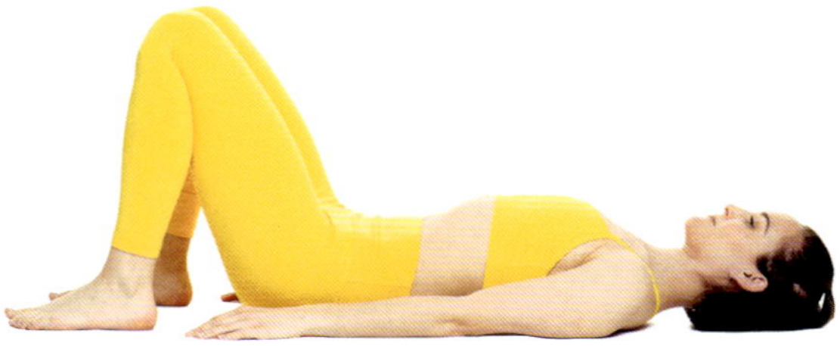

**3. Elevações de ponte baixa (10x)** Com os pés afastados na largura dos quadris: expire e eleve o umbigo afastando-o da pelve, ativando suavemente o assoalho pélvico e elevando o quadril apenas o suficiente para tirá-lo do chão. Inspire relaxando core e assoalho pélvico enquanto os quadris retornam ao chão.

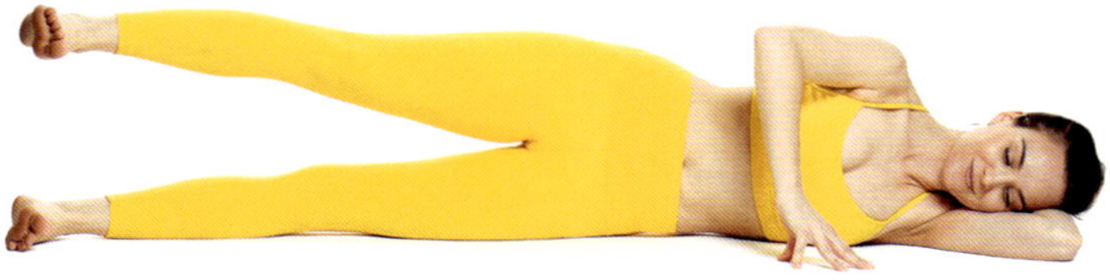

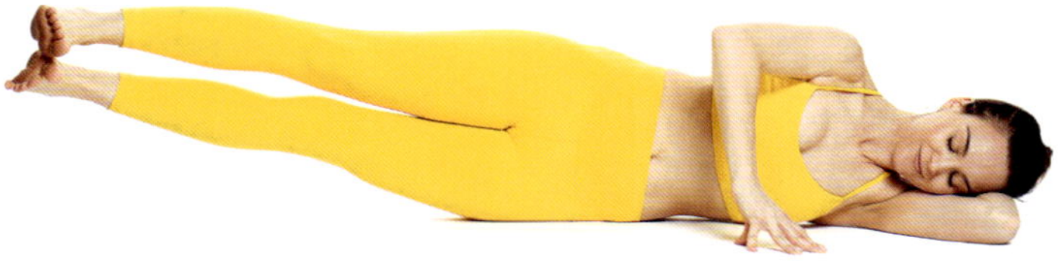

**4. Elevações de perna (10x para cada lado)** Deite-se de lado, tornozelos alinhados e quadris voltados para frente. Apoie-se com o braço de cima para não tombar. Eleve a perna de cima alguns centímetros, depois traga o pé de baixo até encostar nela, sem perder a ativação do core profundo. Abaixe ambas e repita.

# PRÁTICA FUNCIONAL 2

Repita esta sequência três ou quatro vezes seguidas. Faça todos os dias por duas a três semanas. É normal que a melhora leve algumas semanas para ser percebida.

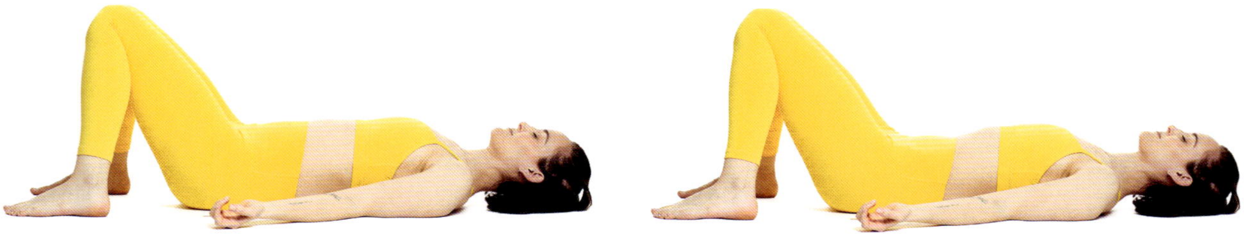

**1. Respiração diafragmática (10x)** Deite-se de costas, com os joelhos flexionados e os pés no chão. Deixe o abdome subir na inspiração e visualize o ar preenchendo os pulmões em 360 graus: da parte inferior do abdome até as costelas e até mesmo as costas. Expire e permita que o abdome desça e as costelas retornem à posição neutra. Observe a sensação no assoalho pélvico: uma expansão no períneo na inspiração e uma leve elevação na expiração.

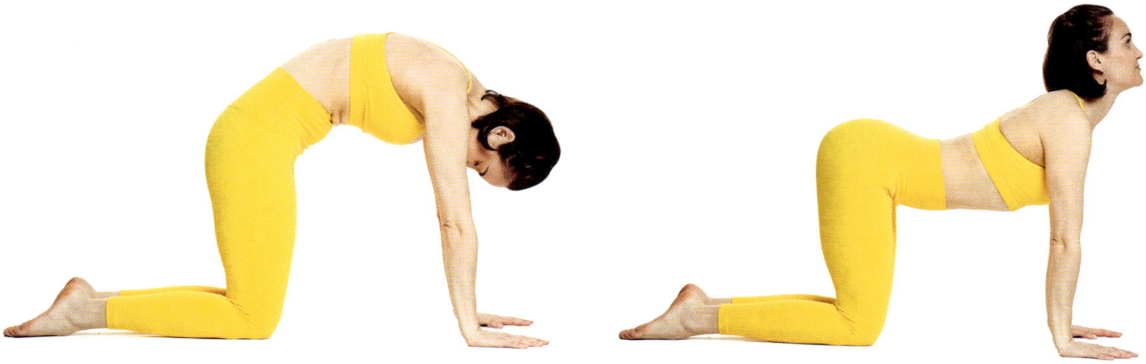

**2. Gato/vaca (10x)** Na postura do Gato, arqueie as costas, encaixe levemente o quadril para baixo e afaste as escápulas. Na postura da Vaca, aproxime as escápulas e deixe o abdome descer em direção ao solo. Mantenha os ombros longe das orelhas.

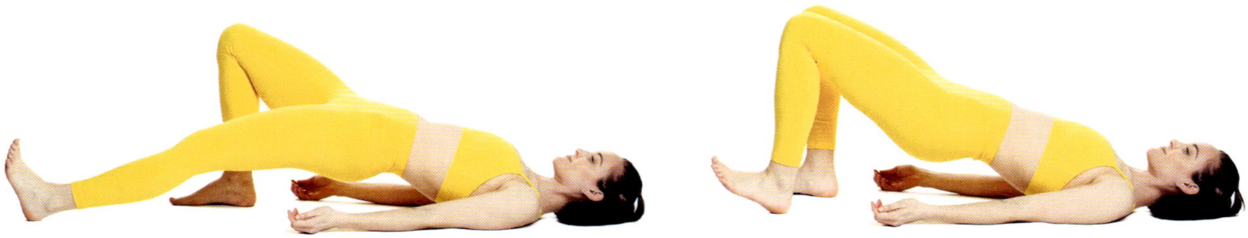

**3. Deslizamento de calcanhar (10x para cada lado)**
Eleve os quadris levemente, como em uma ponte baixa. Expire deslizando um pé à frente, sem deixar os quadris tombarem para os lados ou para baixo. Inspire retornando o pé à posição inicial.

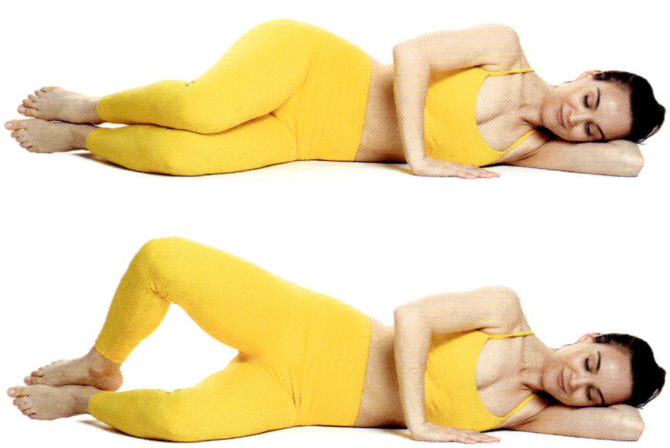

**4. Concha (10x para cada lado)** Deite-se com os pés afastados na largura do quadril. Eleve os quadris apenas o suficiente para tirá-los do chão. Inspire para descer, expire para subir.

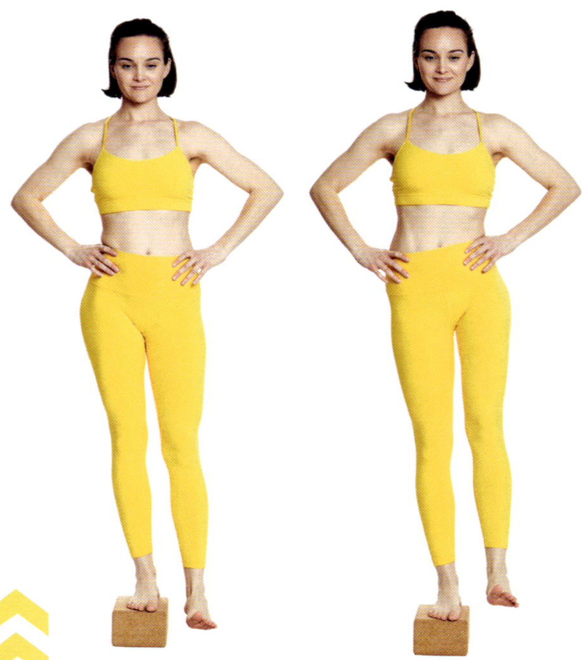

**5. Elevação de quadril em bloco ou degrau (10x para cada lado)** Coloque um pé sobre um bloco ou degrau firme. Expire elevando o quadril em direção às costelas, ativando umbigo e assoalho pélvico ao mesmo tempo. Inspire descendo o pé, sem deixar que toque totalmente o chão. Os quadris devem retornar ao neutro após cada repetição, e a assimetria deve ocorrer apenas no momento da elevação.

**Quando o assoalho pélvico está tenso, pode parecer impossível relaxar a região — mesmo quando você recebe instruções de como fazê-lo.**

### VOCÊ SABIA?

Há uma forte correlação entre a disfunção do assoalho pélvico e a dor lombar: pessoas com dor lombar costumam apresentar uma redução significativa na função do assoalho pélvico em comparação a quem não sente dor.

Para ter certeza se o problema é fraqueza ou tensão, o ideal é procurar um fisioterapeuta, que fará testes internos e externos específicos para identificar a causa dos sintomas. A tensão pode ocorrer por vários motivos, mas nem sempre é fácil diferenciar fraqueza de tensão: músculos hiperativos ficam encurtados e menos responsivos, o que pode dar a sensação de fraqueza, mesmo estando tensos. Com o assoalho pélvico tenso, você pode apresentar: em mulheres, dor durante a penetração ou ao colocar um absorvente interno; vontade de urinar logo após ter ido ao banheiro; dificuldade para iniciar o fluxo urinário; jato de urina em forma de spray.

Estresse e ansiedade contribuem para a tensão, assim como tosse crônica, envelhecimento, síndrome do intestino irritável (SII), prostatite, traumas relacionados ao parto ou à atividade sexual e até mesmo má postura. Nas práticas seguintes, cada postura busca relaxar o assoalho pélvico, a região inguinal (da virilha) e a região medial das coxas.

# TENSÃO DO ASSOALHO PÉLVICO

# PRÁTICA FUNCIONAL

Repita esta sequência duas ou três vezes seguidas. Faça todos os dias por duas a três semanas.

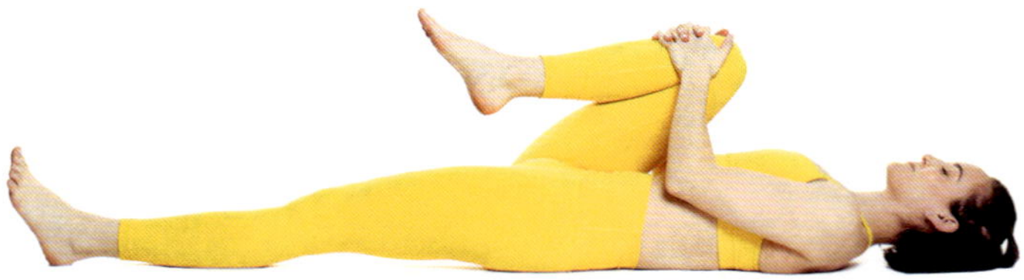

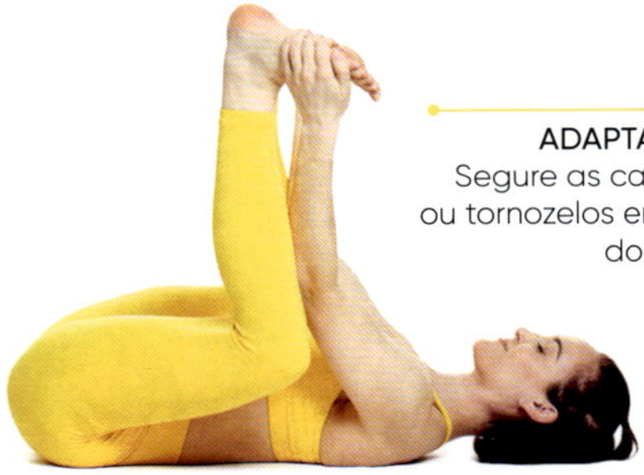

ADAPTAÇÃO
Segure as canelas ou tornozelos em vez dos pés.

**1. Joelho no peito (permanecer por 30 segundos em cada lado)** Certifique-se de que os quadris não se levantem do chão ao puxar o joelho. A lombar, ombros e cabeça devem permanecer em contato com o chão.

**2. Bebê feliz (permanecer por 30-60 segundos)** Deite-se de costas e segure a parte externa dos pés. Mantenha a parte de trás da cabeça, os ombros e a lombar apoiados no tapete. Tente levar os joelhos a 90 graus e alinhar os tornozelos sobre os joelhos.

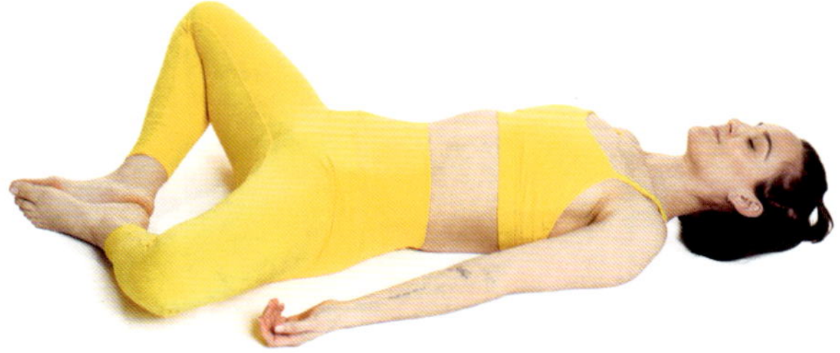

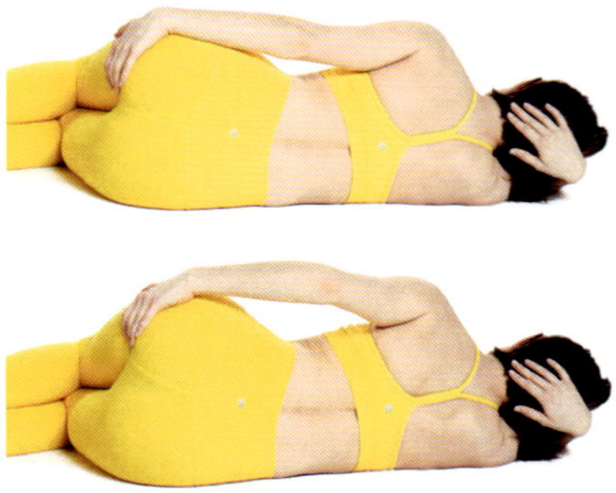

**3. Borboleta deitado (permanecer por 1 minuto)** Aproxime os pés do corpo o máximo que for confortável (quanto mais perto da virília, mais intensa será a postura). Relaxe os joelhos em direção ao chão, apoiando-os em blocos ou almofadas, se desejar. Você também pode elevar o tronco sobre um bolster ou blocos, se isso ajudar.

**4. Elevação e liberação pélvica (permanecer por 10 segundos em cada lado)** Deitado de lado, coloque a mão sob o quadril de cima e eleve o lado inferior da pelve, afastando os ísquios para relaxar os músculos do assoalho pélvico.

**Às vezes, pode ocorrer uma combinação de fraqueza e tensão ao mesmo tempo — e, sim, também há solução para isso!**

Nesse caso, você pode apresentar sintomas sobrepostos, sem se encaixar totalmente em apenas uma das condições. Isso pode acontecer, por exemplo, quando fatores se combinam — como parto seguido e excesso de exercícios de Kegel. Antes de se frustrar pensando: "Ah não, tenho problemas em dobro!", considere isto: o corpo humano não foi feito para exibição, mas sim para uso. Assim como seu carro precisa de revisões periódicas, seu corpo também funciona melhor quando você identifica pequenos problemas e aplica as ferramentas certas para melhorar. Esta prática combina soluções para ambas as condições: primeiro, conecta-se ao core profundo para promover consciência, estabilidade e suporte; depois, relaxa e suaviza o assoalho pélvico.

### VERDADEIRO OU FALSO?

Quando você inspira, o assoalho pélvico relaxa. **VERDADEIRO.** Durante a inspiração, o diafragma se move para baixo e o assoalho pélvico relaxa, gerando uma sensação de leve expansão no abdome e discreta plenitude no períneo. Na expiração, o diafragma sobe e o assoalho pélvico acompanha, contraindo-se.

# ASSOALHO PÉLVICO FRACO E TENSO

# PRÁTICA FUNCIONAL

Repita esta sequência duas ou três vezes seguidas. Pratique diariamente por duas a três semanas.

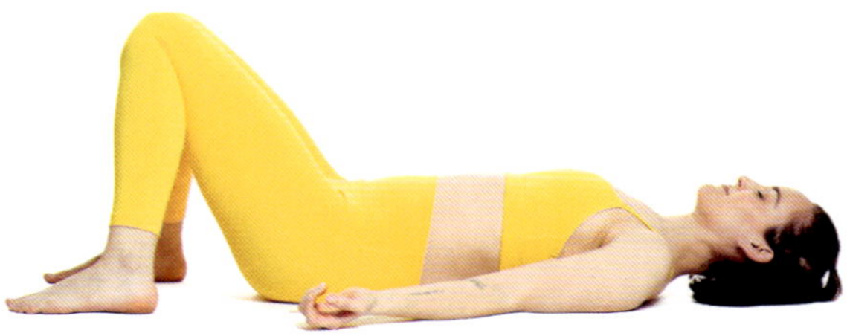

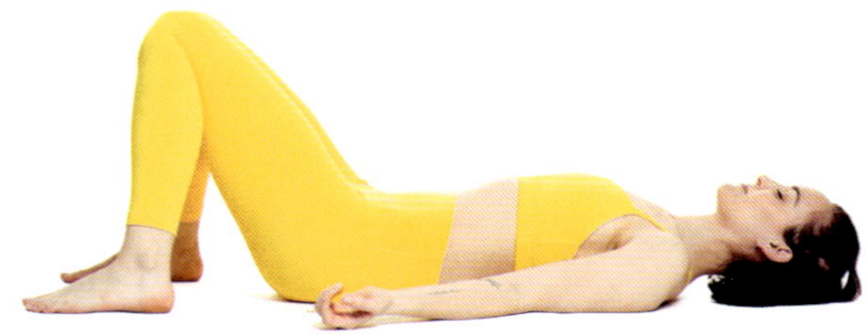

**1. Respiração diafragmática (10x)** Deite-se de costas, com os joelhos flexionados e os pés no chão. Deixe o abdome subir na inspiração e visualize o ar preenchendo os pulmões em 360 graus: da parte inferior do abdome até as costelas e até mesmo as costas. Expire e permita que o abdome desça e as costelas retornem à posição neutra. Observe a sensação no assoalho pélvico: uma expansão no períneo na inspiração e uma leve elevação na expiração.

ADAPTAÇÃO
Segure as canelas ou tornozelos em vez dos pés.

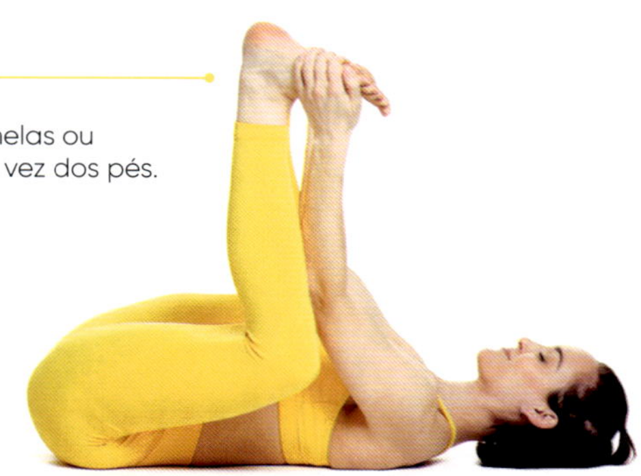

**2. Bebê feliz (permanecer por 30-60 segundos)** Deite-se de costas e segure a parte externa dos pés. Mantenha a parte de trás da cabeça, os ombros e a lombar apoiados no tapete. Tente levar os joelhos a 90 graus e alinhar os tornozelos sobre os joelhos.

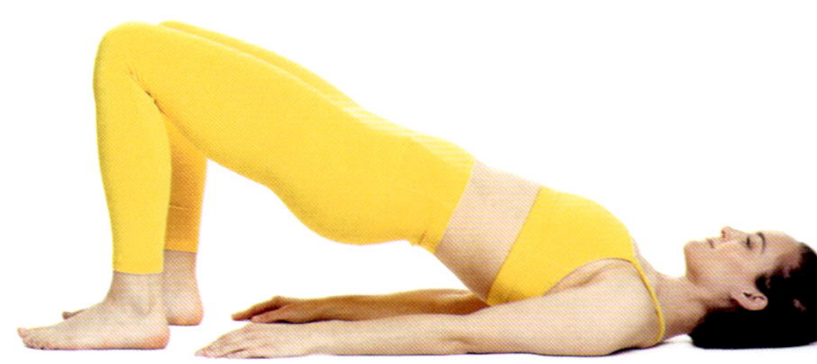

**3. Ponte baixa (permanecer por 30 segundos)** Coloque os pés na largura do quadril e os braços esticados ao lado do tronco. Eleve o quadril apenas o suficiente para tirá-lo do chão.

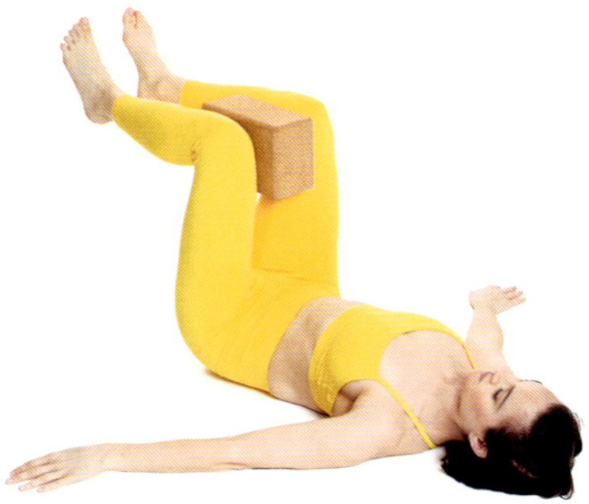

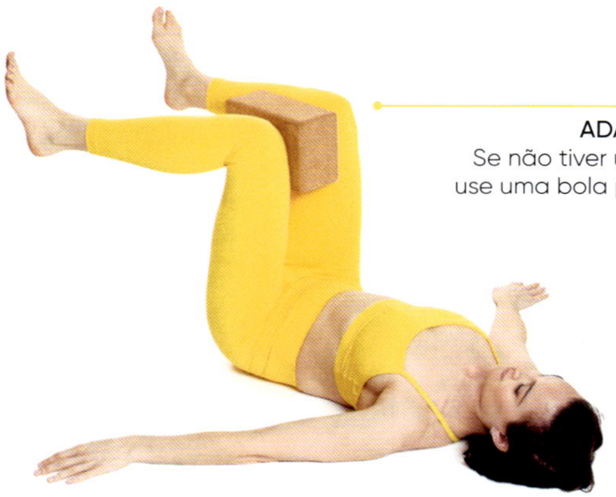
ADAPTAÇÃO
Se não tiver um bloco, use uma bola pequena.

**4. Rotação com bloco (10x para cada lado)**
Deite-se de costas, com joelhos alinhados sobre os quadris em 90 graus e um bloco posicionado entre eles na parte mais estreita. Alterne abrindo os tornozelos para fora, sem deixar o bloco cair.

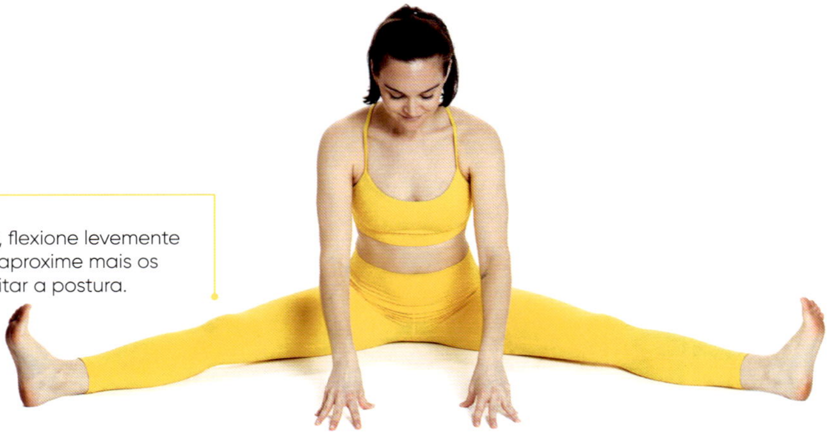
ADAPTAÇÃO
Se necessário, flexione levemente os joelhos ou aproxime mais os pés para facilitar a postura.

**5. Flexão à frente sentada com as pernas afastadas (permanecer por 30-60 segundos)**
Sente-se e afaste as pernas, mantendo joelhos e dedos dos pés apontados para cima. Afaste apenas o quanto conseguir sem perder a postura ereta ou sentir que vai colapsar para trás.

**Vamos falar sobre a famosa "barriga de pochete", mas, antes de tudo, é importante deixar uma coisa clara: ter o abdome definido não é, em si, algo superior ou mais valioso. Esse também não é o tipo de objetivo estético que eu vá incentivar você a perseguir.**

### VERDADEIRO OU FALSO?

Você consegue eliminar gordura apenas da parte inferior do abdome.

**FALSO.** É possível isolar força, mas não gordura. O corpo elimina gordura na ordem em que tem menor necessidade biológica de armazená-la. Muitas pessoas notam a perda primeiro no rosto e pescoço, e a última região a responder costuma ser o abdome. A distribuição de gordura também varia entre homens e mulheres e é determinada geneticamente. Se a perda de peso for o objetivo, confie no processo: os resultados aparecerão em todo o corpo, ainda que em ritmos diferentes.

Costumo ouvir muitas mulheres perguntarem algo como: "Como faço para me livrar dessa gordurinha na parte de baixo da barriga? Se eu conseguisse eliminar isso, me sentiria ótima". De fato, o acúmulo de gordura pode ocorrer na região abdominal após gravidez e parto, ou devido a alterações hormonais ligadas à menopausa. Quando há predominância de estrógenos ou resistência à insulina, a gordura tende a se acumular desproporcionalmente na parte inferior do abdome. Mas nem sempre se trata de gordura: muitas vezes está relacionado a fraqueza muscular específica.

O mais comum é ser consequência de um transverso do abdome (TVA) fraco ou glúteos pouco ativos, o que leva a uma anteversão pélvica (pelve inclinada para a frente). Isso cria a aparência de "barriga de pochete mas é, na verdade, um problema postural. A primeira prática funcional foca em ativar os músculos abdominais inferiores, ajudando a recolher o abdome e reduzir a aparência de volume. A segunda prática funcional libera os flexores do quadril e fortalece o core e os glúteos para reequilibrar a posição do quadril.

# BARRIGA DE POCHETE

# PRÁTICA FUNCIONAL 1

Repita esta sequência três vezes seguidas, três ou quatro vezes por semana, durante duas a quatro semanas. Mudanças duradouras exigem algumas semanas de prática.

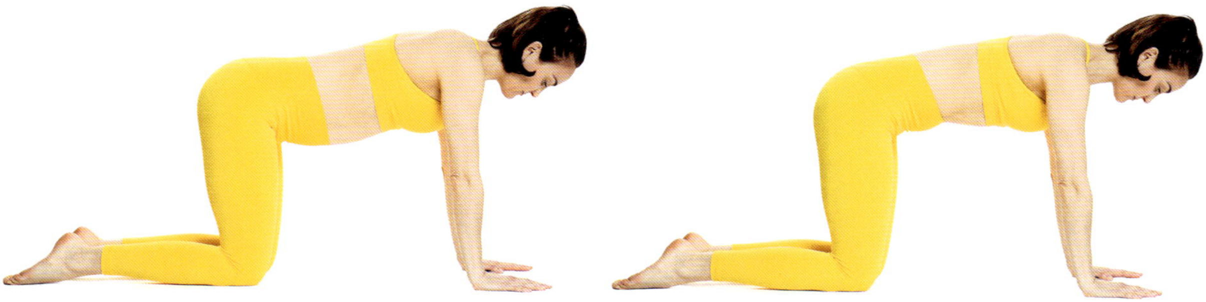

**1. Respiração diafragmática em quatro apoios (10x)**
Na posição de quatro apoios, inspire deixando o abdome inflar. Visualize o ar preenchendo os pulmões em 360 graus, da base do abdome até as costelas e até as costas. Expire, contraindo suavemente o abdome e permitindo que as costelas retornem ao neutro. Note a sensação no assoalho pélvico: plenitude no períneo na inspiração e leve elevação na expiração.

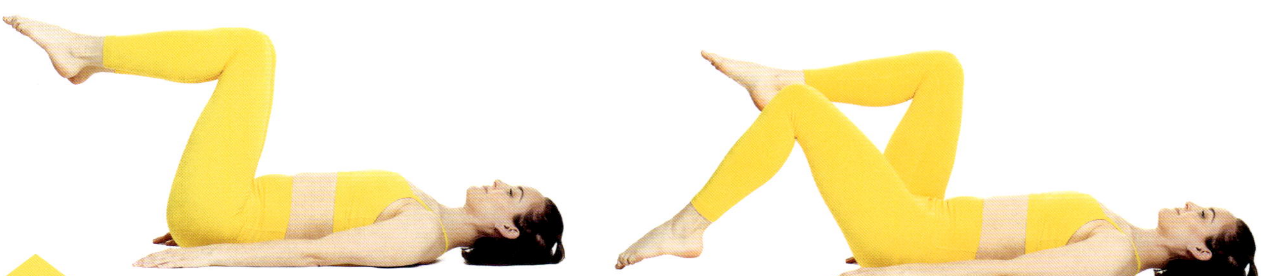

**2.Respiração cadenciada com os pés (10x para cada lado)** Comece com os joelhos alinhados acima dos quadris em 90 graus. Expire ativando suavemente o core e o assoalho pélvico. Inspire ao tocar um pé no chão, depois expire retornando a perna lentamente à posição inicial.

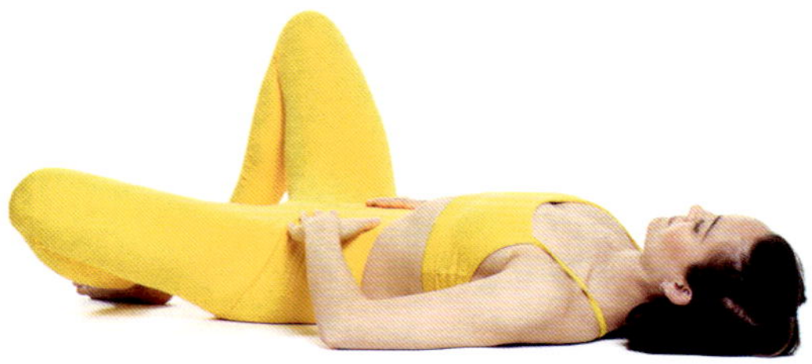

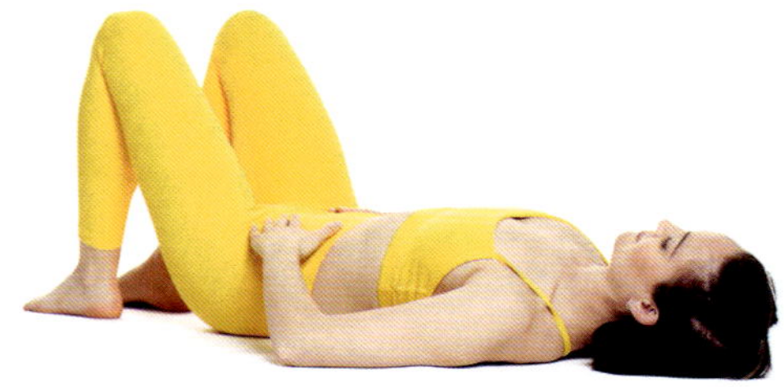

**3. Abertura de pelve (10x para cada lado)** Deite-se de costas com joelhos flexionados e pés no chão. Alterne soltando um joelho de cada vez para o lado, sem deixar a lombar se arquear. Mantenha as costelas baixas e a pelve neutra.

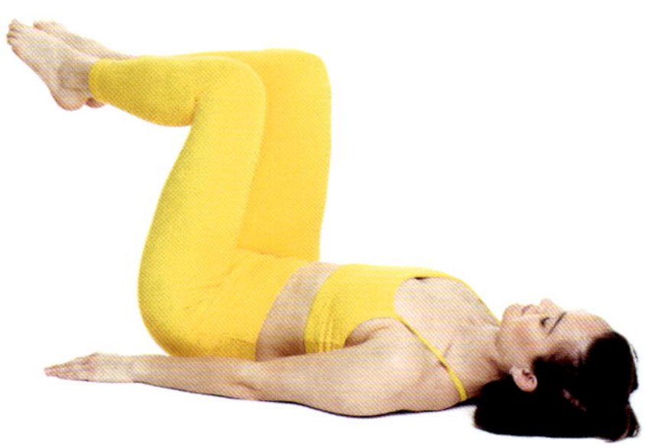

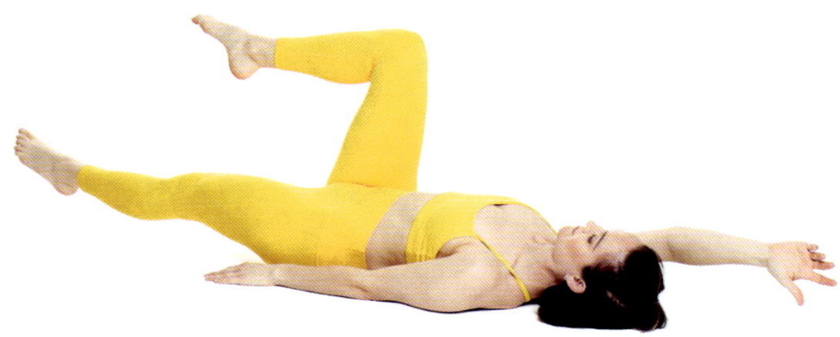

**4. Cachorro de caça de barriga para cima (10x para cada lado)** Deite-se de costas, com joelhos alinhados sobre o quadril e braços ao lado do corpo. Inspire estendendo braço direito e perna esquerda. Expire retornando-os à posição inicial.

**5. Prancha sobre antebraços (permanecer por 15-60 segundos)** Mantenha o ângulo das axilas em 90 graus. Coluna neutra, costelas recolhidas, quadris alinhados com ombros. Permaneça na postura apenas enquanto conseguir mantê-la corretamente.

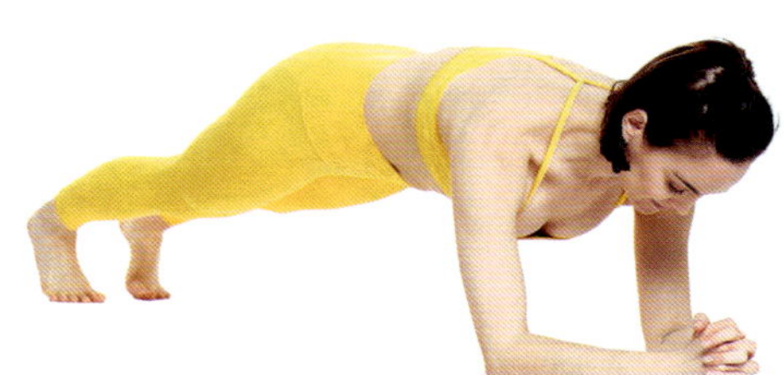

# PRÁTICA FUNCIONAL 2

Repita esta sequência duas ou três vezes seguidas, três ou quatro vezes por semana, por cinco a seis semanas. Depois disso, continue conforme necessário no seu ritmo.

**1. Liberação dos flexores do quadril (permanecer por 30-60 segundos)** Deite-se com quadris apoiados em um bloco ou rolo de liberação miofascial, mantendo pés e cabeça no chão. Traga um joelho de cada vez em direção ao peito, enquanto o pé oposto permanece em contato com o chão.

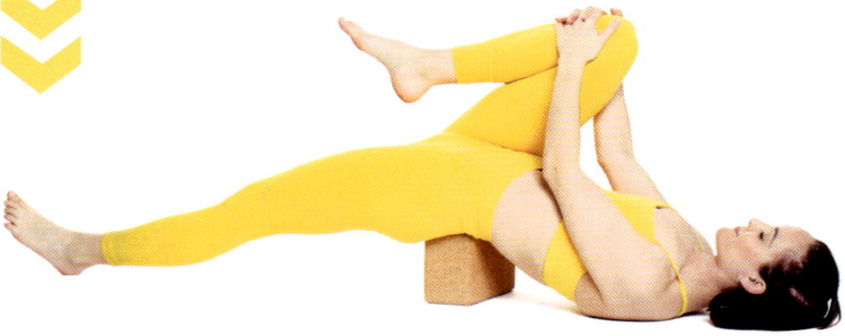

## VERDADEIRO OU FALSO?

Barriga pendente é sempre excesso de gordura.
**FALSO.** Muitas vezes o que parece ser gordura extra é anteversão pélvica anterior, causada por excesso de tempo sentado ou inatividade. Nessa posição, a pelve se inclina para frente e para baixo, enquanto o cóccix se projeta para cima. Experimente: ao ficar assim, perceberá que a barriga se projeta para frente, mesmo sem excesso de gordura. Corrigir isso exige tempo e intenção.

**2. Isometria unilateral (permanecer por 10-30 segundos em cada lado)** Deite-se de costas com joelhos flexionados. Expire estendendo uma perna e elevando os ombros do chão. Mantenha a posição, continuando a respirar.

ADAPTAÇÃO
Para mais intensidade, faça a isometria unilaterial estendendo ambas as pernas. Mantenha-as mais altas para facilitar e mais próximas ao chão para aumentar o desafio. Não permita que a lombar se arqueie.

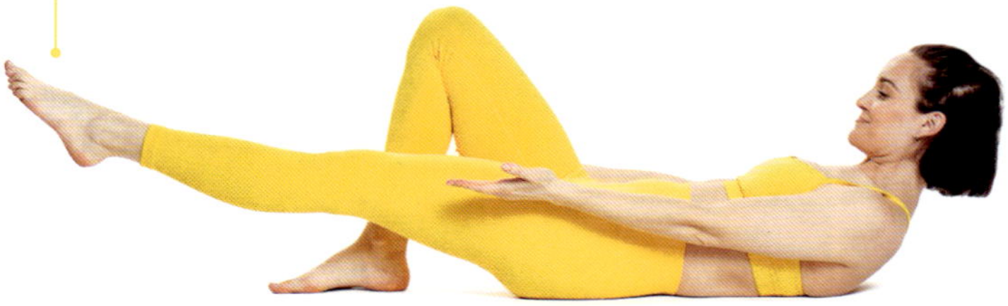

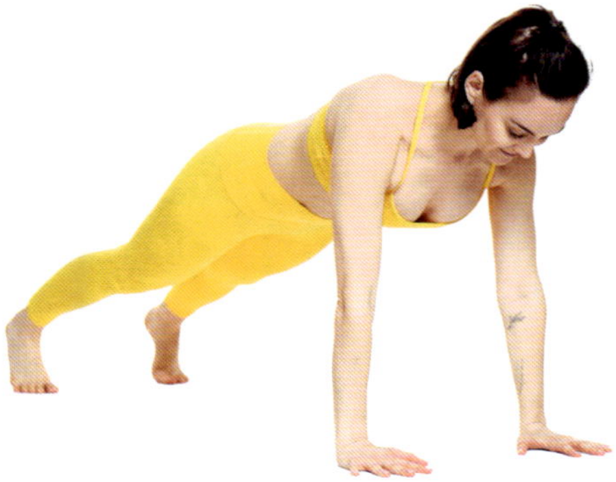

**3. Prancha (permanecer por 15-60 segundos)** Mantenha o ângulo das axilas em 90 graus. Você pode apoiar-se nas mãos ou nos antebraços. A coluna deve permanecer neutra, o abdome recolhido e os quadris alinhados com os ombros. Evite deixar os quadris subirem demais.

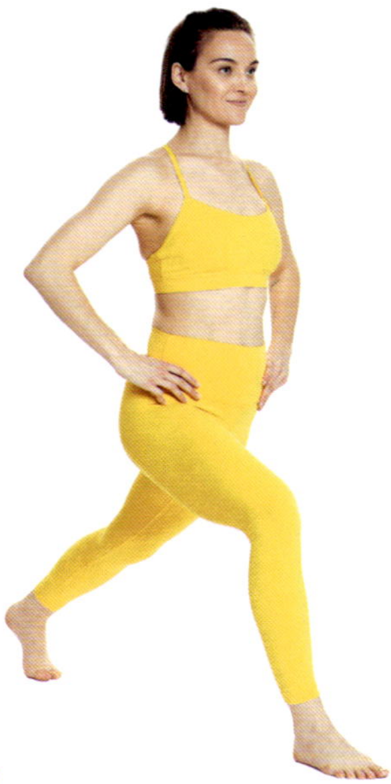

ADAPTAÇÃO
Apoie o joelho de trás no chão para diminuir a intensidade da postura.

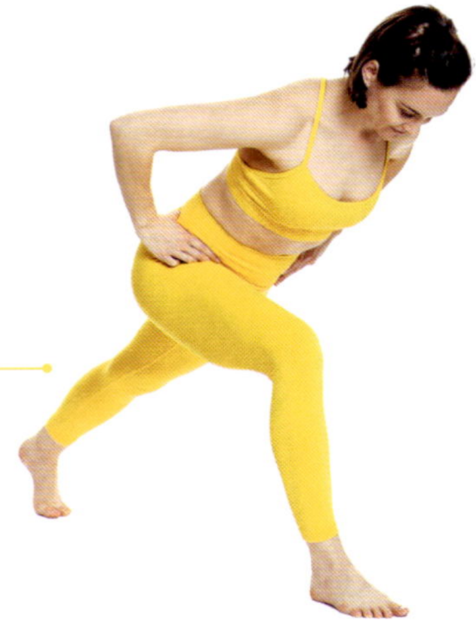

**4.Afundo com flexão de tronco (10x para cada lado)**
A partir da posição de afundo, mantenha a perna da frente dobrada a 90 graus e a perna de trás estendida. Incline levemente o tronco para frente em direção a perna que está dobrada ativando os glúteos e os posteriores de coxa. Em seguida, pressione com firmeza o pé da frente contra o chão e use essa força para retornar o tronco à posição inicial.

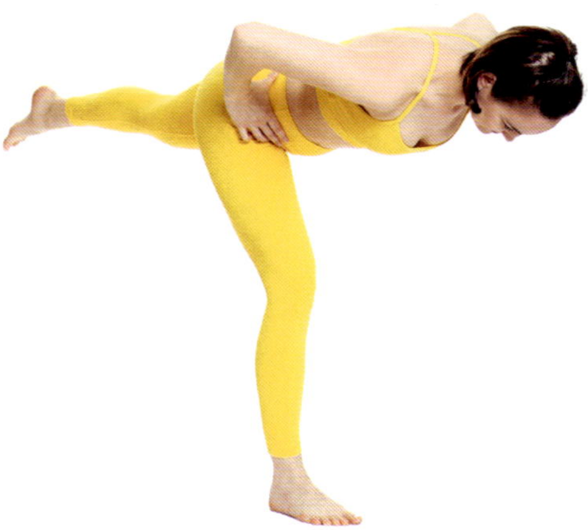

**5. Guerreiro III com flexão de perna** Transfira o peso para uma perna e estenda a outra para trás. Ombros e quadris devem estar alinhados e voltados para o chão. Ative o core, mantendo as costelas baixas em direção aos quadris. Inspire flexionando levemente a perna de apoio. Expire estendendo-a novamente e voltando à posição inicial.

**Talvez você já tenha sentido que, por mais abdominais ou pranchas que faça, não fica realmente mais forte ou não percebe melhora.**

## AVALIE-SE

Como saber se você tem força suficiente no core para realizar os movimentos diários sem que outros músculos compensem? Coloque-se em posição de quatro apoios, com joelhos alinhados sob os quadris e punhos sob os ombros. Expire, ative suavemente o core e eleve os joelhos alguns centímetros do solo, mantendo-os suspensos. Veja se consegue sustentar por 60 a 90 segundos. Se a postura for comprometida ou se não conseguir segurar, você precisa trabalhar sua força de core.

A verdade é que, se você nunca aprender a ativar os músculos profundos do core, pode fazer quantos abdominais quiser e ainda assim não sentirá progresso. Quando os estabilizadores do core não funcionam de forma ideal, outros músculos entram em ação para compensar, já que o core não cumpre sua função. Outras duas razões comuns para a falta de força no core: Exigir mais do que consegue fazer. Exemplo: você pode resistir a adaptar o treino por achar que isso fere seu ego. “Apoiar os joelhos no solo durante a prancha? Nunca!” E, em vez disso, deixa os quadris subirem ou caírem. Em ambos os casos, o core não trabalha tanto quanto deveria, e teria mais benefício se tivesse apenas apoiado os joelhos. Não se desafiar o suficiente. Talvez você consiga permanecer em uma prancha por um minuto, mas esse é seu único exercício para abdome. Para progredir, é importante variar: tipos de movimentos, tempo de permanência e número de repetições. Esta prática ativa o transverso do abdome (TVA) (ver página 95), o assoalho pélvico e os multífidos (ver página 77).

# NÃO CONSEGUE FORTALECER O CORE

# PRÁTICA FUNCIONAL

Pratique três ou quatro vezes por semana, durante quatro semanas. Depois, mantenha duas vezes por semana.

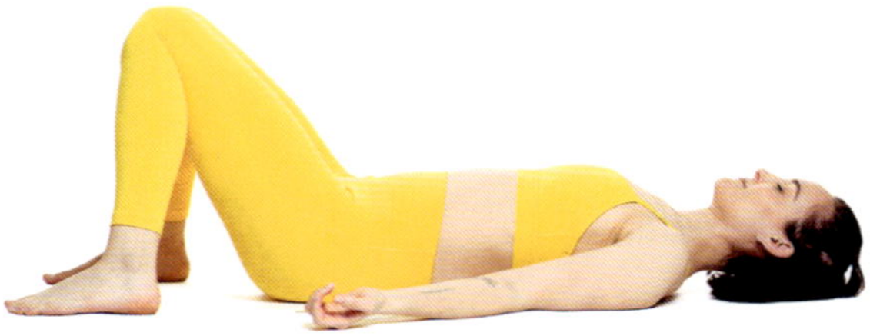

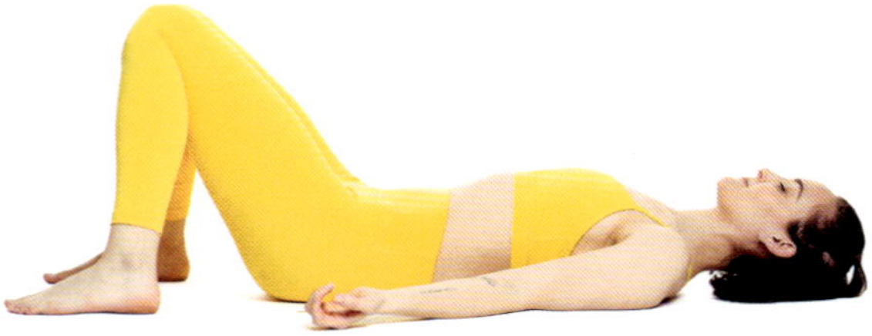

**1. Respiração diafragmática** Deite-se de costas, com os joelhos flexionados e os pés no chão. Deixe o abdome subir na inspiração e visualize o ar preenchendo os pulmões em 360 graus: da parte inferior do abdome até as costelas e até mesmo as costas. Expire e permita que o abdome desça e as costelas retornem à posição neutra. Observe a sensação no assoalho pélvico: uma expansão no períneo na inspiração e uma leve elevação na expiração.

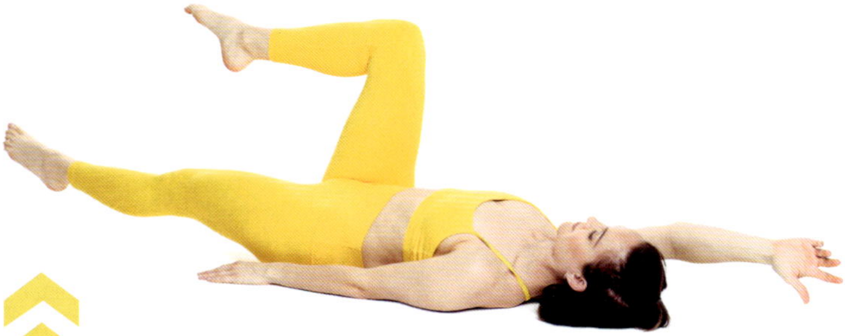

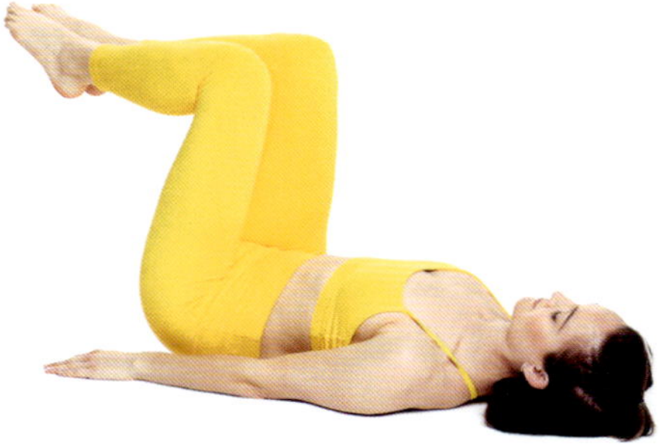

**2. Cachorro de caça de barriga para cima (10x para cada lado)** Deite-se de costas, com joelhos alinhados sobre o quadris e braços ao lado do corpo. Inspire estendendo o braço direito e a perna esquerda. Expire retornando-os à posição inicial. Repita do outro lado.

**3. Esfinge para prancha (8x)** Alinhe os cotovelos sob os ombros e alongue suavemente o peito e o topo da cabeça para frente. Ative levemente core e pernas. Olhe para frente para manter o pescoço neutro. Expire elevando abdome e quadris até apoiar-se nos joelhos e antebraços. Depois, estenda os joelhos, para a prancha. Volte para o chão fazendo o caminho inverso: primeiro apoie os joelhos, depois o quadril e por último abdome, retornando à esfinge.

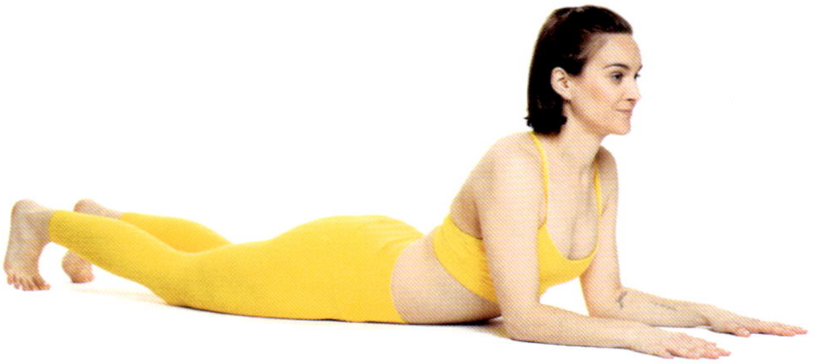

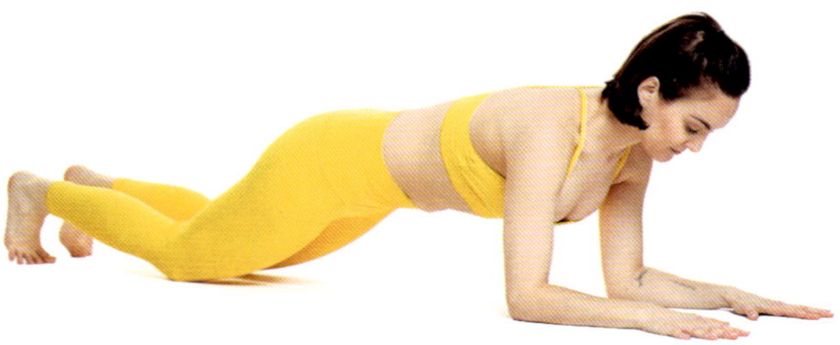

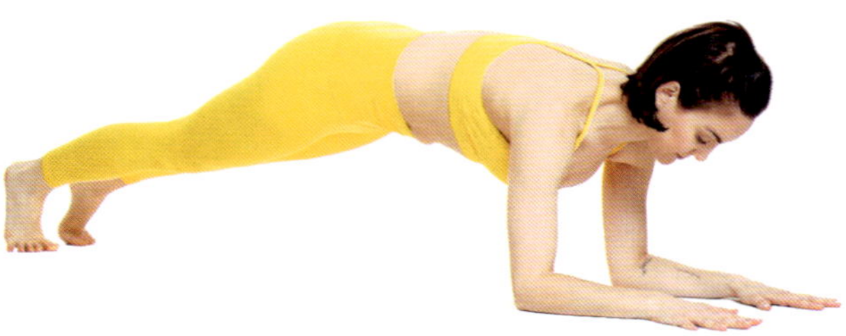

**4. Prancha (permanecer por 30-60 segundos)** Mantenha o ângulo das axilas em 90 graus. Você pode apoiar-se nas mãos ou nos antebraços. A coluna deve permanecer neutra, o abdome recolhido e os quadris alinhados com os ombros. Evite deixar os quadris subirem demais.

**ADAPTAÇÃO**
Coloque os joelhos no chão.

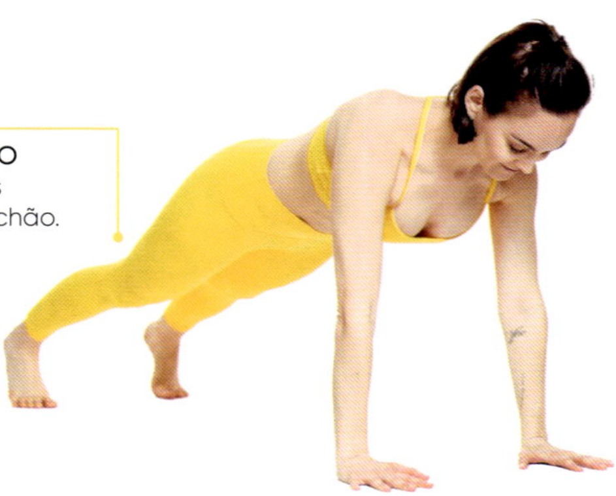

Ter um core fortalecido permite movimentos mais eficientes em todo o corpo.

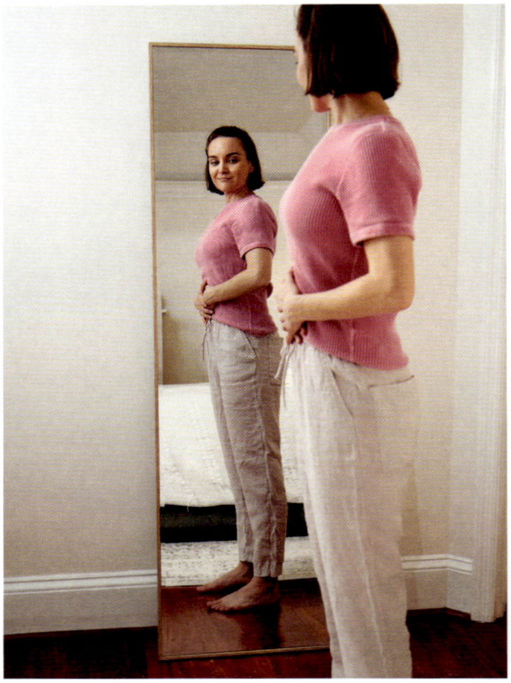

**VOCÊ ESTÁ SUGANDO A BARRIGA?**
Muitos de nós treinamos a mente para estar hiperconscientes da barriga, mas não necessariamente do core. Você pode perceber que está sempre "sugando" o abdome ou contraindo-o porque se sente inseguro sobre a aparência da barriga em uma roupa. Esse hábito pode aliviar o ego no curto prazo, mas, a longo prazo, causa mais problemas do que benefícios. Quando passamos o tempo todo sugando a barriga, criamos uma pressão anormal sobre o assoalho pélvico e alteramos a mecânica da respiração.

**Hábito funcional:** Mantenha-se ereto, mas com o abdome neutro e relaxado. Quando o core está forte, você sente suporte sem precisar sugar a barriga.

**CONSEGUE EXPERIMENTAR UMA NOVA FORMA DE SENTAR?**
Ao sentar de forma inconsciente, o core "desliga", enfraquecendo com o tempo, especialmente se você passa o dia todo sentado.

# HÁBITOS FUNCIONAIS

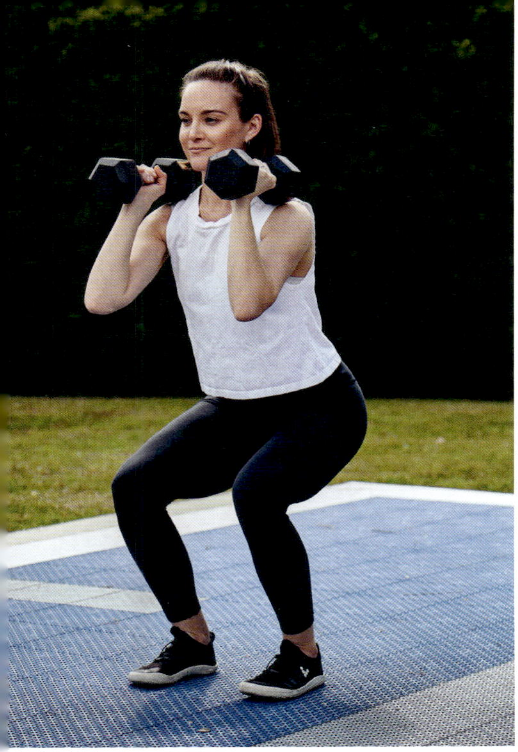

**Hábito funcional:** Para manter o foco no core, recomendo fortemente sentar-se em uma bola de exercício em vez de usar a cadeira de escritório. Isso obriga a manter uma ativação suave e constante do core para permanecer ereto. Comece substituindo a cadeira pela bola por apenas uma hora do seu dia de trabalho e aumente gradualmente o tempo, conforme for se tornando mais confortável.

**VOCÊ ESTÁ SEMPRE TENSO?**
Aprenda a relaxar. Ao longo do dia, em pequenos momentos, observe com atenção quantas vezes você contrai o corpo ou prende a respiração. Pode ser mais frequente do que imagina!

**Hábito funcional:** Programe um lembrete diário para observar o core e o assoalho pélvico e faça um esforço consciente para expirar e relaxar.

**VOCÊ FAZ TREINO DE FORÇA?**
Todos os movimentos deste livro são de baixo impacto, pensados para criar uma base sólida. Mas, depois disso, é fundamental levantar cargas mais pesadas. Levantamento terra, agachamentos, caminhada do fazendeiro e *step-ups* são exercícios compostos que exigem a ativação dos músculos profundos do core. Muitas pessoas acreditam, equivocadamente, que fazer esses exercícios com pesos elevados (adequados à sua capacidade) é perigoso. O contrário é verdadeiro: ter um core forte torna seus movimentos muito mais eficientes em todo o corpo.

**Hábito funcional:** Desafie-se usando pesos mais pesados!

**VOCÊ EVITA O QUE É DIFÍCIL?**
Toda moeda tem dois lados. Assim como o relaxamento é essencial, o esforço genuíno também é. É tentador evitar o desconforto, mas é justamente ali que acontece o progresso. Treinar o core pode não estar na lista das suas atividades favoritas, mas é indispensável

**Hábito funcional:** Agende treinos específicos de core ao menos algumas vezes por semana. Não ignore, mesmo quando for tentador. Não precisa ser longo – 5 a 10 minutos já fazem diferença.

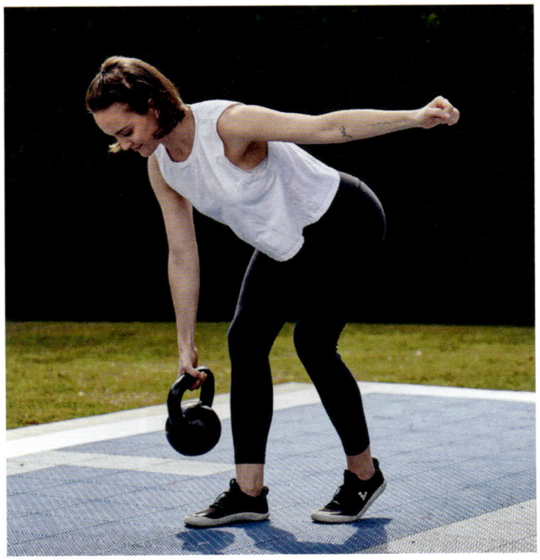

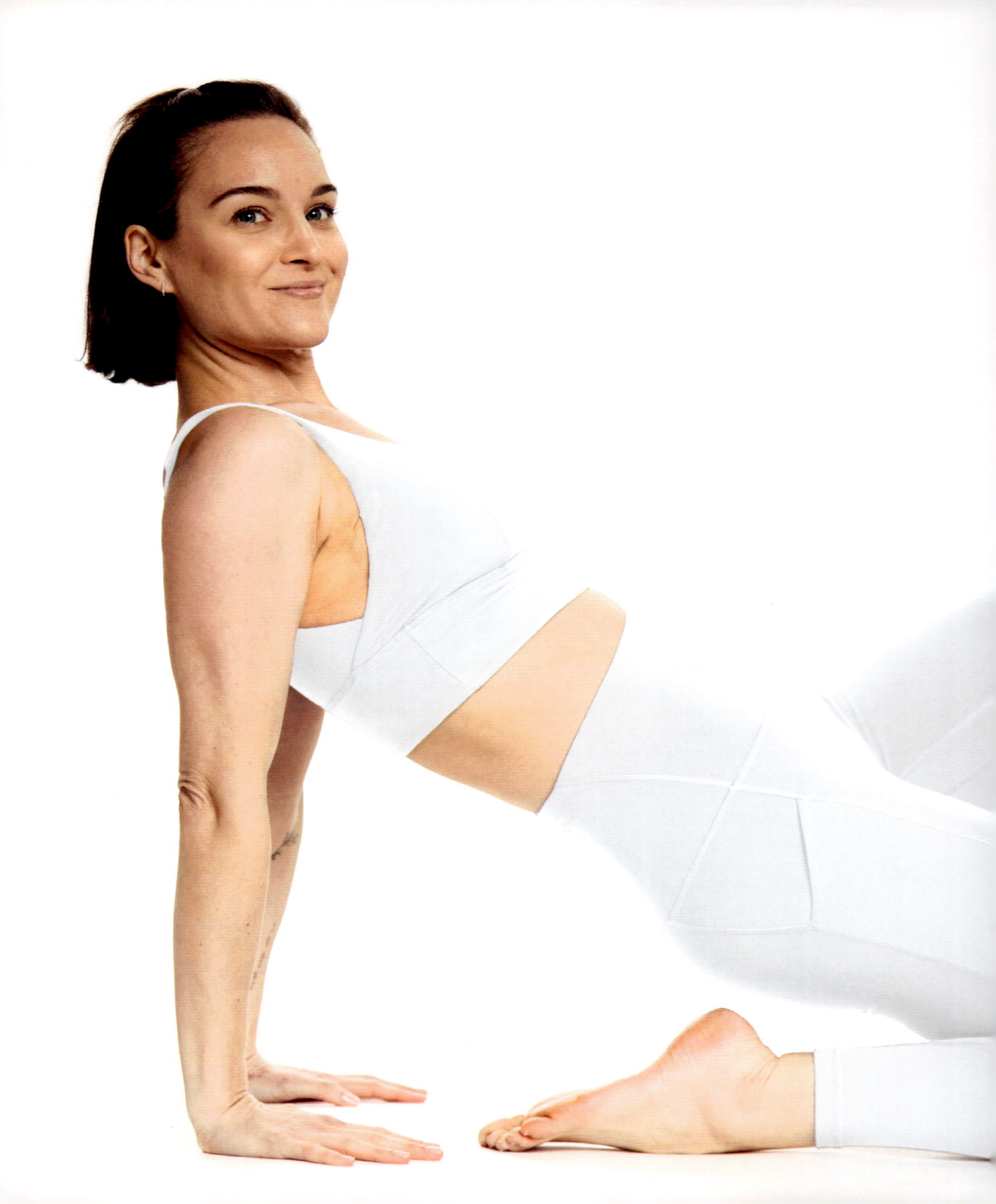

# QUADRIS E POSTERIORES DE COXA

> Quando o movimento é repetitivo, surgem dor ou rigidez.

As aulas de yoga mais populares são aquelas que se concentram nos quadris e nos posteriores de coxa. Há 24 músculos que cruzam a articulação do quadril, responsáveis por nos permitir andar, correr, saltar, realizar movimentos de flexão, além de rotação medial e lateral do quadril. Não é de se estranhar, portanto, que muitas vezes precisemos reduzir a rigidez e a tensão nessa região.

A articulação do quadril é do tipo esferóidea (bola e soquete), projetada para permitir amplitude máxima de movimento — ficando atrás apenas do ombro em termos de mobilidade. A coordenação harmoniosa dessas estruturas mantém a pelve e a coluna estáveis e possibilita alcançar todo o potencial de movimento. Se você permanece sentado por longos períodos, seus glúteos enfraquecem e os posteriores de coxa encurtam excessivamente, porque a pelve fica cronicamente basculada para trás. Se você passa a maior parte do dia em pé ou caminhando, pode sentir rigidez nos flexores do quadril ou nos posteriores de coxa, já que esses músculos precisam desacelerar o movimento do joelho para evitar sua extensão rápida demais, além de contrair para trazer o calcanhar de volta durante o caminhar. Não apresentaremos todos os ligamentos e músculos aqui, apenas os mais relevantes para compreender como essas partes do corpo se movimentam.

# ANATOMIA DOS QUADRIS E DOS POSTERIORES DE COXA

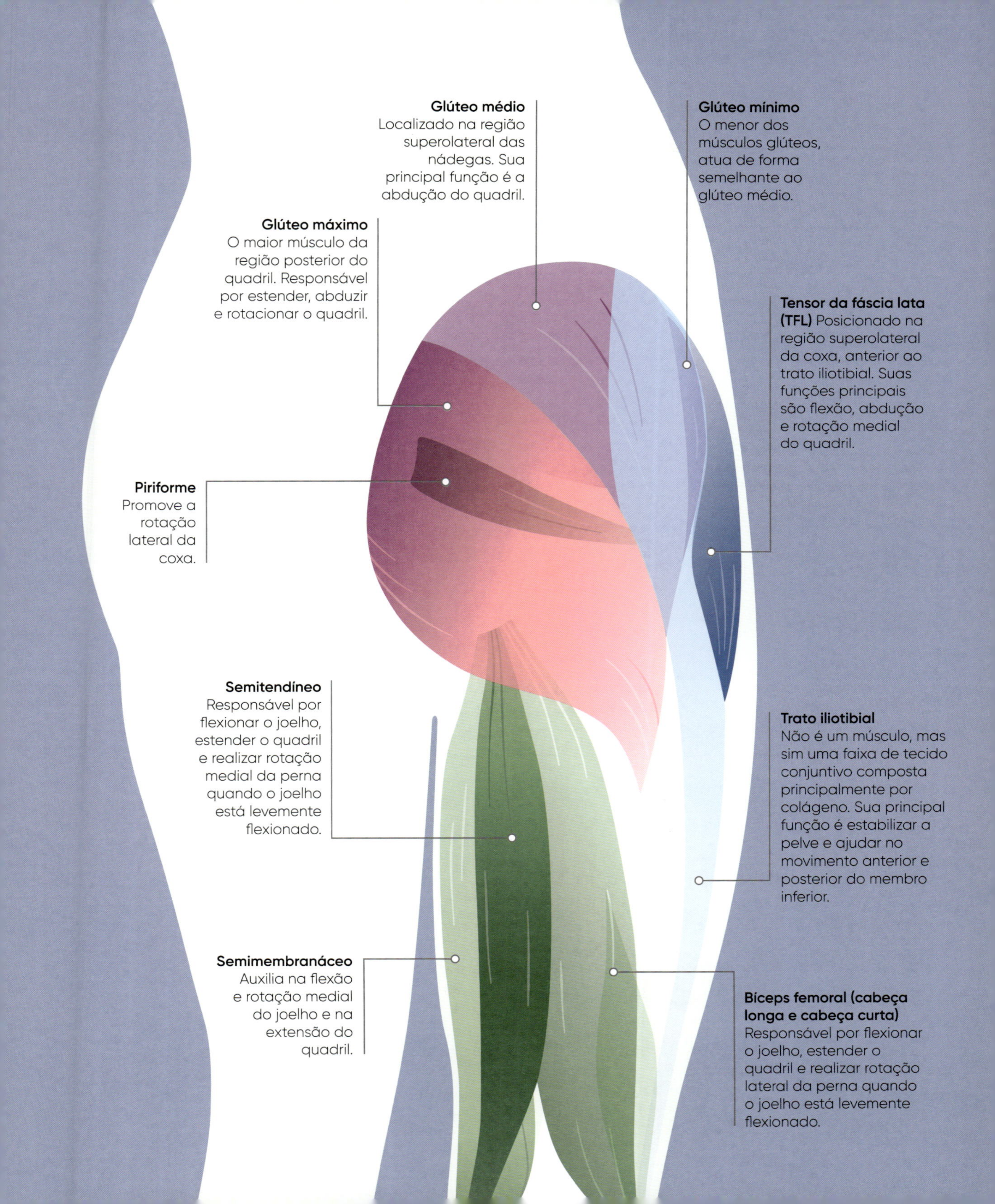

**Glúteo médio**
Localizado na região superolateral das nádegas. Sua principal função é a abdução do quadril.
**Glúteo mínimo**
O menor dos músculos glúteos, atua de forma semelhante ao glúteo médio.
**Glúteo máximo**
O maior músculo da região posterior do quadril. Responsável por estender, abduzir e rotacionar o quadril.
**Tensor da fáscia lata (TFL)** Posicionado na região superolateral da coxa, anterior ao trato iliotibial. Suas funções principais são flexão, abdução e rotação medial do quadril.
**Piriforme**
Promove a rotação lateral da coxa.
**Semitendíneo**
Responsável por flexionar o joelho, estender o quadril e realizar rotação medial da perna quando o joelho está levemente flexionado.
**Trato iliotibial**
Não é um músculo, mas sim uma faixa de tecido conjuntivo composta principalmente por colágeno. Sua principal função é estabilizar a pelve e ajudar no movimento anterior e posterior do membro inferior.
**Semimembranáceo**
Auxilia na flexão e rotação medial do joelho e na extensão do quadril.
**Bíceps femoral (cabeça longa e cabeça curta)**
Responsável por flexionar o joelho, estender o quadril e realizar rotação lateral da perna quando o joelho está levemente flexionado.

**Posteriores de coxa encurtados são uma queixa quase universal. Embora muitas pessoas precisem trabalhar a flexibilidade dessa região, a verdade é que não é necessário ter acesso a uma flexibilidade extrema para ser funcional.**

### DICA RÁPIDA

Durante o alongamento dos posteriores de coxa em decúbito dorsal, quando usar uma toalha ou faixa em volta do pé para tracionar o membro inferior em sua direção, posicione a faixa de modo a segurar o calcanhar enquanto o tornozelo permanece neutro, em vez de manter o pé em dorsiflexão. Com o pé em flexão dorsal você sentirá o alongamento mais na panturrilha. Com o tornozelo neutro, sentirá mais nos posteriores de coxa.

Você deve ser capaz de tocar os dedos dos pés confortavelmente e se inclinar para a frente quando necessário, sem compensar com outras áreas do corpo. Quando falamos em posteriores de coxa encurtados, estamos nos referindo à rigidez que limita atividades cotidianas, não à falta de flexibilidade para jogar a perna atrás da cabeça. Para aumentar a extensibilidade dos tecidos moles, é preciso combinar alongamentos estáticos e dinâmicos. Estáticos: mantidos em posição imóvel. Dinâmicos: envolvem movimento completo das articulações ou músculos. Ambos são importantes para melhorar a flexibilidade em qualquer parte do corpo, inclusive nos posteriores de coxa. Aqui estão duas propostas de prática.

Sequência dinâmica: para explorar a amplitude completa de movimento. Ideal para fazer de manhã.

Sequência estática: para alongar os tecidos musculares. Ideal para fazer antes de dormir, quando o corpo se recupera melhor – aumentando as chances de manter os ganhos de flexibilidade.

# POSTERIORES DE COXA ENCURTADOS

# PRÁTICA FUNCIONAL 1

Faça esta sequência dinâmica pela manhã. Comece praticando todos os dias durante duas a três semanas e, quando notar melhora, mantenha a prática duas a três vezes por semana como forma de manutenção.

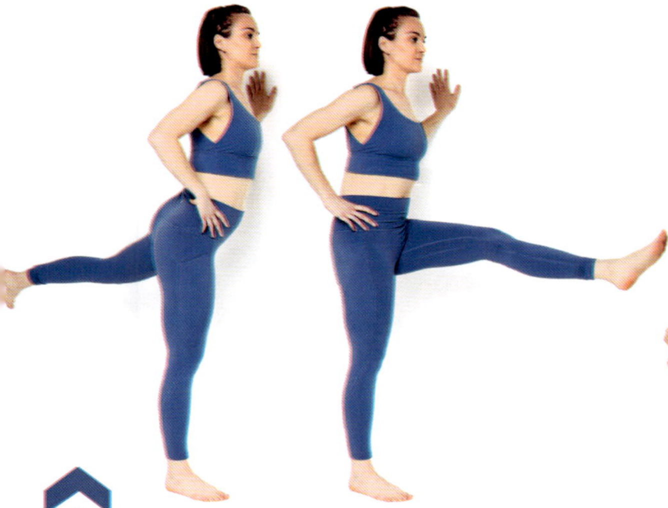

**1. Balanço de perna para frente e para trás (10x em cada lado)** De pé, de lado para a parede, segure-se com uma mão. Balance a perna para frente e para trás, sem flexionar o joelho e sem ultrapassar seu limite natural.

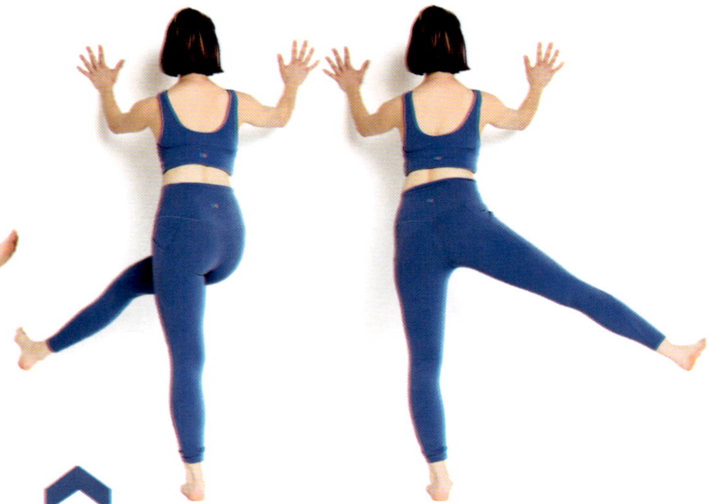

**2. Balanço lateral de perna (10x em cada lado)** Fique de frente para a parede e apoie-se com as duas mãos. Balance uma perna da esquerda para a direita, sem flexionar o joelho.

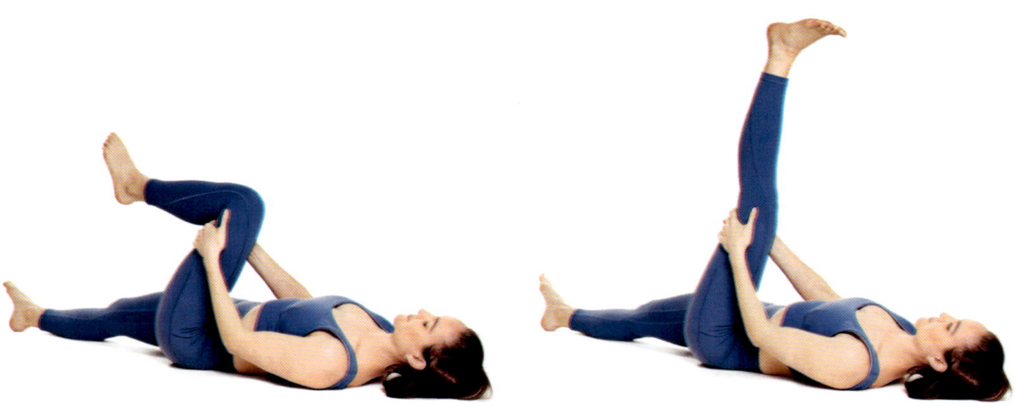

**3. Flexão de joelho deitado (10x em cada lado)** Deitado de costas, segure a parte de trás da coxa ou do joelho. Flexione lentamente o joelho, trazendo o calcanhar em direção aos glúteos, e depois estenda a perna o máximo possível sem levantar a parte superior do corpo.

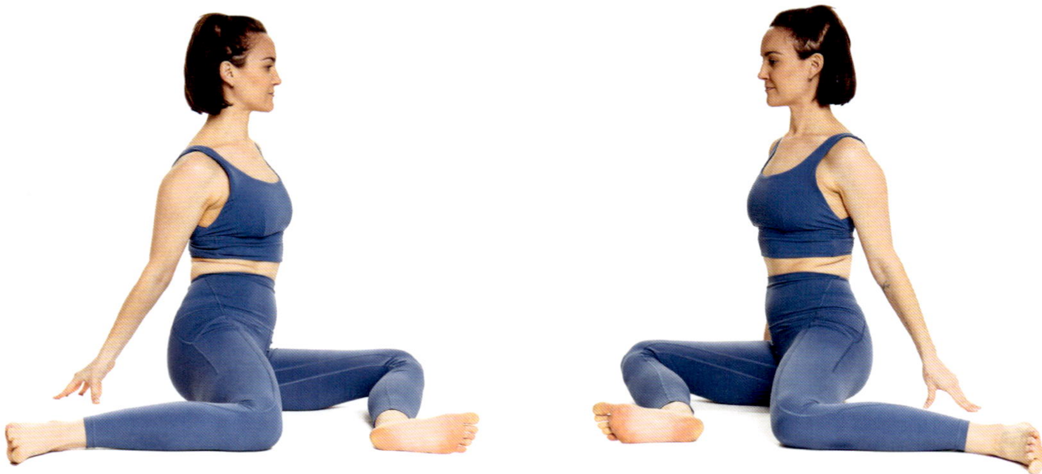

**4. Repetições da postura do cervo (10x em cada lado)** Comece com ambos os joelhos apoiados no chão em ângulos de aproximadamente 90 graus. Relaxe os pés. Permaneça de 30 a 45 segundos. Em seguida, de forma controlada e mantendo os calcanhares no chão, transfira o peso e leve os joelhos para o outro lado; segure novamente. Após cada repetição, saia da postura e sente-se confortavelmente por 1 minuto antes de repetir a postura do cervo.

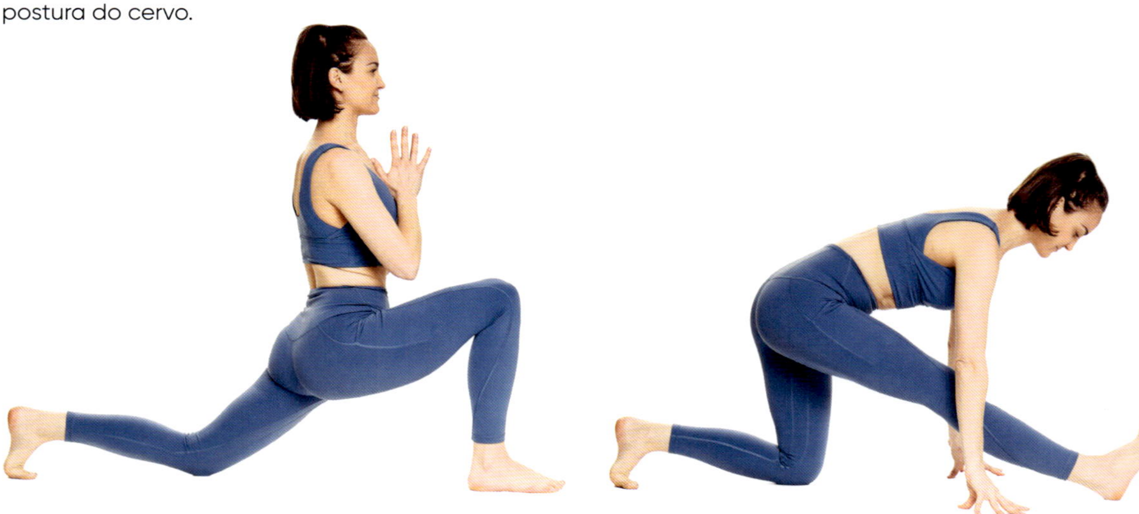

**5. Lua crescente ou corredor baixo e postura do macaco (x10 em cada lado)** Na posição de afundo, mantenha o joelho da frente a 90 graus e o de trás apoiado no chão, com a perna estendida. Leve o quadril para trás, flexionando o joelho de trás e estendendo a perna da frente. Mover-se de frente para trás uma vez conta como uma repetição.

# PRÁTICA FUNCIONAL 2

Faça esta sequência estática à noite, diariamente, por duas semanas. Depois, mantenha a prática duas a três vezes por semana como forma de manutenção.

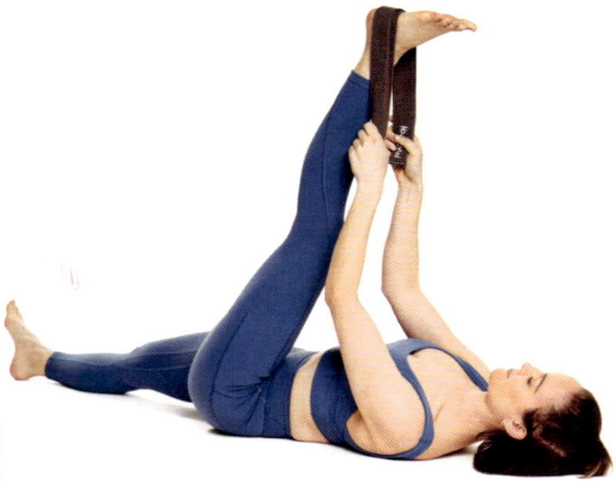

**1. Alongamento de posteriores de coxa (permanecer por 1 minuto em cada lado)** Traga um joelho em direção ao peito e envolva o mesmo pé com uma toalha ou faixa. Certifique-se de que a toalha ou a faixa esteja posicionada mais próxima ao calcanhar, e não na base dos dedos. Isso garante que o alongamento seja sentido nos posteriores de coxa e não apenas na panturrilha. Estenda lentamente o joelho da perna de cima até sentir o alongamento ao longo dos posteriores de coxa.

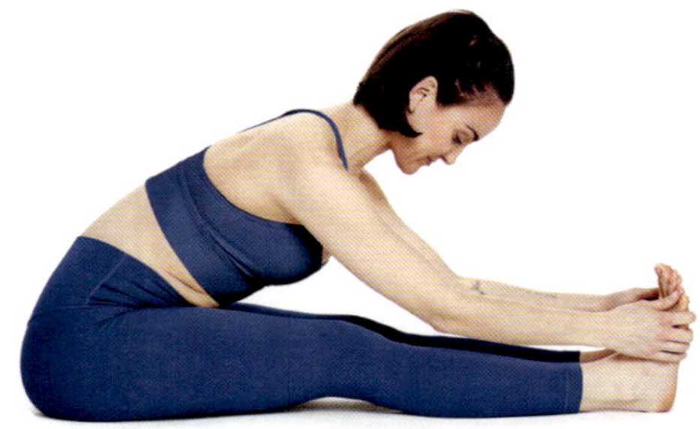

**2. Postura da pinça (permanecer por 30 segundos)** Sente-se no chão e estenda as duas pernas para frente. Flexione o tronco a partir do quadril e leve-o para frente. Não é necessário tocar os dedos dos pés!

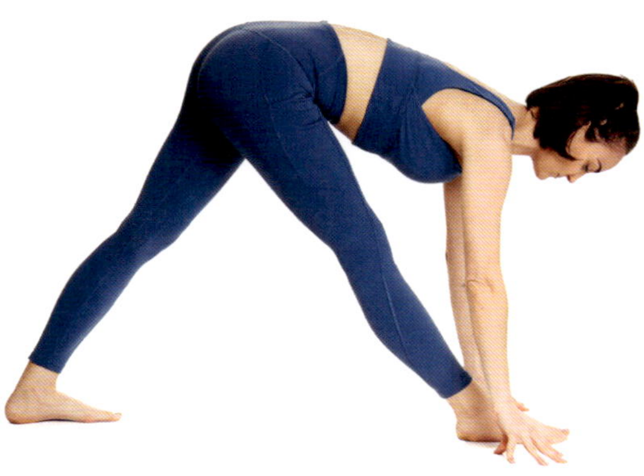

**3. Pirâmide (permanecer por 30 segundos em cada lado)** Com os pés afastados na largura do quadril, dê um passo à frente com um pé e leve o outro para trás. Os dedos do pé da frente devem apontar para a frente, enquanto os dedos do pé de trás ficam levemente voltados para fora. Flexione o quadril e deixe o tronco se inclinar para frente. Se necessário, flexione um pouco o joelho da frente. Você pode apoiar as mãos, no chão, na canela ou em blocos.

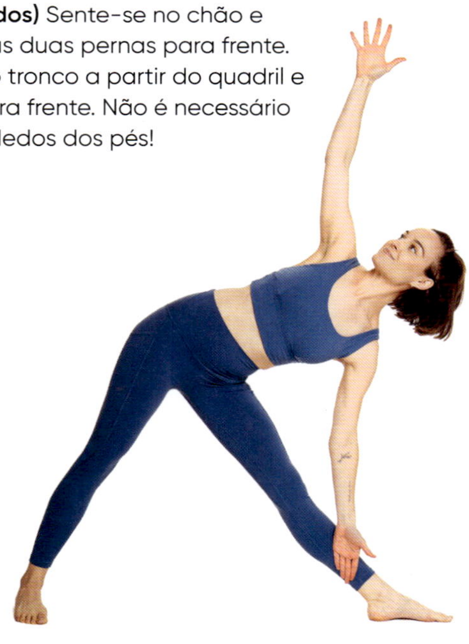

**4. Triângulo (permanecer 30 segundos em cada lado)** Com os pés afastados na largura do quadril, dê um passo à frente com o pé direito, apontando-o para frente, e leve o pé esquerdo para trás, em um ângulo leve. Incline 90 graus o tronco em direção ao pé direito. Mantenha o tronco longo, evitando flexionar-se pela cintura. Apoie a mão da frente na perna direita.

**Dor com sensação de "pinçamento"nos flexores do quadril é uma queixa muito comum. Se você passa muito tempo sentado, ou se corre, caminha ou pedala por lazer, é provável que enfrente esse desconforto em algum momento.**

Muitas vezes, a causa do desconforto é passar tempo demais com os quadris em flexão. A função dos flexores do quadril é justamente flexionar o quadril, mas quando isso ocorre em excesso, aparecem os efeitos do uso repetitivo. Em outros casos, mesmo que você não se encaixe nesse perfil, ainda pode sentir dor nos flexores do quadril – e aí o problema pode ser fraqueza, não rigidez. Por isso, aqui estão duas propostas de prática: a primeira atua sobre flexores encurtados, alongando músculos como o ilíaco, o psoas e os adutores, reduzindo a dor. A segunda atua sobre flexores fracos, ativando e fortalecendo esses músculos para criar mais estabilidade.

## AVALIE-SE

Seus flexores de quadril estão encurtados?

Deite-se em decúbito dorsal em uma cama ou sofá de modo que os membros inferiores fiquem para fora, a partir dos joelhos. Puxe ambos os joelhos em direção ao tórax mantendo a lombar em contato com a superfície. Segure um membro inferior e estenda o outro de modo a ficar suspenso a partir da borda. Se o dorso e a coxa que desceu ficarem planas contra a superfície, enquanto a outra perna permanece a 90 graus, você passou no teste. Caso contrário, sem problemas: apenas significa que precisa trabalhar mais a flexibilidade.

# DORES NOS FLEXORES DO QUADRIL

# PRÁTICA FUNCIONAL 1

Pratique esta sequência três a quatro vezes por semana, durante três a quatro semanas, até que o desconforto diminua. Ela também pode ser usada como alongamento pós-corrida ou como uma forma de relaxar depois de passar o dia sentado em frente ao computador.

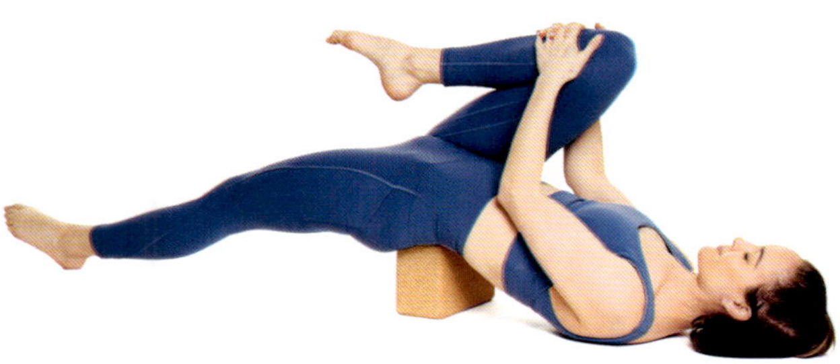

**1. Alongamento de flexor do quadril sobre bloco (permanecer por 1 minuto em cada lado)**
Eleve os quadris apoiando o sacro em um bloco na altura média. Estenda uma perna para fora e, mantendo o calcanhar apoiado, traga o joelho oposto em direção ao peito.

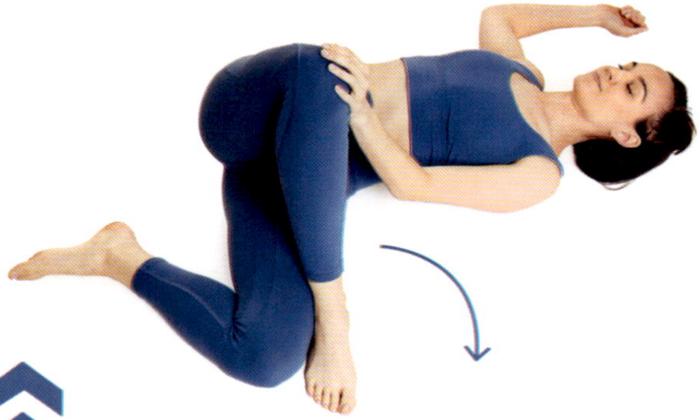

**2. Alongamento de glúteo com torção (variação - permanecer por 30-60 segundos em cada lado)**
Deitado, cruze um pé sobre o joelho oposto e traga as pernas em direção ao tronco até que fiquem alinhadas sobre os quadris. Mantendo esse formato, deixe as pernas caírem para o lado até que o pé cruzado toque o chão. Pressione suavemente o joelho afastando-o.

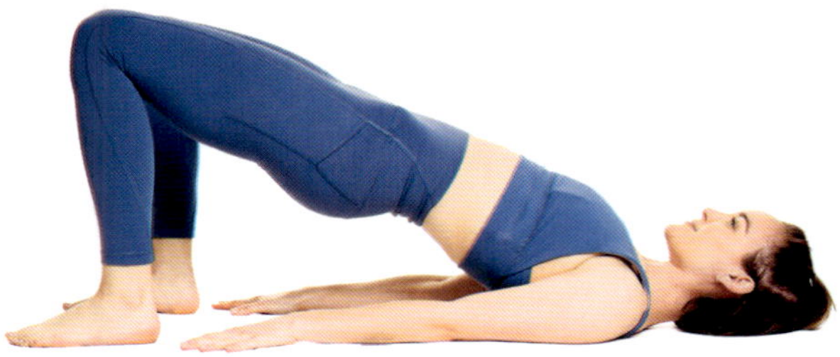

**3. Ponte baixa (permanecer por 30-60 segundos em cada lado)** Coloque os pés na largura do quadril e os braços esticados ao lado do tronco. Eleve o quadril apenas o suficiente para tirá-lo do chão.

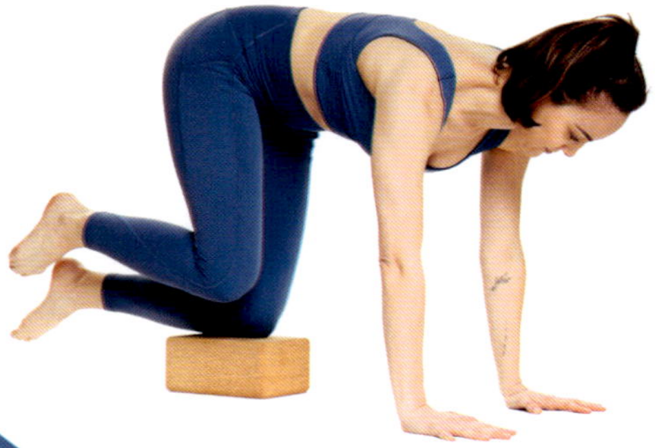

**4. Elevação assimétrica de quadril em quatro apoios (10x em cada lado)** Na posição de quatro apoios, coloque um joelho sobre o bloco e mantenha o outro levemente suspenso. Pressione o joelho contra o bloco enquanto imagina empurrar o fêmur da perna oposta diretamente para dentro do quadril.

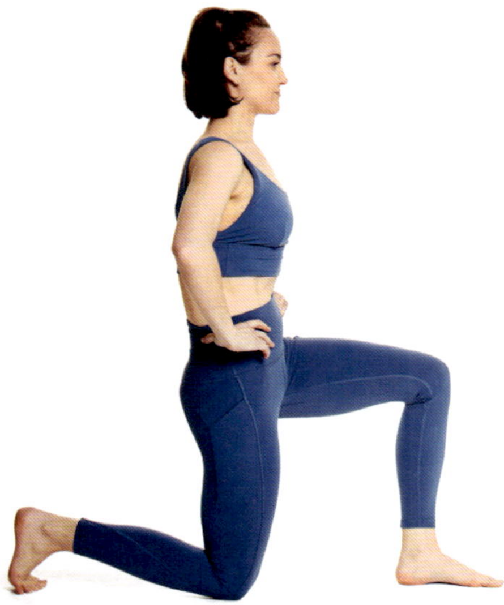

**5. Afundo com retroversão pélvica (permanecer por 30 segundos em cada lado)** Posicione ambos os joelhos em ângulos de 90 graus. Mantenha o tronco ereto enquanto faz uma leve retroversão da pelve (movimento de "encaixar" o quadril). O alongamento será sentido claramente na parte anterior dos quadris.

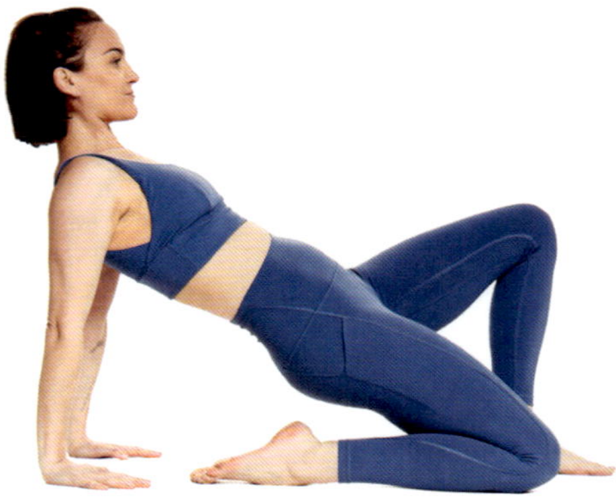

**6. Meio herói com elevação de quadril (permanecer por 30 segundos em cada lado)** A partir da posição sentada, traga um dos pés em direção aos glúteos, com o peito do pé apoiado no chão. Apoie as mãos atrás do corpo e mantenha o outro pé firme no chão, com o joelho flexionado. Eleve e encaixe os quadris suavemente, até sentir o alongamento nos flexores (parte anterior dos quadris e nos quadríceps (coxas).

**7. Camelo (permanecer por 15-30 segundos conforme sua tolerância)** De joelhos, mantenha as pernas alinhadas à largura do quadril. Apoie os dedos dos pés no chão, as mãos na lombar para sustentar o alinhamento e abra o peito. Se puder, leve as mãos até os calcanhares.

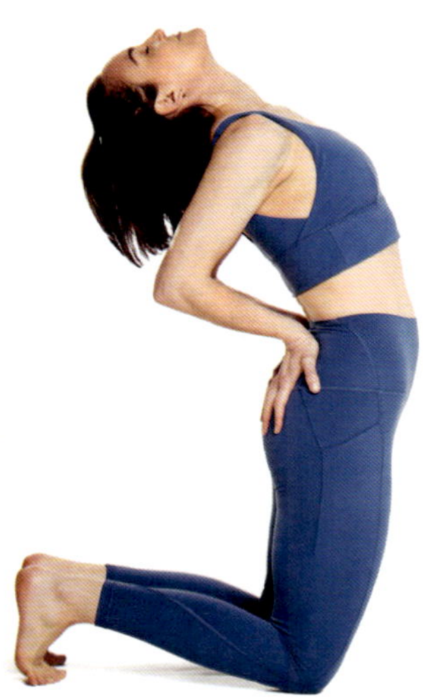

**8. Rotação com o quadril (10x em cada lado)** Apoie um pé em um bloco firme ou degrau. Mantendo a quadril neutro, desenhe 10 círculos imaginários no sentido anti-horário com o pé que fica suspenso.

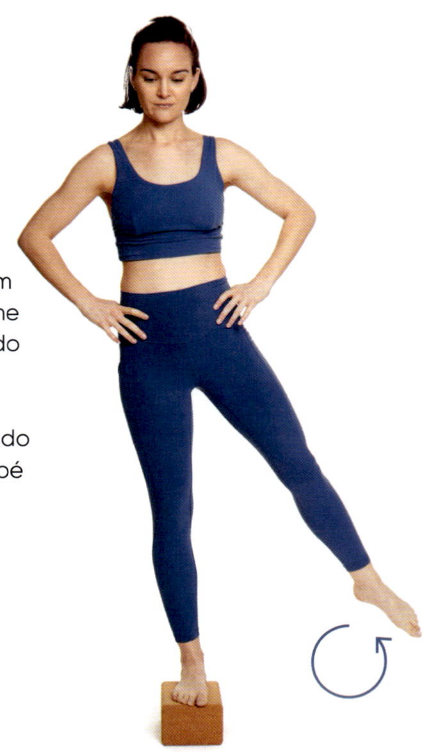

# PRÁTICA FUNCIONAL 2

Faça esta sequência três a quatro vezes por semana, durante três a quatro semanas, até que o desconforto diminua. Ela também pode ser usada como aquecimento no início de um treino.

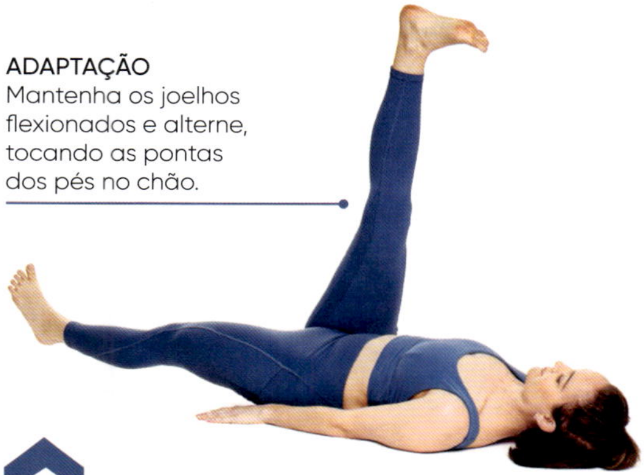

ADAPTAÇÃO
Mantenha os joelhos flexionados e alterne, tocando as pontas dos pés no chão.

**1. Elevação alternada de pernas (10x em cada lado)** Deite-se de costas e leve as duas pernas estendidas para cima, alinhadas sobre os quadris. Ao inspirar, desça lentamente uma das pernas até ficar a poucos centímetros do chão.

**2. Guerreiro I (permanecer por 30 segundos em cada lado)** Flexione o joelho da frente a 90 graus e mantenha a perna de trás estendida. Tente manter o quadril voltado para frente. Os braços podem ficar erguidos acima da cabeça na frente do peito com as mãos em prece, conforme for mais confortável.

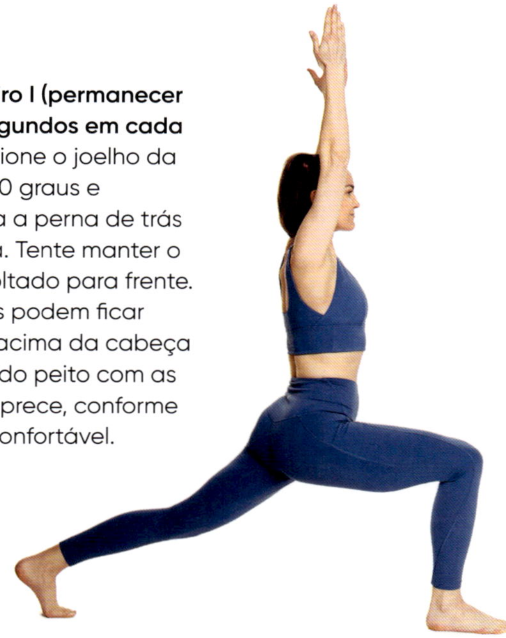

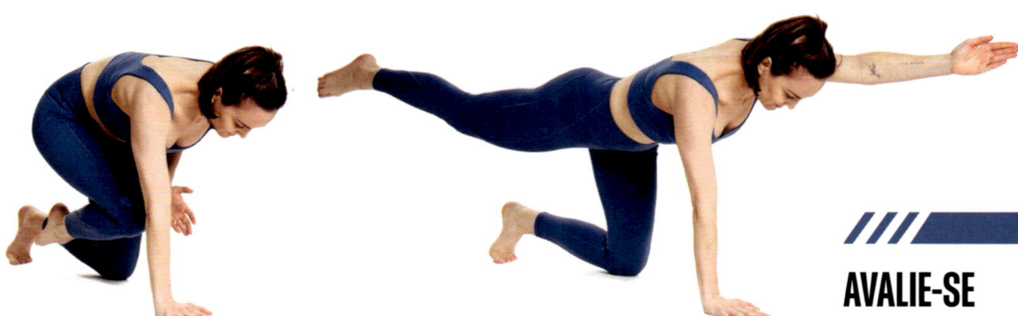

**3. Cachorro de caça com flexão de joelho e braços (10x em cada lado)** Estenda um braço e a perna oposta, sem elevar além da altura do ombro e do quadril, respectivamente. Ative suavemente o core e mantenha a coluna neutra. Expire trazendo o joelho e o cotovelo em direção ao centro.

## AVALIE-SE

Seus flexores do quadril são fracos? Deite-se de costas com as pernas estendidas. Traga um joelho em direção ao peito com a ajuda das mãos. Solte e tente mantê-lo na posição. Se tiver dificuldade em manter o joelho alinhado com o quadril, seus flexores do quadril podem estar fracos.

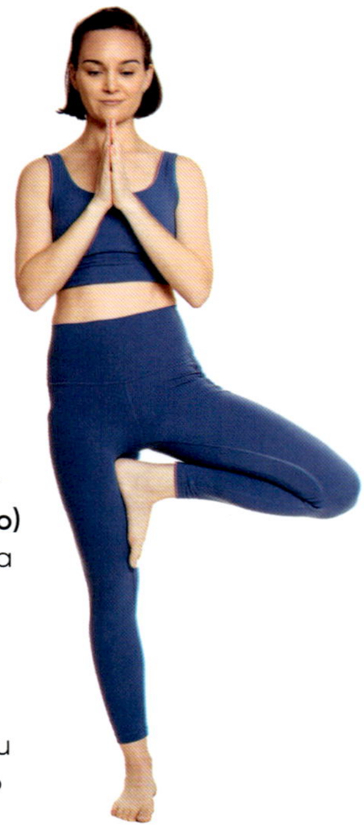

**4. Árvore (permanecer por 30 segundos em cada lado)** Em pé, apoie-se sobre uma perna e leve o pé oposto para a parte interna da panturrilha ou da coxa da perna estendida. Mãos podem ficar nos quadris ou unidas em prece no centro do peito.

ADAPTAÇÃO
Coloque uma toalha enrolada sob o quadril da frente caso esteja muito distante do tapete.

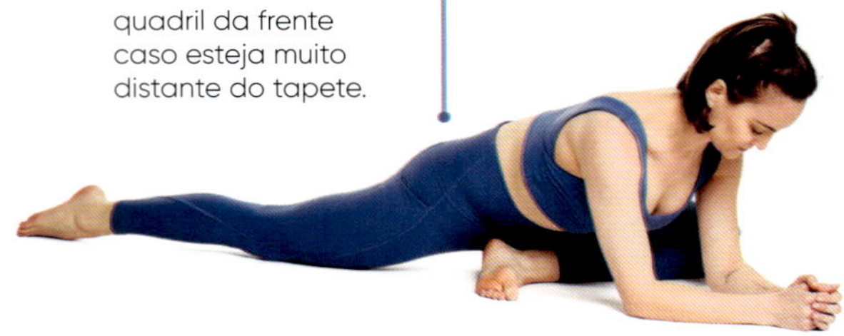

**5. Pombo (permanecer por 1 minuto em cada lado)** Traga um joelho à frente e estenda a outra perna para trás, mantendo os quadris paralelos ao chão. O quadril da frente deve permanecer em rotação externa. Você pode ficar com as mãos apoiadas ou descer até os antebraços.

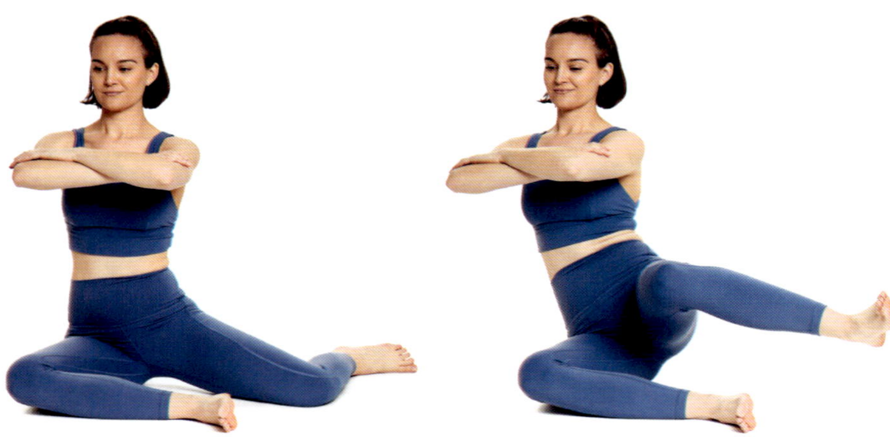

**6. Rotação completa de quadril na postura do cervo (x10 em cada lado)** Sente-se com ambos os joelhos flexionados a 90 graus, voltados para a mesma direção. De forma controlada, eleve a perna de trás e gire-a para frente, tocando o calcanhar no chão à frente da outra perna, antes de retornar à posição inicial.

**O trato iliotibial é uma faixa espessa de tecido conjuntivo que vai da parte superior do quadril até a face lateral da tíbia, sendo uma fonte comum de dor.**

### VOCÊ SABIA?

Os músculos recebem bastante fluxo sanguíneo e, por isso, costumam se recuperar muito mais rápido do que tendões, ligamentos e outros tecidos conjuntivos, que têm irrigação limitada. Já reparou que o músculo é vermelho-escuro, enquanto o tecido conjuntivo é branco?
Essa é a razão!
E também o motivo de as lesões em tecidos conjuntivos demorarem mais para cicatrizar em comparação às lesões musculares.

O trato iliotibial não se fixa diretamente em nenhum ponto do fêmur, o que faz com que ela deslize anterior e posteriormente durante os movimentos de flexão e extensão do joelho.
Sua principal função é estabilizar a pelve e auxiliar nos movimentos, mas ela não é um músculo — é formada por colágeno, a proteína mais resistente do corpo humano. Ela precisa ser forte o suficiente para absorver impacto, com elasticidade suficiente para ser "elástica", mas nunca vai se alongar como um músculo.
A síndrome do trato iliotibial é uma das lesões de joelho mais comuns, especialmente em corredores e ciclistas.

Normalmente se manifesta como dor na parte lateral do joelho, que fica sensível ao toque. A boa notícia: quase sempre trata-se de um caso de uso excessivo e não de lesão estrutural grave.
Em casos de sobrecarga, geralmente é possível recuperar-se com descanso e movimentos leves. A primeira prática funcional foca em ativar e fortalecer os glúteos, ajudando a evitar a rotação medial excessiva do fêmur e favorecendo uma boa forma ao correr. A segunda prática busca liberar pontos de tensão no tensor da fáscia lata, que costuma estar hiperativo em quadros de síndrome do trato iliotibial.

# SÍNDROME DO TRATO ILIOTIBIAL

# PRÁTICA FUNCIONAL 1

Você pode usar esta sequência como aquecimento antes da atividade ou como relaxamento após o treino, mas também como recurso para aliviar a dor. Repita duas a três vezes seguidas, três a quatro dias por semana, durante quatro semanas.

**1. Auto massagem dos pés (1-2 minutos em cada lado)** Coloque o pé sobre uma bola de massagem ou de tênis. Role lentamente pela curvatura plantar (arco do pé) até encontrar um ponto de sensibilidade. Mantenha a pressão nesse ponto até que a dor diminua e, em seguida, passe para outro ponto sensível.

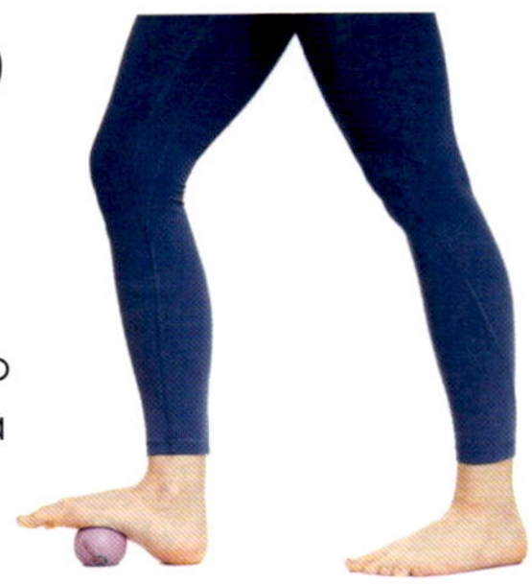

**2. Postura da cadeira com faixa elástica (permanecer por 30 segundos)** Coloque uma faixa de resistência circular em torno das coxas, logo acima dos joelhos. Afaste os pés na largura do quadril. Flexione os joelhos e leve o quadril para baixo, como se fosse sentar em uma cadeira, até chegar a um agachamento alto. A faixa cria resistência, ajudando a ativar glúteos e estabilizadores do quadril.

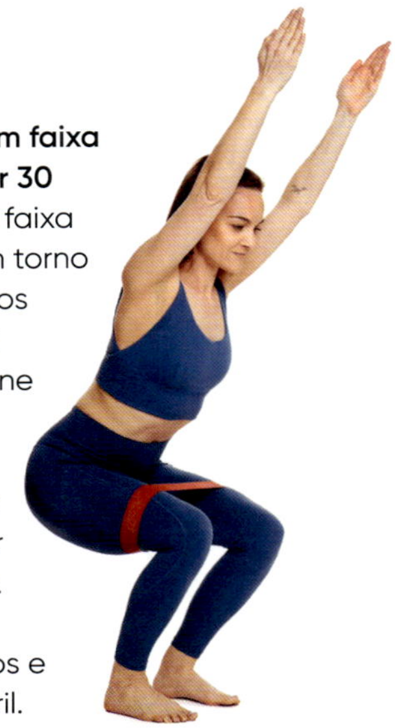

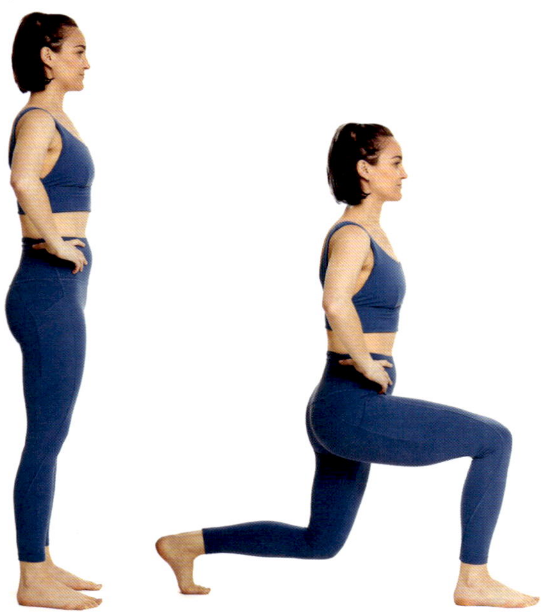

**3. Afundo com passada (x10 em cada lado)** Dê um passo grande à frente em um afundo, mantendo ambos os joelhos em cerca de 90 graus. Empurre com o pé de trás e, em um só movimento, leve-o à frente para o próximo afundo.

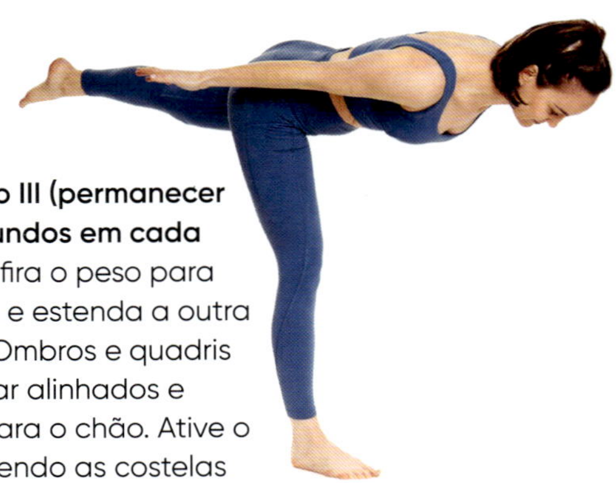

**4. Guerreiro III (permanecer por 15 segundos em cada lado)** Transfira o peso para uma perna e estenda a outra para trás. Ombros e quadris devem estar alinhados e voltados para o chão. Ative o core, mantendo as costelas baixas em direção aos quadris e mantenha uma leve flexão no joelho de apoio para manter o equilíbrio.

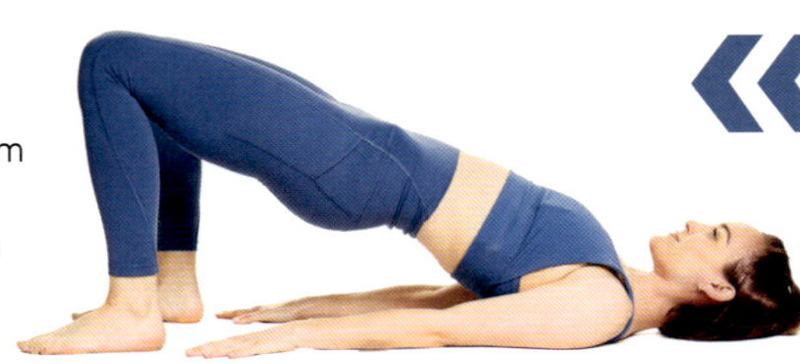

**5. Ponte baixa (permanecer por 30 segundos)** Deite-se com os pés afastados na largura do quadril e eleve o quadril apenas o suficiente para tirá-lo do chão.

# PRÁTICA FUNCIONAL 2

Você pode usar esta sequência como relaxamento após a atividade, mas também como um recurso para aliviar a dor. Pratique três a quatro vezes por semana, durante quatro semanas.

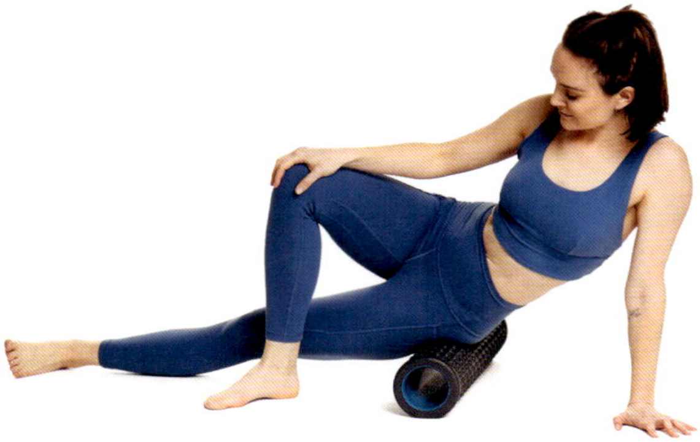

**1. Liberação miofascial do tensor da fáscia lata (1-2 minutos)** Use uma bola ou rolo de liberação. Pressione a região do TFL, rolando lentamente para frente e para trás até encontrar um ponto de tensão. Segure até aliviar e depois mude de ponto.

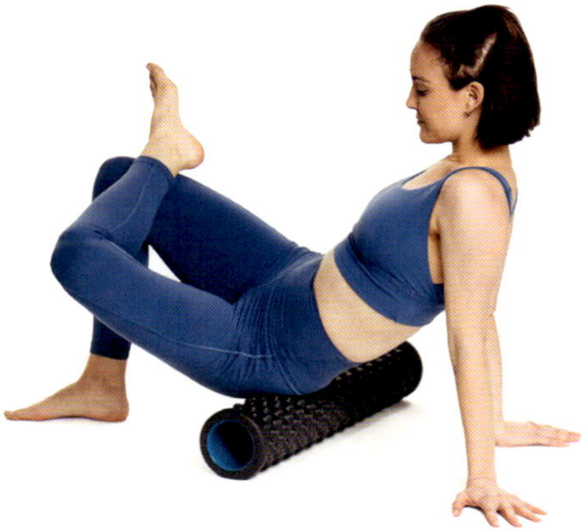

**2. Liberação miofascial dos glúteos (faça por 1-2 minutos)** Com bola ou rolo, pressione a região dos glúteos, rolando até encontrar pontos de sensibilidade. Mantenha a pressão até aliviar.

## COMO ISSO AJUDA?

Algumas pessoas juram que fazer a liberação do trato iliotibial com o rolo de liberação é a melhor solução, enquanto outras afirmam que isso deve ser evitado porque pode piorar a dor. Provavelmente, isso depende muito da experiência individual. Como o trato iliotibial não pode realmente ser alongado ou estendido, precisamos considerar como ajustar a carga sobre ele, em vez de tentar modificar o comprimento do tecido. Dito isso, às vezes uma liberação no músculo tensor da fáscia lata (TFL) ou nos glúteos pode trazer alívio. O TFL, na verdade, se conecta diretamente ao trato iliotibial – por isso, liberar essa região pode ajudar a reduzir a dor.

**Existem muitas razões pelas quais você pode perceber quadris doloridos – longos dias de trabalho em pé ou uma viagem divertida explorando uma nova cidade.**

Você experimentou uma nova modalidade de treino e usou músculos que nem sabia que existiam? Ou talvez tenha dormido em um lugar novo, em um colchão duro? Está grávida ou teve um bebê recentemente? Se você pratica algum esporte ou pedala bastante, também pode acabar enfrentando esse problema. Todas essas coisas, e muitas outras, podem contribuir para quadris doloridos. Uma coisa que eu adoro nesse problema, no entanto, é que ele é extremamente satisfatório de corrigir! Alguns alongamentos simples podem trazer alívio em pouco tempo e sempre fazem você se sentir completamente renovado. Aqui, a primeira prática funcional foca na rotação lateral e no relaxamento, para restaurar uma amplitude de movimento que seja equilibrada. A segunda prática também incentiva uma amplitude completa de movimento, além de ativar os glúteos.

### CURIOSIDADE

Muitas vezes, quando você sente que seus quadris estão rígidos e doloridos, não são realmente os quadris, mas sim os posteriores de coxa. Experimente esta liberação rápida: no alongamento de posteriores de coxa em decúbito dorsal (ver página 123), se você passar a toalha ou a faixa em volta da base dos dedos do pé e puxar os dedos em direção ao rosto, você sentirá o alongamento principalmente na panturrilha.
Se, em vez disso, você mantiver a toalha em volta do calcanhar, com o tornozelo em posição mais neutra, sentirá o alongamento nos posteriores de coxa.

# DOR NOS QUADRIS

# PRÁTICA FUNCIONAL 1

Repita esta sequência duas vezes. Você pode utilizá-la sempre que necessário, sempre que sentir seus quadris doloridos ou rígidos.

**1. Postura da borboleta (permanecer por 1-2 minutos)** Junte as plantas dos pés, trazendo-os o mais perto do corpo, mantendo o seu limite. Relaxe os joelhos em direção ao chão. Use blocos ou almofadas embaixo deles, se necessário.

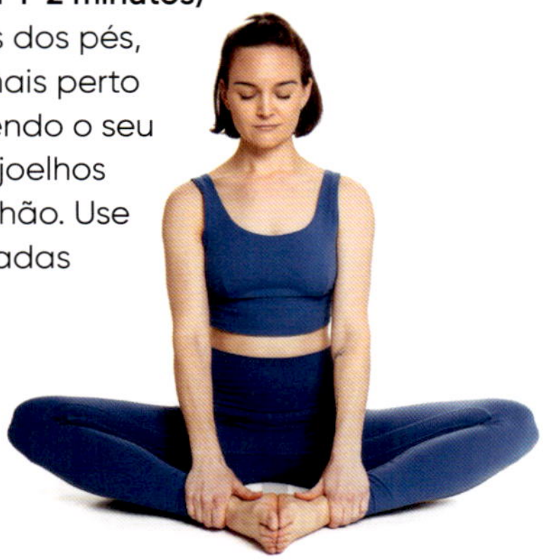

**2. Postura do tronco de fogo (permanecer por 1 minuto em cada lado)** Coloque uma canela paralela à borda do tapete e posicione o tornozelo oposto sobre o joelho da perna de baixo. Deixe o joelho de cima cair em direção ao tornozelo de baixo. Se houver muito espaço entre as pernas, use um bloco para preenchê-lo. Caso não consiga manter o tronco ereto, sente-se sobre um bloco ou um almofada (bolster).

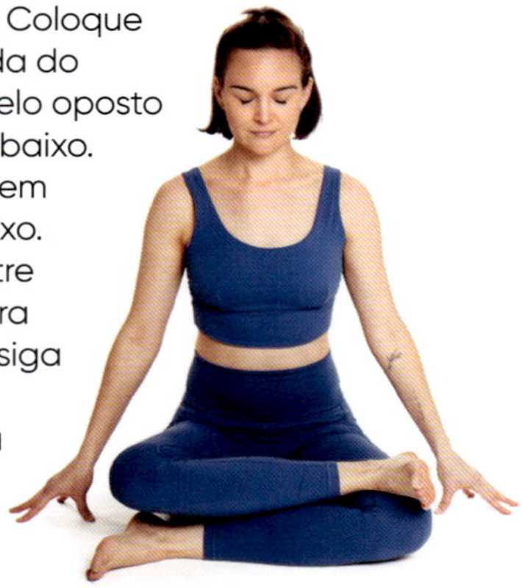

**3. Postura da criança (permanecer por 1 minuto)** Afaste os joelhos o suficiente para que o tronco se encaixe entre eles. Mantenha os glúteos apoiados ou próximos aos calcanhares e permita que a parte superior do corpo relaxe e pese em direção ao chão.

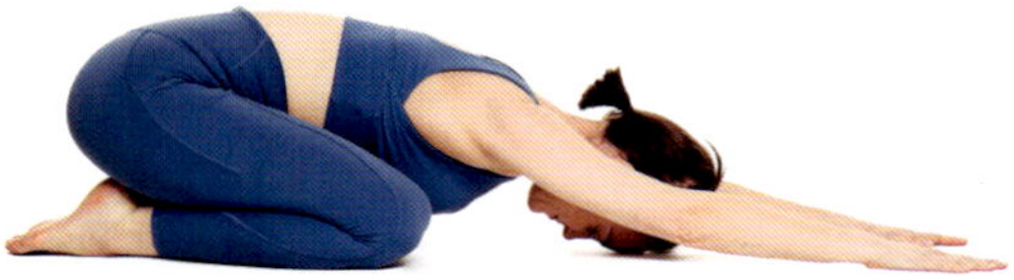

**4. Postura da guirlanda (permanecer por 30-60 segundos)** Mantenha joelhos e pés apontando na mesma direção. Erga o peito e mantenha o abdome suavemente ativo.

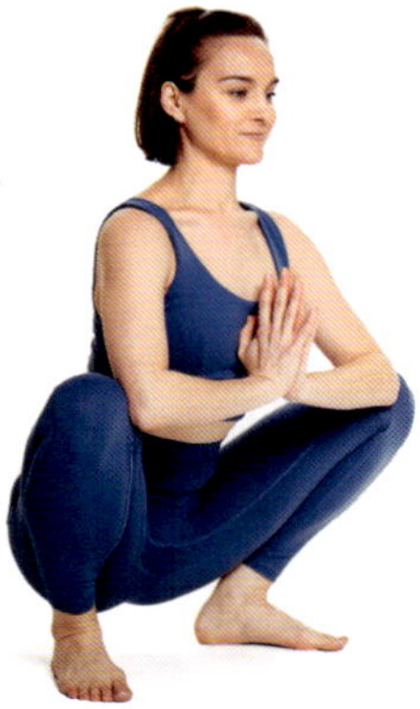

**5. Flexão à frente sentado com as pernas afastadas (permanecer por 1 minuto)** Sente-se e afaste as pernas, mantendo joelhos e dedos dos pés apontados para cima. Afaste apenas o quanto conseguir sem perder a postura ereta ou sentir que vai colapsar para trás.

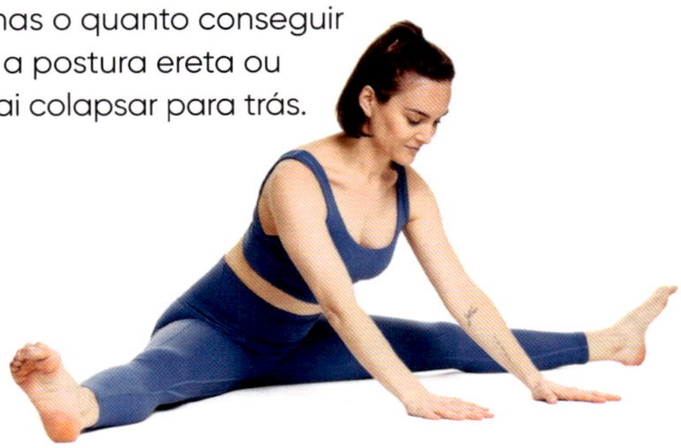

**6. Alongamento de glúteo (permanecer por 1 minuto em cada lado)** Coloque o tornozelo direito sobre a coxa esquerda, próximo ao joelho. Se esse alongamento já for suficiente, permaneça assim. Caso consiga, traga as pernas em direção ao peito, passando as mãos pelo espaço entre as pernas e segurando a canela ou a parte de trás da coxa. Abrace as pernas suavemente.

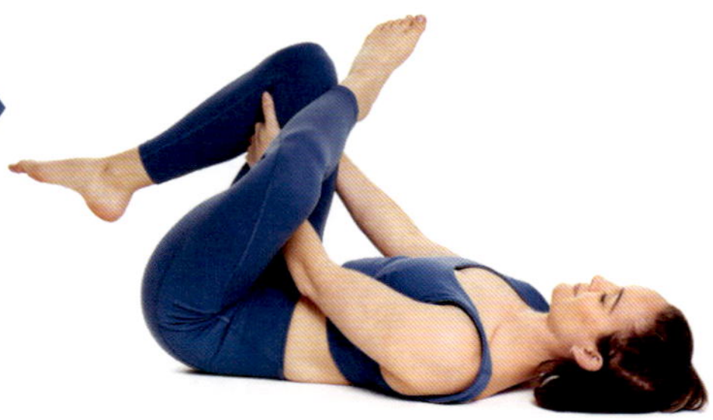

# PRÁTICA FUNCIONAL 2

Repita esta sequência duas vezes.
Você pode utilizá-la sempre que necessário, sempre que sentir seus quadris doloridos ou rígidos.

ADAPTAÇÃO
Segure as canelas ou tornozelos em vez dos pés.

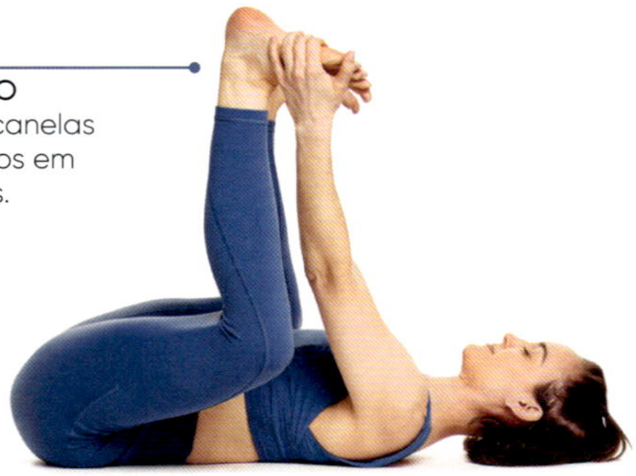

**1. Bebê feliz (hold 30 segundos to a minuto)** Deite-se de costas e segure a parte externa dos pés. Mantenha a parte de trás da cabeça, os ombros e a lombar apoiados no tapete. Tente levar os joelhos a 90 graus e alinhar os tornozelos sobre os joelhos

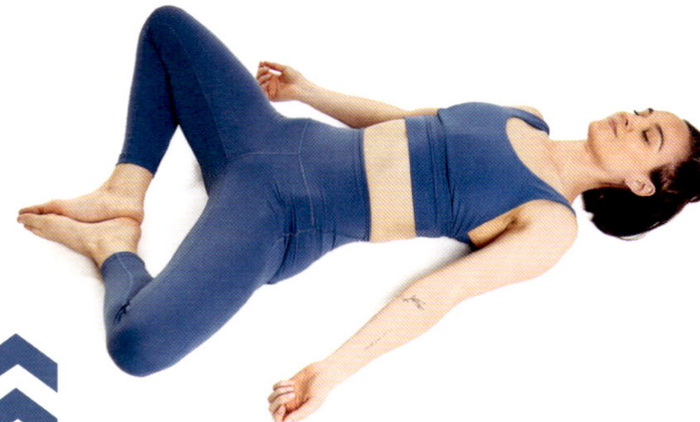

**2. Borboleta deitado (permanecer por 1 minuto)** Aproxime os pés do corpo o máximo que for confortável (quanto mais perto da virília, mais intensa será a postura). Relaxe os joelhos em direção ao chão, apoiando-os em blocos ou almofadas, se desejar. Você também pode elevar o tronco sobre um bolster ou blocos, se isso ajudar.

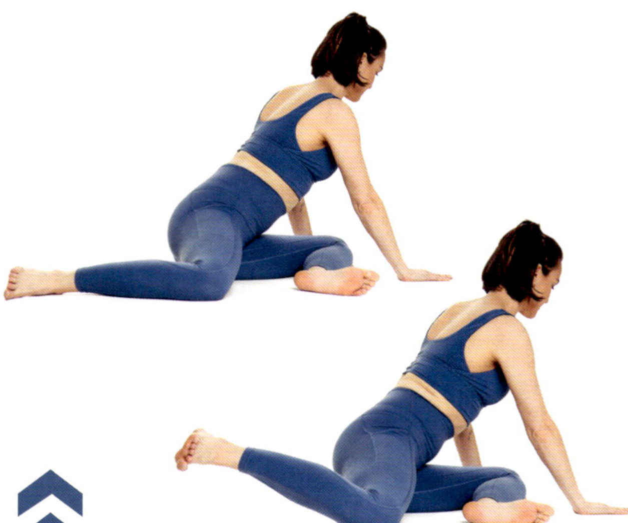

**3. Rotação interna dos quadris (10x em cada lado ou a quantidade de vezes que puder)** Com um joelho a 90 graus, incline-se levemente sobre ele. Sem levantar o joelho, eleve apenas o tornozelo e retorne. Coloque as duas mãos no chão à sua frente ou sobre a coxa da frente.

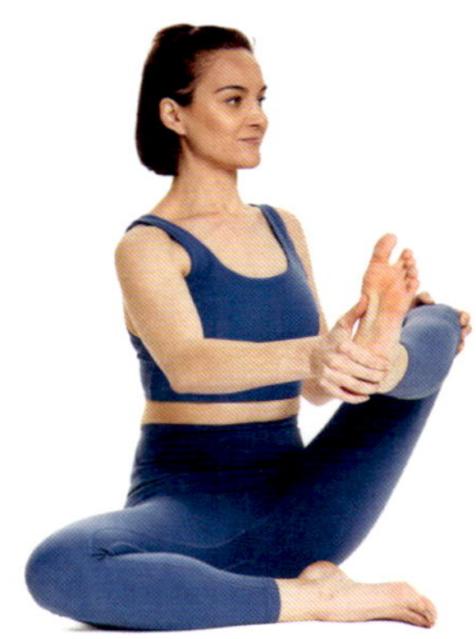

**4. Bebê no berço (10x em cada lado)** Sentado (no chão ou em uma cadeira), segure o pé em uma mão e o joelho na outra. Balance a perna suavemente para fora e para dentro, como se embalasse um bebê.

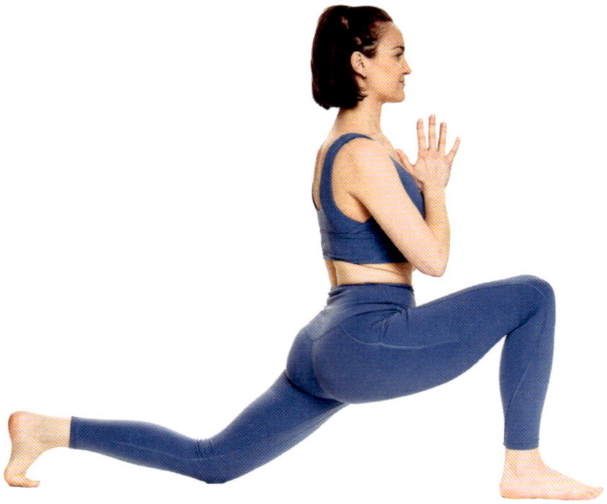

**5. Lua crescente ou corredor baixo (permanecer por 30 segundos)** Na posição de afundo, mantenha o joelho da frente a 90 graus e o de trás apoiado no chão, com a perna estendida.

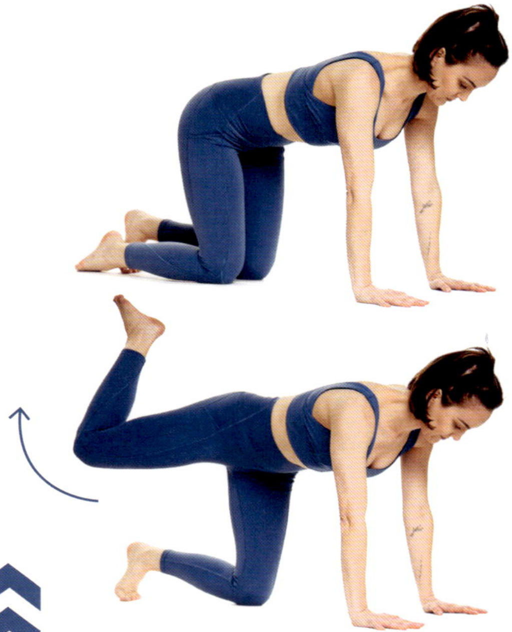

**6. Rotação de quadril em quatro apoios (x10 em cada lado)** Na posição de quatro apoios, eleve um joelho e desenhe círculos no ar com a perna elevada: leve-a ao do peito, depois à axila, rode por fora e volte ao centro.

ADAPTAÇÃO
Em vez disso, faça um agachamento baixo tradicional e mantenha a posição por 30 segundos a 1 minuto.

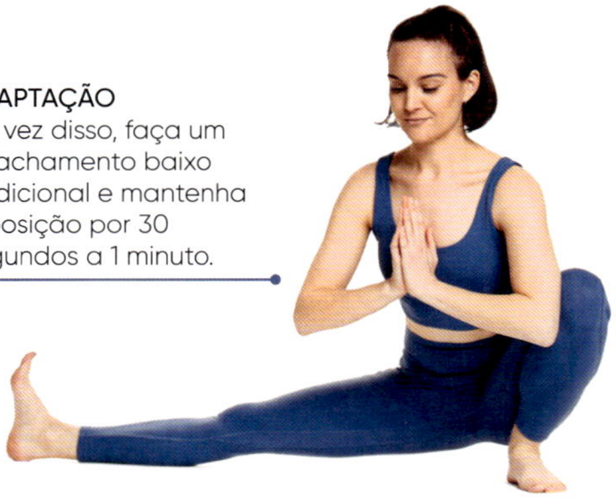

**7. Postura do Deus da guerra (permanecer por 30 segundos em cada lado)** Em pé, abra as pernas mais que a largura dos ombros. Flexione um joelho e leve o peso para esse lado, mantendo a outra perna esticada e os pés apontando para cima. Se necessário, apoie os quadris em um bloco.

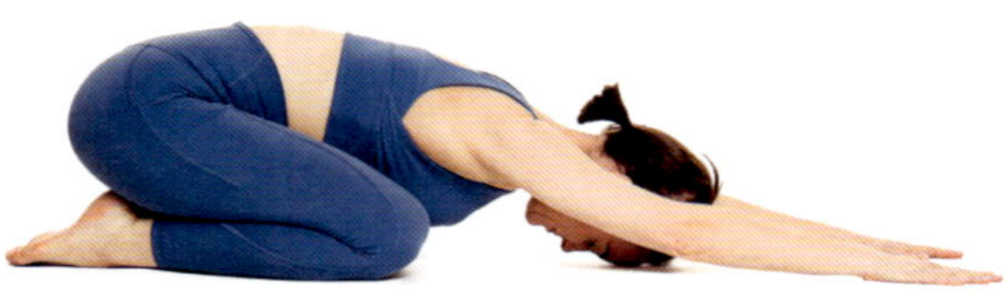

**8. Postura da criança (permanecer por 1 minuto)** Afaste os joelhos o suficiente para que o tronco se encaixe entre eles. Mantenha os glúteos apoiados ou próximos aos calcanhares e permita que a parte superior do corpo relaxe e pese em direção ao chão.

**Quando você está em pé, parece que a parte inferior do abdome projeta-se para a frente e a curvatura lombar está muito acentuada? Se esse for o caso, é possível que você tenha pelve antevertida, também conhecida como pelve em inclinação anterior.**

### VOCÊ SABIA?

Se você tem pelve antevertida, não faça exercícios de core dominados pelos flexores do quadril!
Movimentos como elevação de pernas ou abdominais tradicionais geralmente acabam sendo dominados pelos flexores do quadril, já que esses músculos costumam estar excessivamente ativos.

Nessa postura, pode até parecer que os posteriores de coxa estão encurtados, mas o verdadeiro problema é o encurtamento dos flexores do quadril. Eles puxam a pelve para baixo, colocando os posteriores de coxa em uma posição cronicamente alongada, o que gera a sensação de rigidez. Esse padrão geralmente indica: flexores do quadril encurtados, core fraco, glúteos fracos. A causa mais comum é ficar muito tempo sentado sem contrabalançar com exercícios adequados. A boa notícia é que, se o problema for trabalhado de diferentes ângulos, é possível recuperar uma posição neutra saudável em repouso. A primeira prática funcional ativa glúteos e core, ajudando a trazer a pelve de volta à posição neutra neutro. A segunda combina alongamento para os flexores do quadril com ativação do core – ideal se você tem pouco tempo.

# PELVE ANTEVERTIDA

# PRÁTICA FUNCIONAL 1

Faça esta sequência três a quatro vezes por semana, durante quatro a seis semanas. Esse ajuste pode levar tempo, então não desanime se os resultados demorarem mais do que algumas sessões.

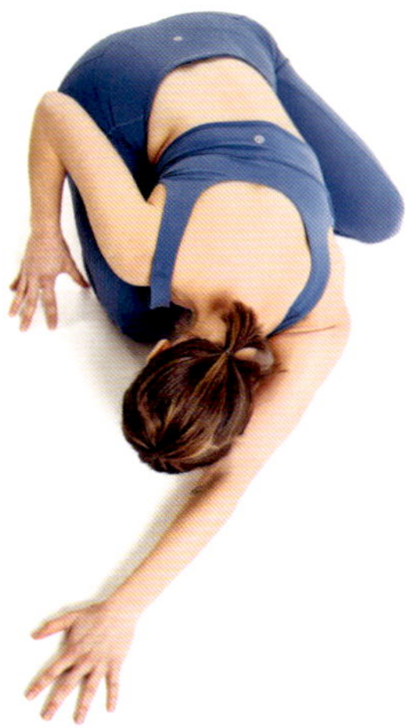

**1. Torção na postura da criança (permanecer por 30 segundos em cada lado)** Afaste os joelhos para encaixar o tronco entre eles. Quadris próximos aos calcanhares. Caminhe com as mãos para um lado, aproximando as costelas internas da coxa.

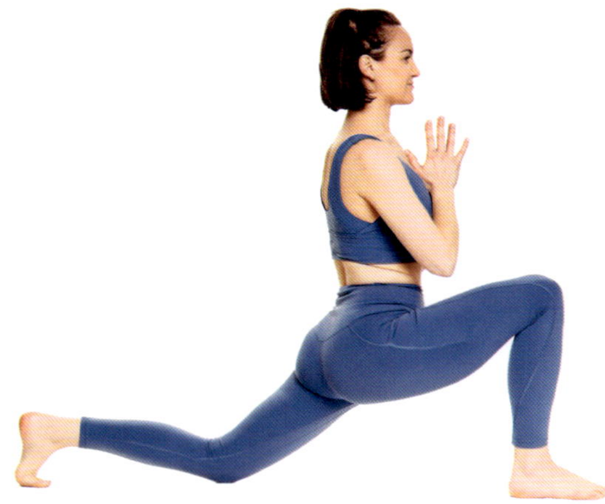

**2. Lua crescente ou corredor baixo (permanecer por 30 segundos em cada lado)** Na posição de afundo, mantenha o joelho da frente a 90 graus e o de trás apoiado no chão, com a perna estendida. Suas mãos podem estar apoiadas nos quadris ou em posição de prece no centro do peito.

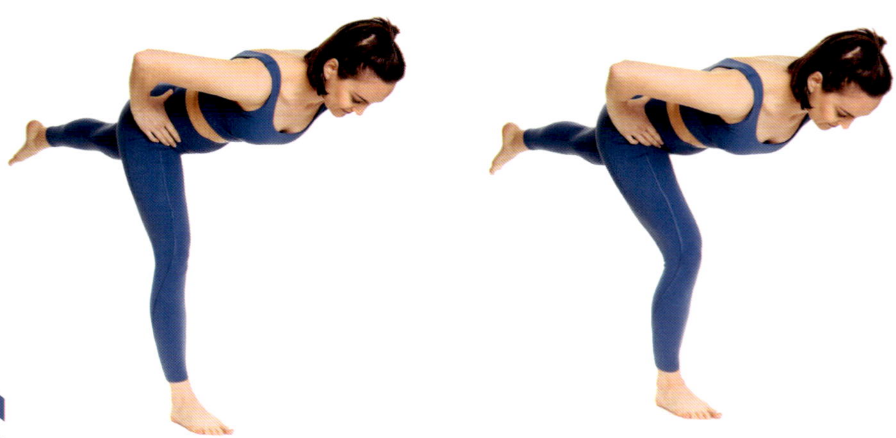

**3. Guerreiro III com flexão de perna (10x em cada lado)** Transfira o peso para uma perna e estenda a outra para trás. Ombros e quadris devem estar alinhados e voltados para o chão. Ative o core, mantendo as costelas baixas em direção aos quadris. Inspire flexionando levemente a perna de apoio. Expire estendendo-a novamente e voltando à posição inicial.

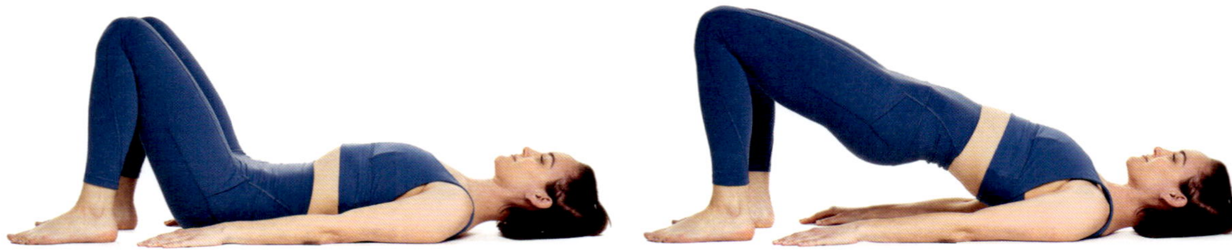

**4. Elevação de ponte baixa (10x)** Coloque os pés afastados na largura do quadril e eleve o quadril apenas o suficiente para tirá-lo do chão. Inspire ao baixar os quadris de volta.

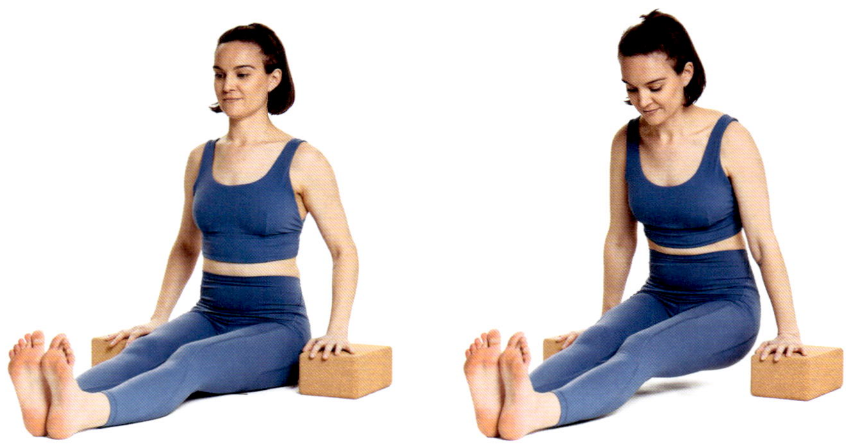

**5. Elevação de quadril com apoio (10x)** Sente-se entre dois blocos ou livros grossos. Apoie as mãos neles, pressione e tente suspender os quadris.

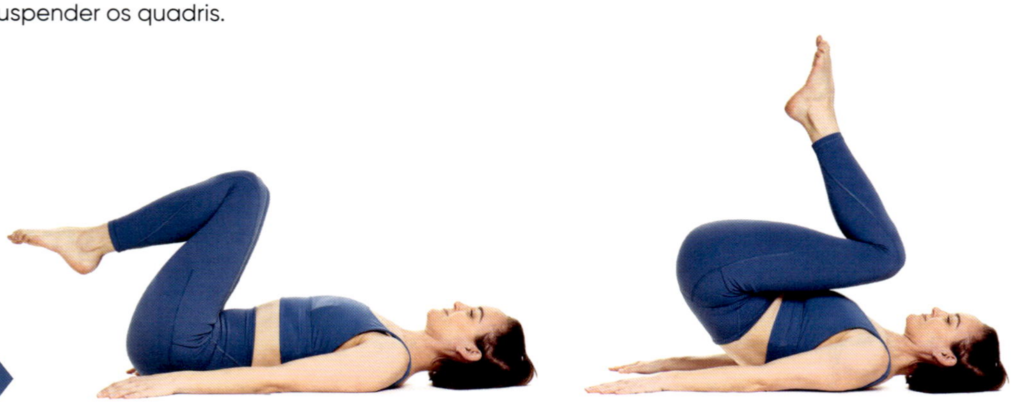

**6. Abdominais infra (x10)** Deite-se com as pernas sobre os quadris, joelhos levemente flexionados. Expire trazendo o quadril em direção ao abdome, enfatizando o movimento da pelve e não o balanço das pernas.

# PRÁTICA FUNCIONAL 2

Faça esta sequência três a quatro vezes por semana, durante quatro a seis semanas. A correção pode levar tempo, então não desanime se os resultados demorarem mais do que algumas sessões.

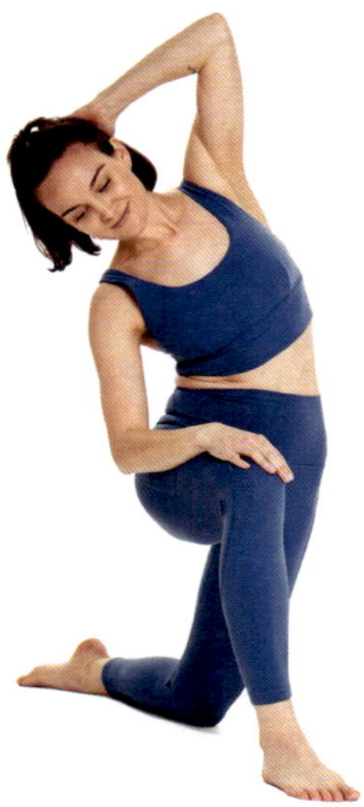

**1. Afundo com flexão lateral (permanecer por 30 segundos em cada lado)** Dê um passo para a posição de afundo e mantenha os joelhos próximos o suficiente para formar um ângulo de 90 graus em ambas as pernas. Aponte o cóccix para baixo, quase eliminando a curvatura da lombar. Incline-se suavemente para o lado da perna que está à frente.

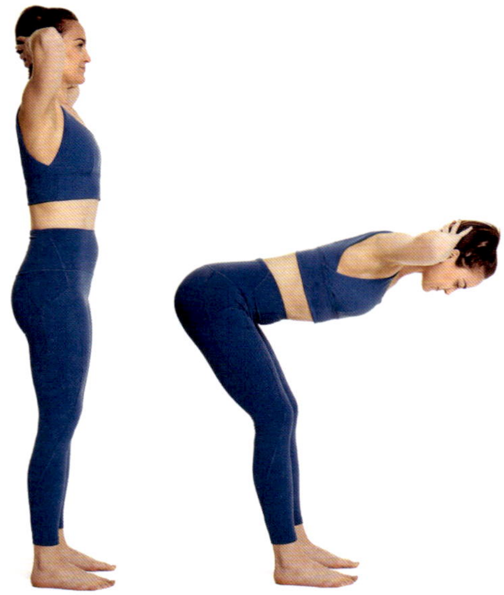

**2. Bom dia (10x)** De pé, flexione o quadril empurrando o peso para os calcanhares até que os ombros fiquem alinhados à frente dos quadris. Expire e retorne.

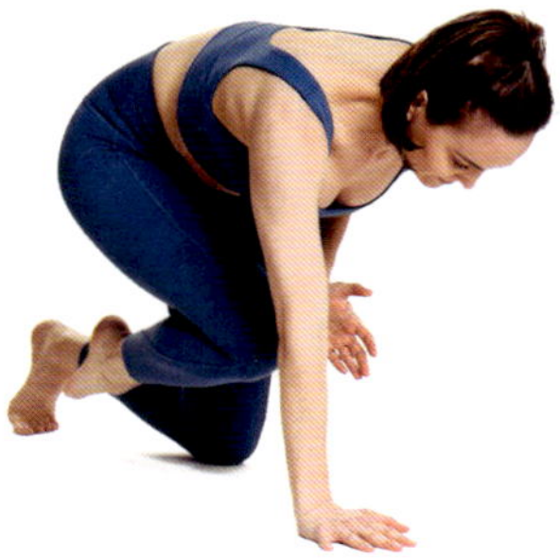

**3. Cachorro de caça com flexão de joelho e braço (10x em cada lado)** Em quatro apoios, estenda um braço e a perna oposta. Expire trazendo joelho e cotovelo ao centro.

ADAPTAÇÃO
Apoie os joelhos no chão.

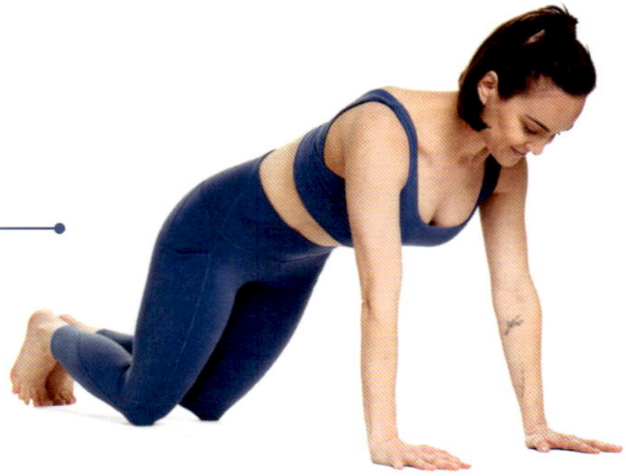

**4. Prancha (permanecer por 30 segundos)** Mantenha o ângulo das axilas em 90 graus. Você pode apoiar-se nas mãos ou nos antebraços. A coluna deve permanecer neutra, o abdome recolhido e os quadris alinhados com os ombros. Evite deixar os quadris subirem demais.

**A pelve retrovertida ou em inclinação pélvica posterior caracteriza-se por uma curvatura mínima ou inexistente na lombar, com o cóccix encaixado sob a pelve.**

### AVALIE-SE

Em pé, sua lombar parece relativamente plana? Está faltando aquela curvatura natural?

Se você apresenta esse padrão, é muito provável que também tenha a parte superior do dorso arredondada, porque o restante da coluna tenta compensar para que você não tombe para trás! Isso também costuma indicar posteriores de coxa encurtados, quadríceps fracos e lombar fraca. Nossos corpos são extremamente inteligentes e intuitivos: quando uma parte funciona de forma não ideal, outras se reorganizam para garantir que ainda possamos andar, ficar em pé e nos mover — mesmo que não seja da forma ideal. Uma pequena inclinação anterior ou posterior da pelve geralmente não é um problema, já que sabemos que cada corpo é diferente e que a anatomia de ninguém é idêntica ao exemplo de um livro. Mas essas inclinações acentuadas são problemáticas, porque geram compensações que levam a outros desequilíbrios musculares. A prática funcional para esse caso libera os posteriores de coxa encurtados e fortalece os flexores do quadril e os músculos da lombar, ajudando a pelve a retornar à posição neutra.

# PELVE RETROVERTIDA

# PRÁTICA FUNCIONAL

Pratique diariamente por duas semanas e depois reduza para três a quatro vezes por semana pelas duas semanas seguintes. Após a melhora da postura, você pode continuar usando esta sequência ocasionalmente.

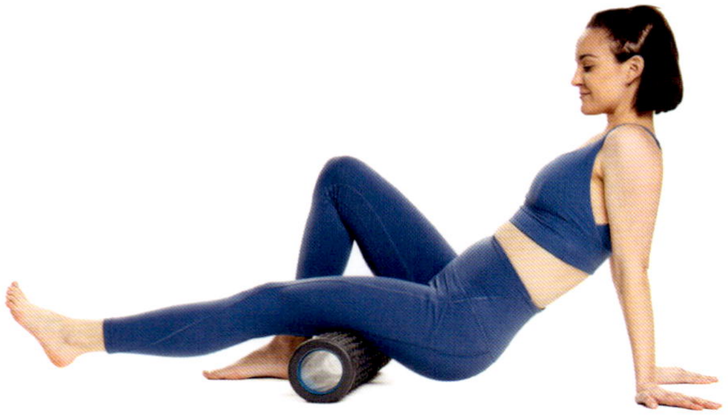

**1. Liberação miofascial nos posteriores de coxa (1 minuto em cada lado)** Com uma bola de massagem ou rolo de liberação, aplique pressão nos posteriores de coxa. Role lentamente para frente e para trás até encontrar um ponto de sensibilidade. Mantenha a pressão nesse ponto até que a dor diminua e, em seguida, avance para outro ponto.

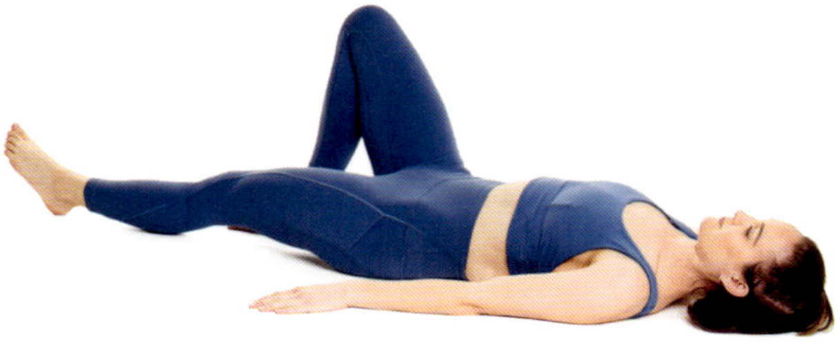

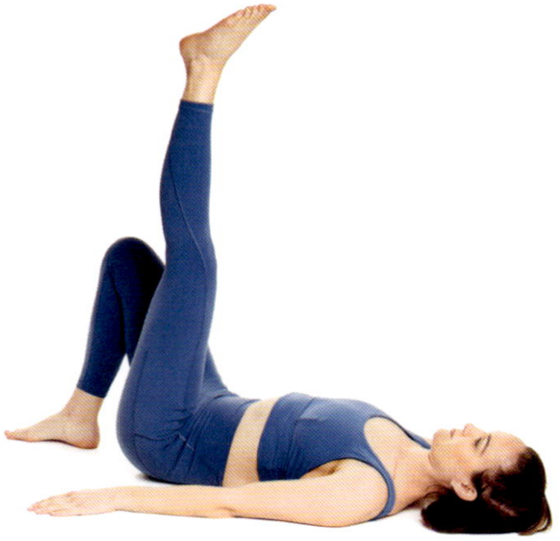

**2. Elevação de perna estendida (10x em cada lado)** Deite-se de costas e eleve lentamente uma perna até no máximo 90 graus. Subir e descer conta como uma repetição.

**3. Cobra com flexão (10x)** Deitado com o tronco para baixo, mantenha os cotovelos flexionados e próximos às costelas. Na expiração, pressione levemente o dorso dos pés contra o chão, mantenha o core ativo e apoie-se nas mãos para elevar o peito. Inspire e retorne.

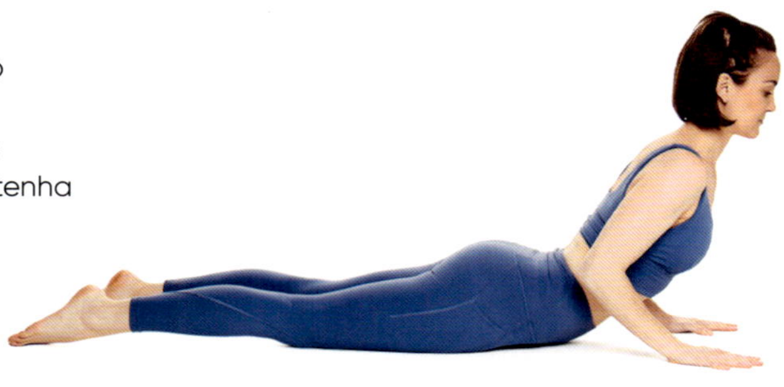

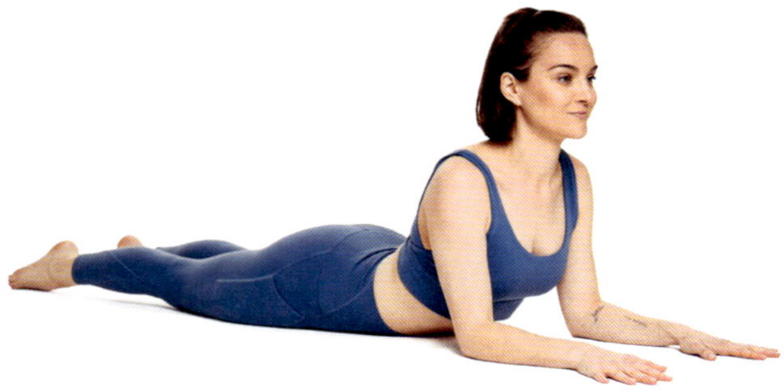

**4. Esfinge (permanecer por 1 minuto)** Leve as pernas para trás esticadas e eleve o tronco, apoiando os cotovelos e antebraços no chão, formando um ângulo de 90 graus. Projete o peito para cima, elevando-se. Mantenha a cabeça e o pescoço neutros.

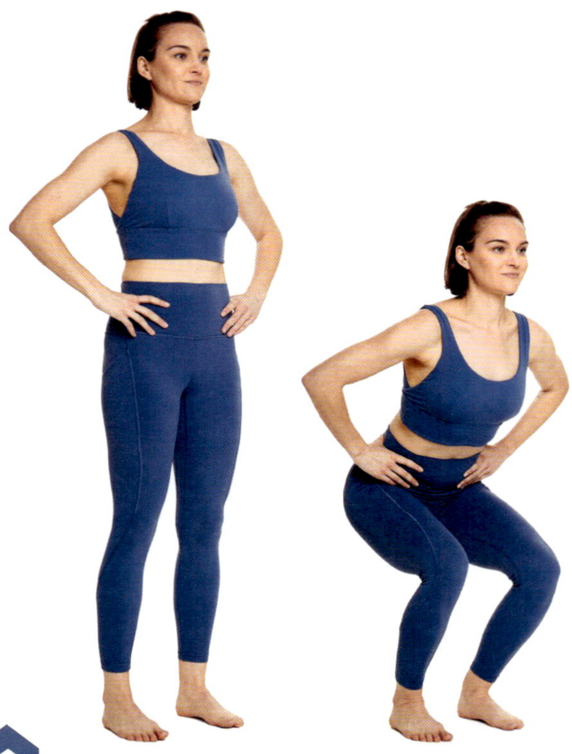

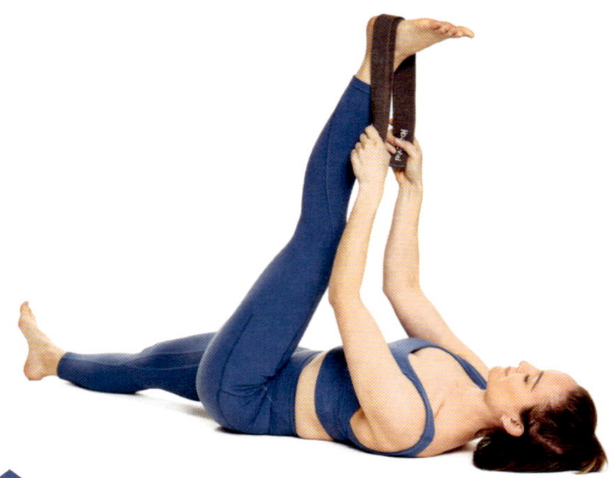

**5. Agachamento (10x)** De pé, pés na largura do quadril. Desça até no máximo 90 graus nos joelhos. Peso nos calcanhares, peito erguido e core ativo. Inspire descendo, expire subindo.

**6. Alongamento de posteriores de coxa (permanecer por 1 minuto em cada lado)** Traga um joelho em direção ao peito e envolva o mesmo pé com uma toalha ou faixa. Certifique-se de que a toalha ou a faixa esteja posicionada mais próxima ao calcanhar, e não na base dos dedos. Isso garante que o alongamento seja sentido nos posteriores de coxa e não apenas na panturrilha.

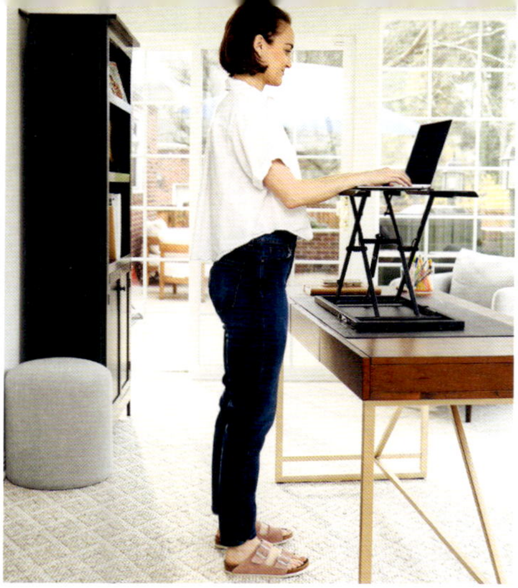

Mantenha seus quadris e posteriores de coxas fortes e flexíveis. Seu "eu do futuro" agradecerá.

Se você quer aproveitar a vida sem dor, precisa manter essas regiões fortes e flexíveis.

**Hábito funcional:** Dê prioridade ao treinamento desses músculos tanto para a força quanto para a flexibilidade, e o seu "eu do futuro" agradecerá.

**VOCÊ CONSEGUE DORMIR DE COSTAS?**
Dormir de costas mantém a coluna e a pelve na posição mais neutra, reduzindo as chances de dores em comparação a dormir de lado ou, pior, de bruços. Isso é especialmente útil se você tem pelve antevertida e retrovertida, popularmente conhecida como hiperlordose e hipolordose.

**Hábito funcional:** Pode levar um tempo de adaptação, mas tente dormir de costas.

**VOCÊ PULA O DIA DO TREINO DE PERNA?**
Agachamentos são excelentes para a estabilidade da pelve e para manter quadris e posteriores de coxa fortes e flexíveis. À medida que envelhecemos, tudo se torna menos elástico e a massa muscular começa a diminuir a cada década após os 30 anos.

**VOCÊ AQUECE E DESACELERA?**
Principalmente se você é corredor ou pratica outro esporte, é fundamental incluir um aquecimento e um resfriamento na sua rotina. Mesmo cinco minutos já ajudam a evitar cãibras, dores, rigidez e lesões.

**Hábito funcional:** Inclua uma rotina simples no início e no fim do treino.

**PARE DE FICAR TANTO TEMPO SENTADO!**
Eu sei que já repeti isso várias vezes, mas, se você esquecer todo o resto deste livro, vai se lembrar de como isso é essencial! Da dor no pescoço à rigidez nos quadris — tudo pode melhorar se você passar menos tempo sentado.

**Hábito funcional:** Não apenas pela saúde metabólica, mas para sentir-se bem no corpo físico, você precisa se movimentar.

# HÁBITOS FUNCIONAIS

# JOELHOS & QUADRÍCEPS

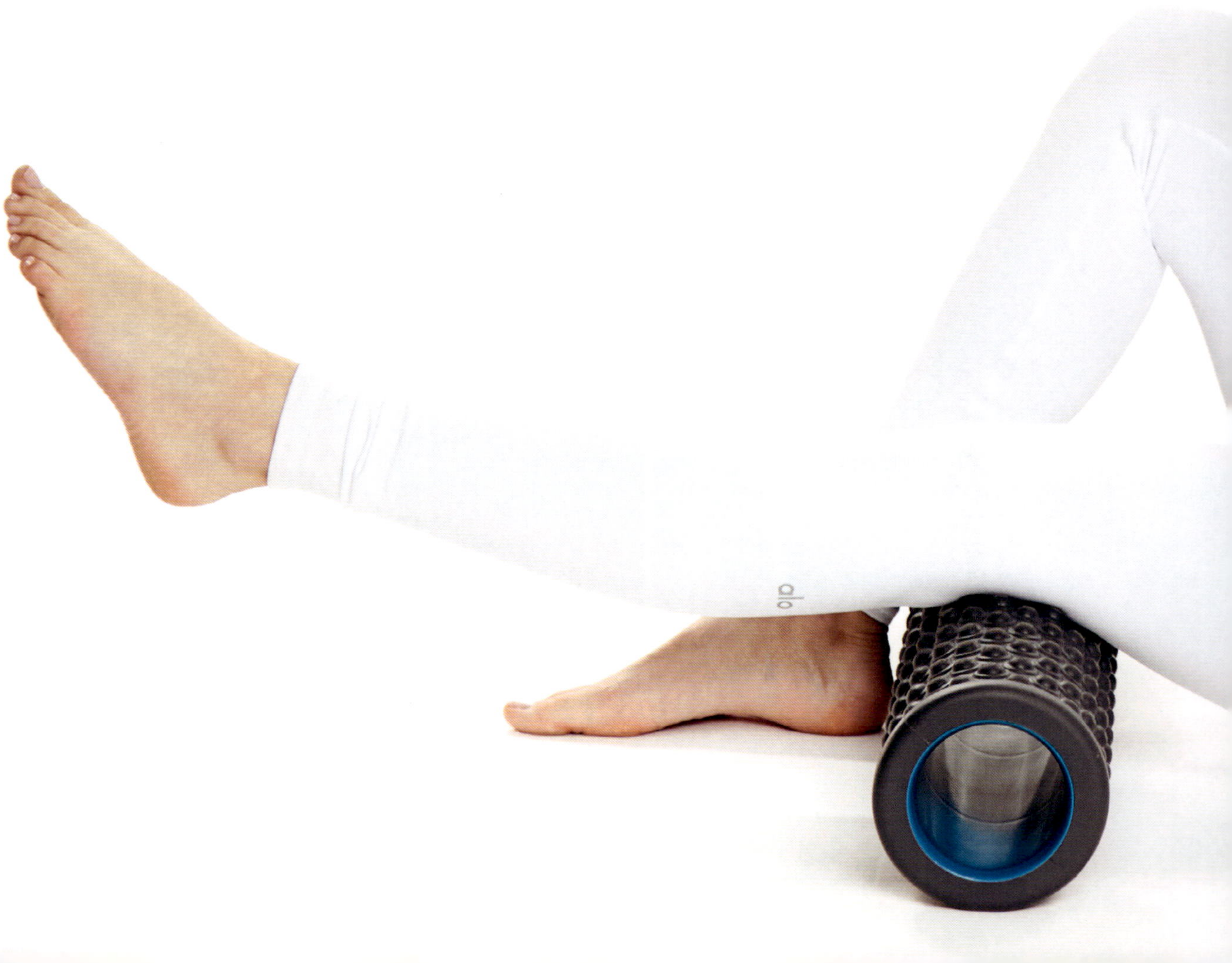

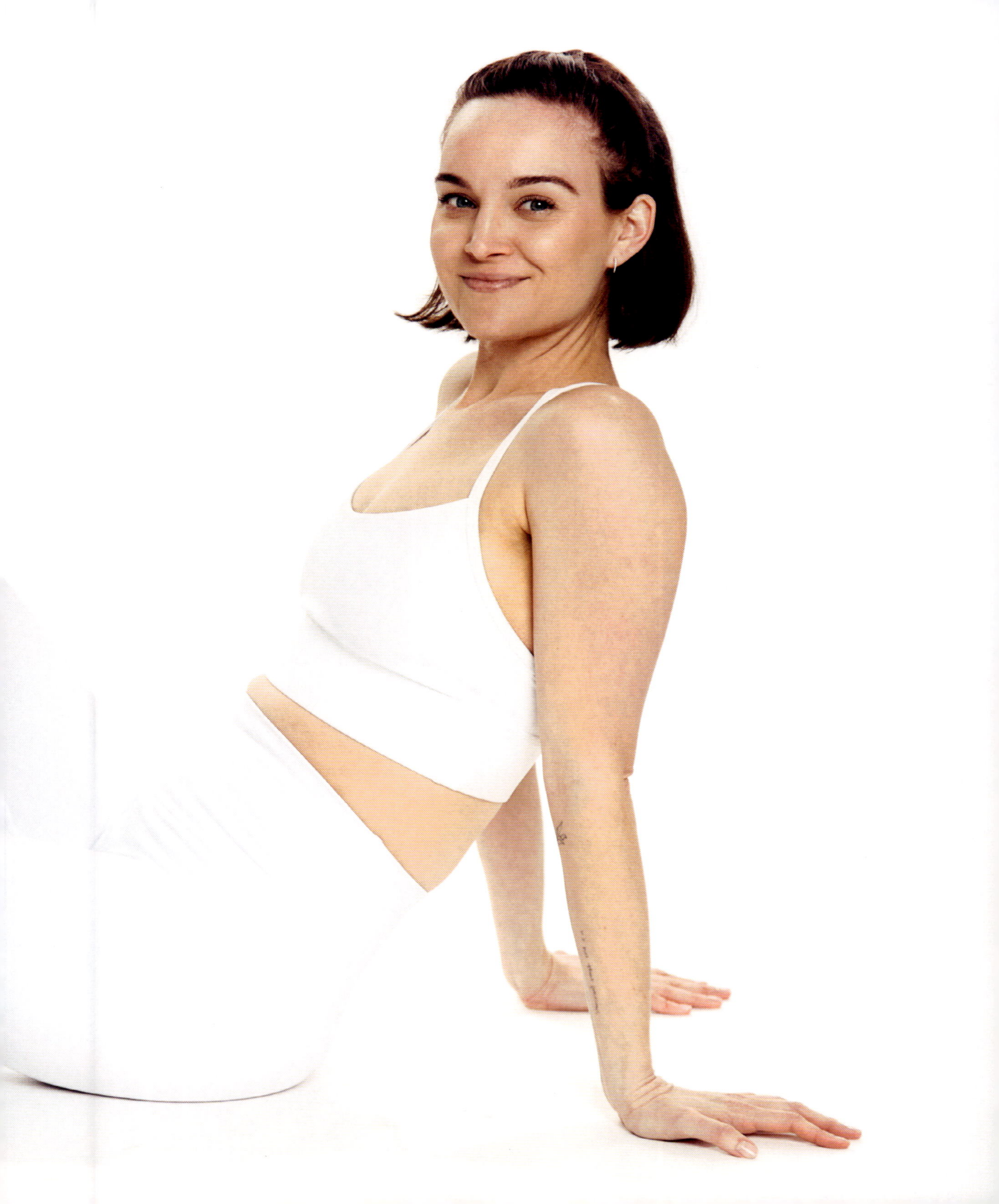

O joelho é a maior articulação do corpo e também uma das mais potentes.

O joelho é uma estrutura complexa que, na verdade, consiste em duas articulações principais: a tibiofemoral e a patelofemoral. E, sem querer assustar, praticamente tudo acima e abaixo do joelho pode impactar seu funcionamento: os rotadores laterais do quadril podem alterar o alinhamento do fêmur, o que modifica o trajeto da patela. O grau de pronação do pé pode desalinhar a tíbia e, se ela rodar medialmente em excesso, aumenta o atrito da patela contra o fêmur a cada flexão do joelho, levando à inflamação. Os posteriores de coxa ajudam na flexão do joelho. O trato iliotibial e os adutores fornecem estabilidade. O quadríceps realiza a extensão. Percebeu a complexidade? O joelho é uma articulação do tipo gínglimo (em dobradiça), permitindo que a perna flexione e estenda (movimento para a frente e para trás). Ele também conta com cartilagem, tendões, ligamentos e nervos, que garantem seu funcionamento. Você pode pensar que o joelho pode ser comprometido até pelo menor movimento errado. Mas isso não é verdade: os joelhos são extremamente fortes e sua integridade pode ser mantida com movimentos intencionais.
Identificar alguns dos principais músculos e estruturas ajuda a perceber o quanto os joelhos estão bem sustentados.

# ANATOMIA DO JOELHO E DO QUADRÍCEPS

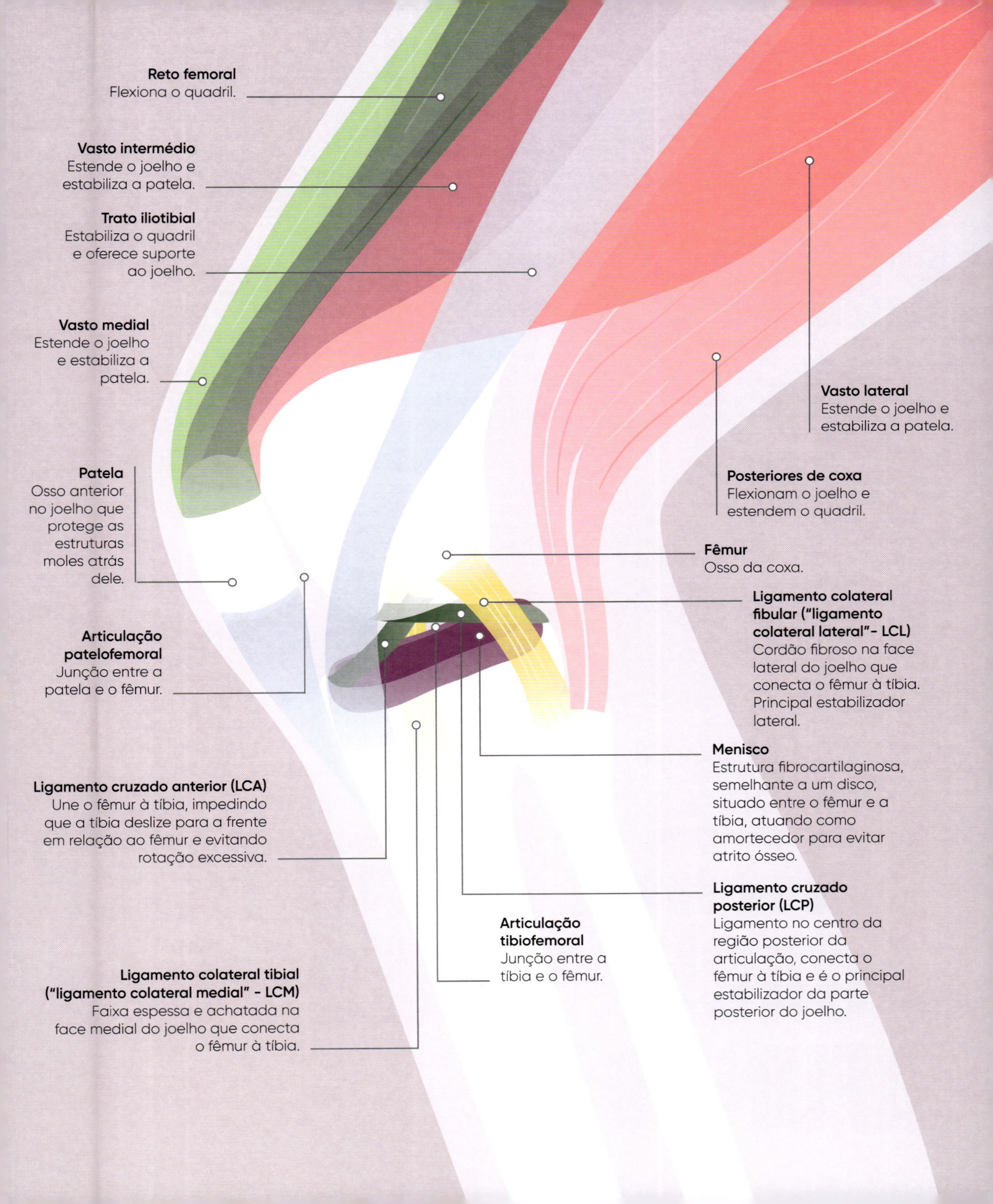

Reto femoral
Flexiona o quadril.
Vasto intermédio
Estende o joelho e estabiliza a patela.
Trato iliotibial
Estabiliza o quadril e oferece suporte ao joelho.
Vasto medial
Estende o joelho e estabiliza a patela.
Patela
Osso anterior no joelho que protege as estruturas moles atrás dele.
Articulação patelofemoral
Junção entre a patela e o fêmur.
Ligamento cruzado anterior (LCA)
Une o fêmur à tíbia, impedindo que a tíbia deslize para a frente em relação ao fêmur e evitando rotação excessiva.
Ligamento colateral tibial ("ligamento colateral medial" - LCM)
Faixa espessa e achatada na face medial do joelho que conecta o fêmur à tíbia.
Articulação tibiofemoral
Junção entre a tíbia e o fêmur.
Vasto lateral
Estende o joelho e estabiliza a patela.
Posteriores de coxa
Flexionam o joelho e estendem o quadril.
Fêmur
Osso da coxa.
Ligamento colateral fibular ("ligamento colateral lateral"- LCL)
Cordão fibroso na face lateral do joelho que conecta o fêmur à tíbia. Principal estabilizador lateral.
Menisco
Estrutura fibrocartilaginosa, semelhante a um disco, situado entre o fêmur e a tíbia, atuando como amortecedor para evitar atrito ósseo.
Ligamento cruzado posterior (LCP)
Ligamento no centro da região posterior da articulação, conecta o fêmur à tíbia e é o principal estabilizador da parte posterior do joelho.

**A dor em agachamentos e afundos nem sempre é causada pelo próprio joelho, mas sim por desalinhamentos ao redor dele.**

### VOCÊ SABIA?

Muitas pessoas sentem dor no joelho durante agachamentos e afundos por causa de mobilidade limitada no tornozelo. O joelho acaba compensando e recebendo mais carga do que deveria. Se você melhorar a mobilidade do tornozelo, muitas vezes a dor desaparece. Outra dica rápida: da próxima vez que fizer agachamentos ou afundos, experimente treinar descalço. Muitos calçados limitam a ativação do arco do pé, fazendo com que ele colapse, resultando em dor no joelho. Quando conseguimos ativar o arco plantar e abduzir ("abrir") bem os dedos, a patela acompanha o movimento de forma adequada.

Sempre que houver dor no joelho (ou em qualquer articulação), é uma boa ideia consultar o médico. Às vezes, a dor durante agachamentos e afundos pode indicar uma lesão ou ruptura, que é tratável, mas precisa de atenção específica que vai além deste livro. Se tudo já foi avaliado e não há lesão, o mais provável é que se trate de uma questão inflamatória. Na maioria das vezes, a dor no joelho está relacionada a: quadríceps ou glúteos fracos, trato iliotibial rígido, mobilidade limitada do tornozelo. Isso gera dor até em movimentos comuns. Nesses casos, pode ser necessário apenas ajustar alguns pontos para encontrar alívio. A prática funcional aqui enfatiza a ativação do glúteo médio, com o benefício secundário de também ativar o quadríceps.

# SENTIR DOR AO FAZER AGACHAMENTOS E AFUNDOS

# PRÁTICA FUNCIONAL

Faça esta sequência como aquecimento antes de qualquer treino de membros inferiores. Para manutenção contínua, pratique três a quatro vezes por semana, conforme necessário.

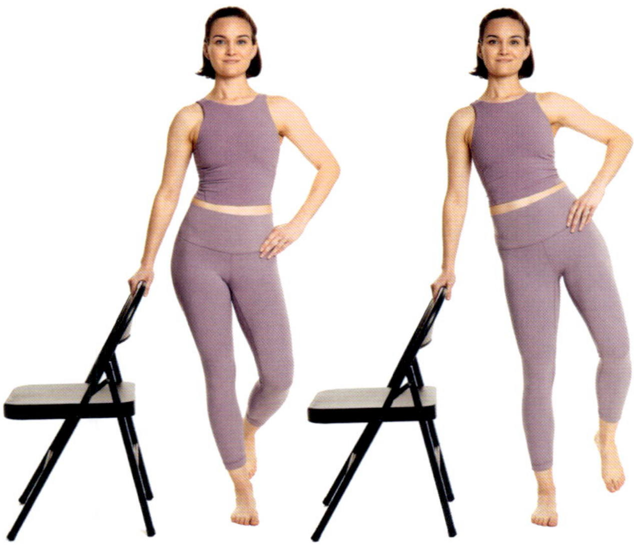

**1. Elevação lateral de quadril (20x em cada lado)** Em pé, segure-se com uma mão em uma cadeira ou outra superfície estável e tire o pé oposto do chão. Relaxe e deixe o quadril da perna de apoio cair levemente para fora, depois ative os glúteos desse lado para trazer o quadril de volta à posição neutra.

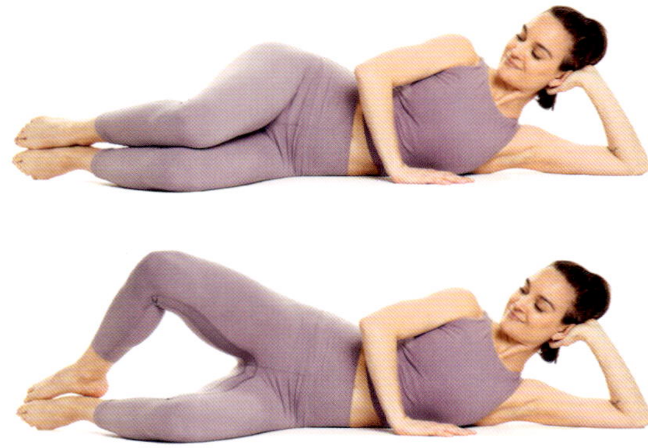

**2. Concha (20x em cada lado)** Deite-se com os pés afastados na largura do quadril. Eleve os quadris apenas o suficiente para tirá-los do chão. Inspire para descer, expire para subir.

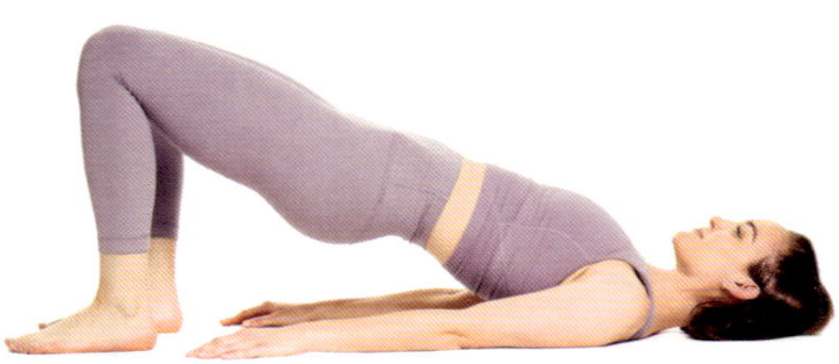

**3. Elevações de ponte baixa (10x)** Coloque os pés afastados na largura do quadril e eleve o quadril apenas o suficiente para tirá-lo do chão. Inspire ao baixar os quadris de volta.

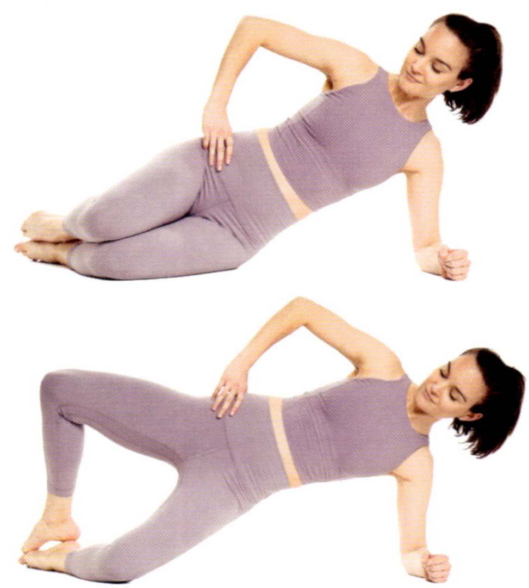

**4. Concha na prancha lateral (10x em cada lado)** Apoie-se no antebraço e flexione os joelhos de modo que os tornozelos fiquem alinhados. Na expiração, eleve os quadris e abra o joelho de cima. Na inspiração, retorne à posição inicial.

**O joelho de corredor, ou síndrome da dor patelofemoral geralmente se manifesta como uma dor difusa bem no centro do joelho, posteriormente à patela.**

### VOCÊ SABIA?

Caminhar e pedalar são duas excelentes opções de exercício de baixo impacto para os joelhos, cada um exercendo aproximadamente 45 quilos de força compressiva na articulação patelofemoral. Para comparar: descer escadas gera cerca de 450 quilos de força; agachamentos profundos podem chegar a 1800 quilos de força. Isso não significa que escadas e agachamentos sejam perigosos ou causadores de lesão por si só, mas se você estiver em reabilitação ou lidando com uma lesão, escolha seus movimentos com sabedoria e sempre consulte um médico antes.

Você não precisa ser corredor para desenvolver essa condição! Ela pode ser causada por: uso excessivo, queda sobre o joelho, quadríceps fracos ou encurtados, pés planos ou arcos plantares fracos, desalinhamentos acima do joelho. É uma das causas mais comuns de dor no joelho. O desconforto também pode aparecer ao subir ou descer escadas, subir ladeiras ou, claro, ao correr. Para visualizar a mecânica: a face anterior da parte distal do fêmur (osso da coxa) desliza pela face articular (posterior) da patela. Entre eles existe cartilagem, que permite o movimento suave e sem atrito. Quando essa cartilagem é danificada ou inflamada, perde parte da capacidade de amortecimento, surgindo a dor. Para resolver, você pode atuar em dois ângulos: alongamento e fortalecimento. Aqui trago uma prática focada em alongamento e outra focada em fortalecimento. A primeira prática funcional libera trato iliotibial, posteriores de coxa, quadríceps e planta dos pés. A segunda prática ativa os arcos plantares, glúteo médio e adutores do quadril.

# JOELHO DE CORREDOR

# PRÁTICA FUNCIONAL 1

Faça esta sequência diariamente por duas semanas. Depois, reduza para três a quatro vezes por semana pelas duas semanas seguintes. Após esse período, pode continuar a prática ocasionalmente para manutenção.

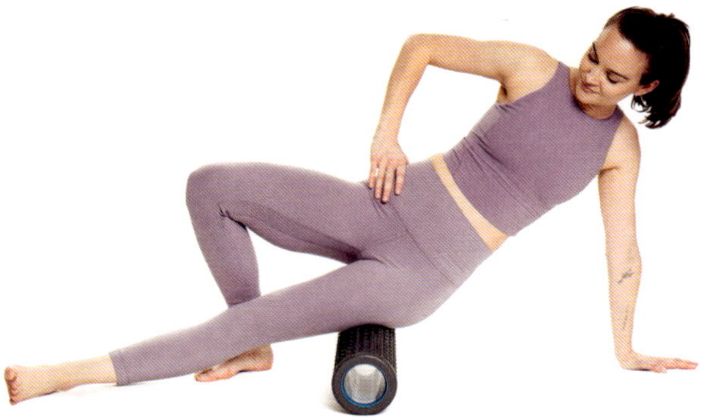

**1. Liberação miofascial do trato iliotibial (2 minutos em cada lado)** Com uma bola ou rolo de liberação, aplique pressão no trato iliotibial, rolando lentamente para frente e para trás até encontrar um ponto de sensibilidade. Mantenha até que a dor diminua e então passe para outro ponto.

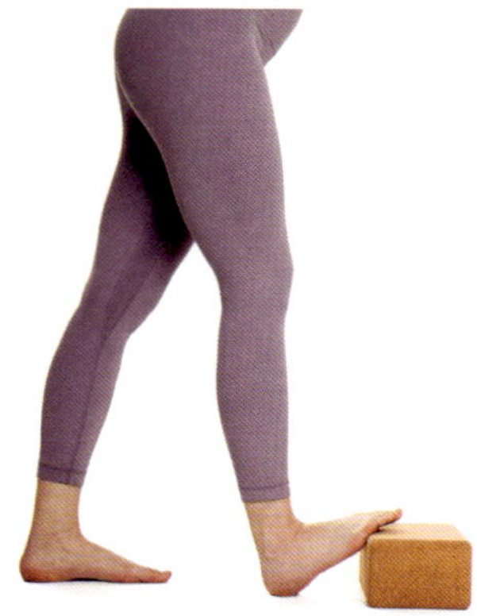

**2. Descida de calcanhar (permanecer por 30 segundos em cada lado)** Eleve a parte anterior de um dos pés em uma superfície alguns centímetros acima do chão. Incline-se para a frente até sentir o alongamento na panturrilha. Mantenha o peso distribuído por todo o pé, evitando que ele colapse para dentro.

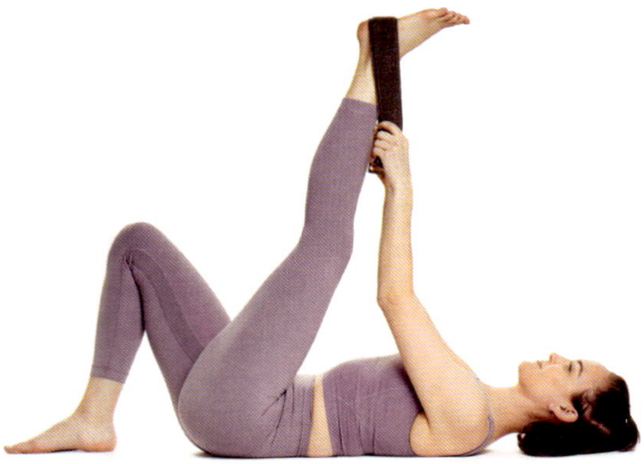

**3. Alongamento de posteriores de coxa (permanecer por 1 minuto em cada lado)** Traga um joelho em direção ao peito e envolva o mesmo pé com uma toalha ou faixa. Certifique-se de que a toalha ou a faixa esteja posicionada mais próxima ao calcanhar, e não na base dos dedos. Isso garante que o alongamento seja sentido nos posteriores de coxa e não apenas na panturrilha.

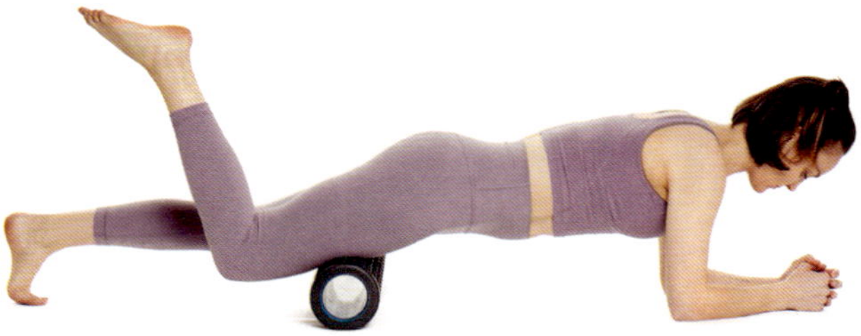

**4. Liberação miofascial dos quadríceps (permanecer por 2 minuto em cada lado)** Com bola ou rolo de liberação miofascial, aplique pressão nos quadríceps. Role lentamente para frente e para trás até achar um ponto dolorido. Nesse ponto, flexione e estenda a perna sobre o rolo até a dor diminuir, e só então mude de região.

# PRÁTICA FUNCIONAL 2

Faça esta sequência de fortalecimento três a quatro vezes seguidas, três a quatro vezes por semana. Quando se sentir melhor, continue praticando duas vezes por semana como manutenção.

**1. Elevação de dedos (10x)** Em pé, na posição neutra: pressione os dedões contra o chão para ativar os arcos plantares. Sem levantar os dedões, eleve os demais dedos. Retorne à posição neutra.

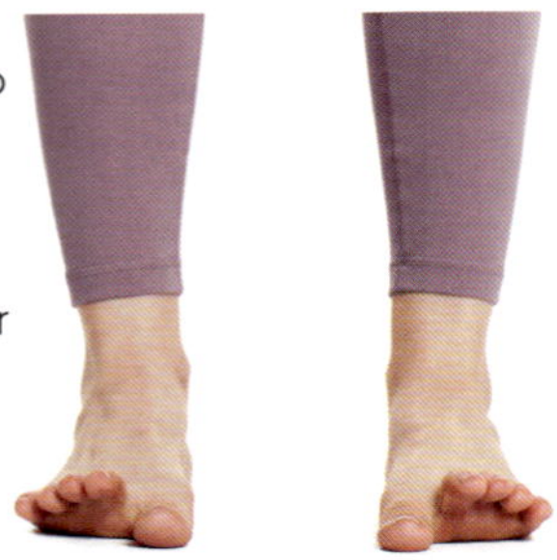

**2. Postura da deusa (permanecer por 30 segundos)** Flexione os joelhos a 90 graus, mantendo pés e joelhos apontando na mesma direção. Quanto mais baixo você descer, mais desafiador será. Se for muito difícil flexionar tanto, mantenha os joelhos em um ângulo mais aberto.

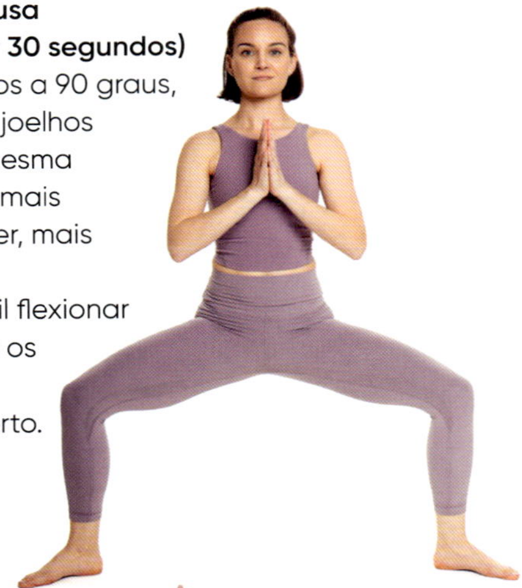

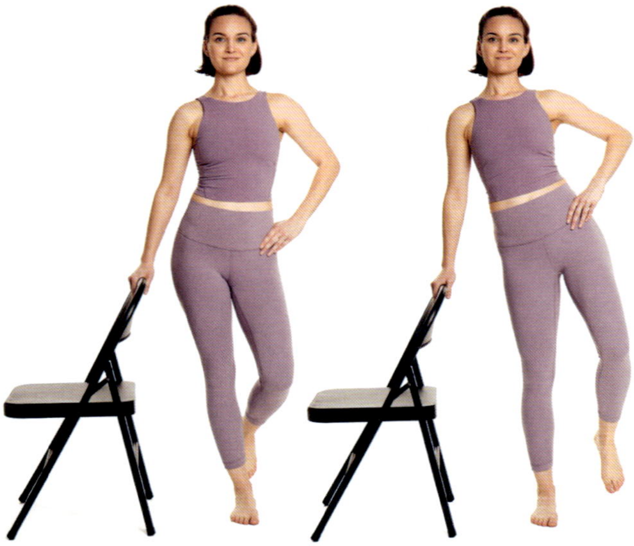

**3. Elevação lateral de quadril (20x em cada lado)** Em pé, segure-se com uma mão em uma cadeira ou outra superfície estável e levante o pé oposto do chão, equilibrando-se na perna mais próxima da cadeira. Relaxe e deixe o quadril da perna de apoio cair para o lado. Em seguida, ative os glúteos desse lado para trazer o quadril de volta à posição neutra.

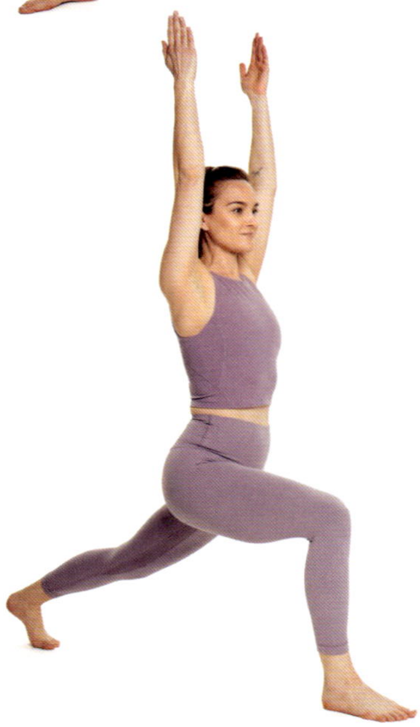

**4. Guerreiro I (permanecer por 1 minuto em cada lado)** Flexione o joelho da frente a 90 graus e mantenha o joelho de trás elevado, fora do chão. Direcione o joelho da frente levemente para o lado do dedo mínimo do pé, evitando que o pé colapse para o lado de dentro. Eleve os braços para cima, ao lado das orelhas.

**Corrigir a fraqueza do quadríceps é relativamente simples, já que pode ser isolado facilmente quando o objetivo é força.**

### AVALIE-SE

Fique em pé com o dorso apoiado em uma parede. Flexione os joelhos até formarem um ângulo de 90 graus, mantendo toda a coluna encostada – do cóccix até a parte posterior da cabeça. Veja se consegue sustentar por 45 segundos.

Fraqueza avançada de quadríceps pode se manifestar como a necessidade de apoiar-se nos braços da cadeira para conseguir se levantar, por não conseguir recrutá-lo adequadamente.
Isso é mais comum em idosos ou em pessoas com lesões nervosas ou musculares. Por outro lado, é mais comum a presença de uma fraqueza funcional leve, que faz a patela deslizar de forma incorreta, levando à dor no joelho – seja durante exercícios ou até mesmo ao caminhar. A primeira prática funcional começa com posturas clássicas do yoga para ativar o quadríceps e progride para posturas mais desafiadoras, que também estimulam a resistência.
A segunda prática funcional é um pouco mais dinâmica e desafiadora que a primeira, mas mantém o foco em fortalecer o quadríceps.

# QUADRÍCEPS ENFRAQUECIDO

# PRÁTICA FUNCIONAL 1

Faça esta sequência duas ou três vezes seguidas, três a quatro vezes por semana, durante quatro semanas.

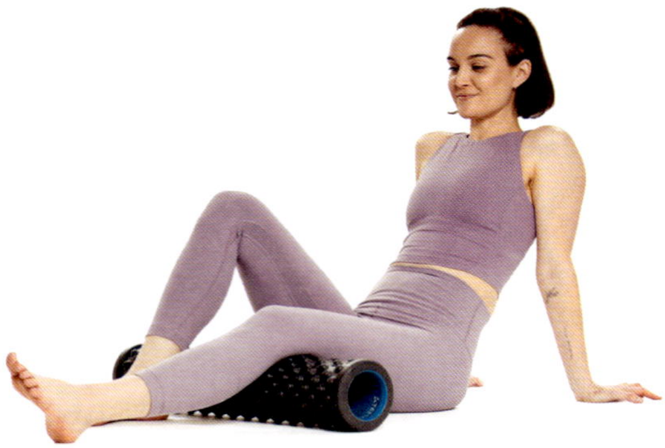

**1. Ativação dos quadríceps (10x em cada lado)** Coloque um rolo de liberação sob a coxa, logo acima da dobra do joelho. Gire levemente os dedos dos pés para fora (como se apontassem para a posição 1h, no caso da perna direita, ou 11h, no caso da esquerda). Eleve lentamente a perna que está sobre o rolo, ativando os quadríceps, e depois abaixe.

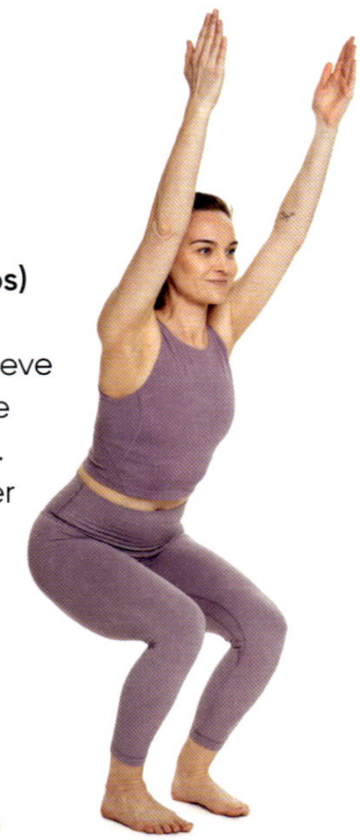

**2. Postura da cadeira (permanecer por 30 segundos)** Afaste os pés na largura do quadril, flexione os joelhos e leve o quadril para baixo, como se fosse sentar em uma cadeira. Os braços podem se estender acima da cabeça ou permanecer nos quadris, para uma opção mais leve.

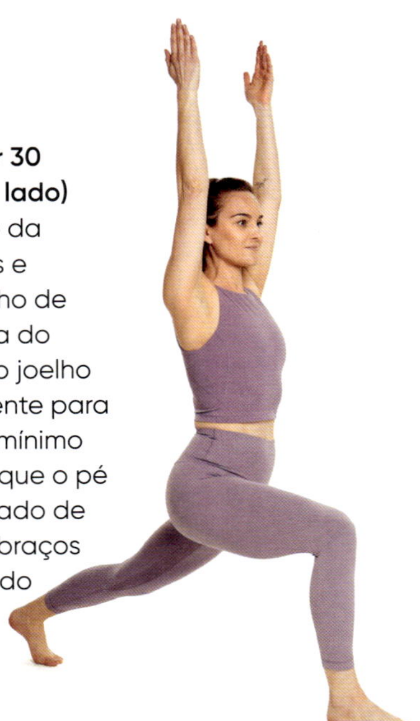

**3. Guerreiro I (permanecer por 30 minuto em cada lado)** Flexione o joelho da frente a 90 graus e mantenha o joelho de trás elevado, fora do chão. Direcione o joelho da frente levemente para o lado do dedo mínimo do pé, evitando que o pé colapse para o lado de dentro. Eleve os braços para cima, ao lado das orelhas.

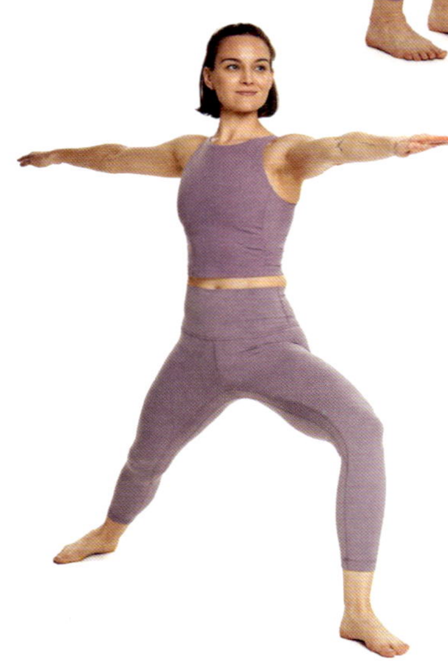

**4. Guerreiro II (permanecer por 30 segundos em cada lado)** Leve um pé à frente, flexionando a perna em 90 graus com os dedos apontados para a frente do tapete. Estenda a outra perna para trás, com o pé paralelo à borda curta do tapete. Os ombros e quadris devem permanecer alinhados com a borda longa do tapete. Abra os braços.

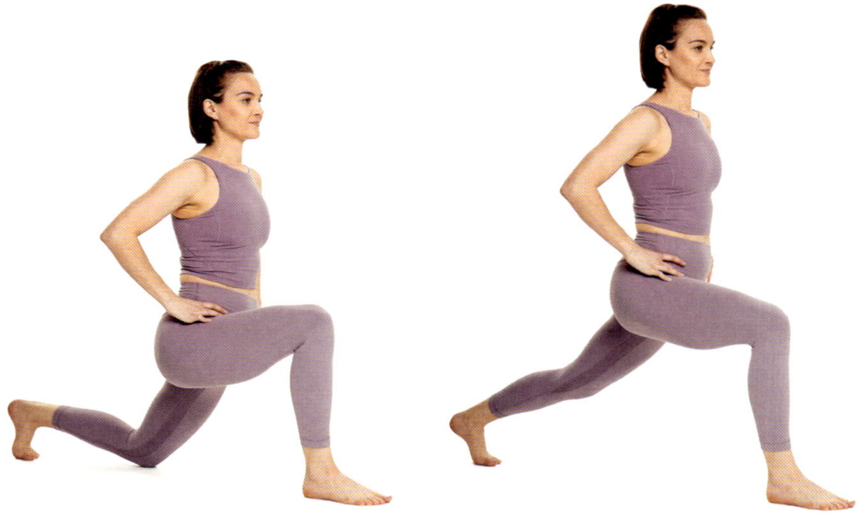

**5. Afundo com joelho no chão (10x em cada lado)** Entre em um afundo baixo, com o joelho da frente a 90 graus e o joelho de trás apoiado no chão. Ative suavemente os quadríceps da perna de trás até que o joelho se eleve ligeiramente do chão, depois retorne devagar.

**6. Isometria na parede (permanecer por 1-2 minutos)** Fique a cerca de 45 cm da parede. Vire-se, encoste as costas na parede e caminhe com os pés para frente até flexionar os joelhos a 90 graus. Pressione igualmente os calcanhares e a parte anterior dos pés contra o chão. Mantenha ombros e cabeça apoiados na parede.

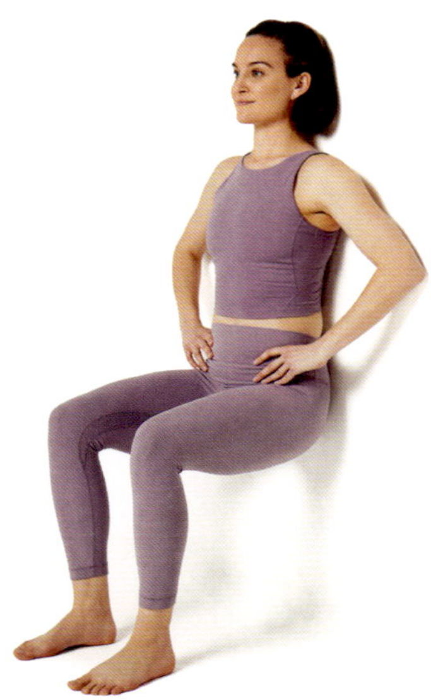

# PRÁTICA FUNCIONAL 2

Faça esta sequência duas ou três vezes seguidas, três a quatro vezes por semana, durante quatro semanas.

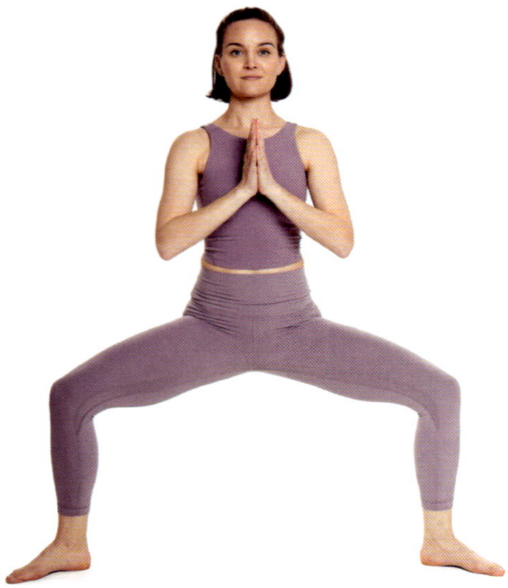

**1. Postura da deusa (permanecer por 1 minuto)** Flexione os joelhos a 90 graus, mantendo pés e joelhos apontando na mesma direção. Quanto mais baixo você descer, mais desafiador será.
Se for muito difícil flexionar tanto, mantenha os joelhos em um ângulo mais aberto.

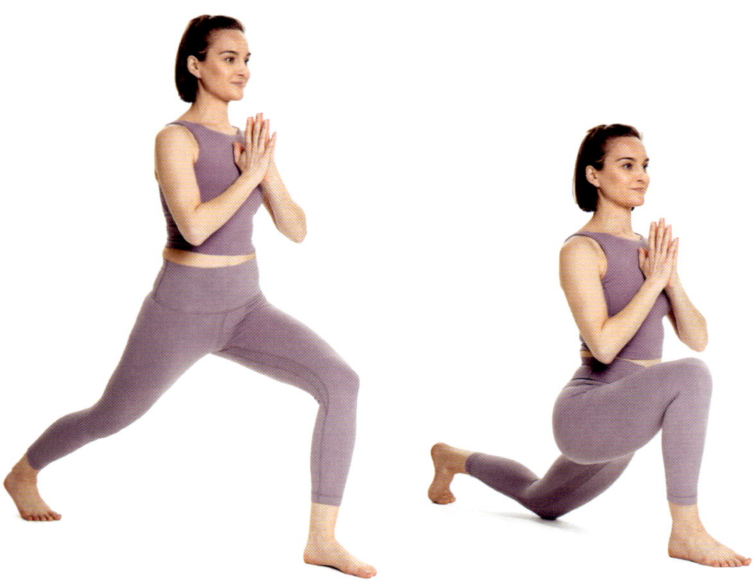

**2. Guerreiro I com Lua crescente ou corredor baixo com afundo (10x em cada lado)** Flexione o joelho da frente a 90 graus e mantenha o joelho de trás elevado, fora do chão. Direcione o joelho da frente levemente para o lado do dedo mínimo do pé, evitando que o pé vire para o lado de dentro. Traga os braços para frente do peito, unindo as palmas da mãos, em prece. Flexione o joelho de trás até que toque levemente o chão, depois ative os quadríceps para estendê-lo novamente.

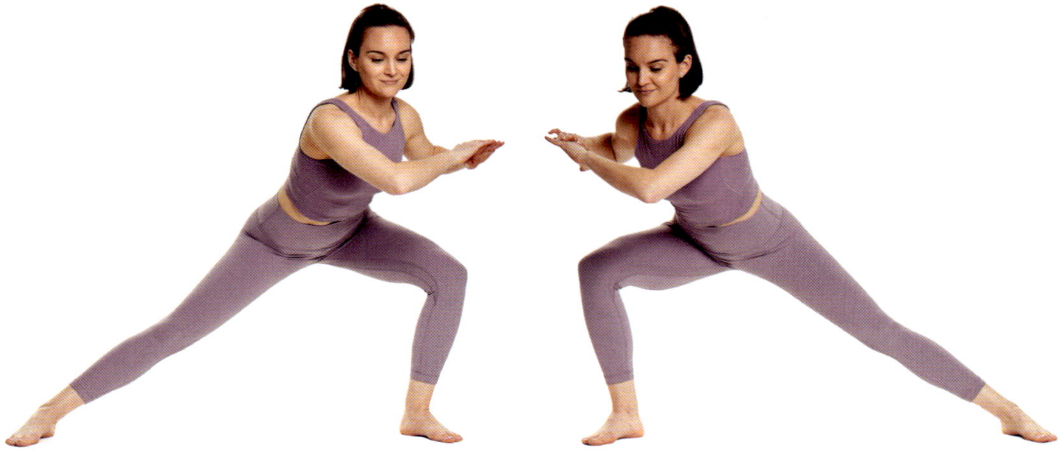

**3. Patinadores (10x para cada lado)** Fique em pé com os pés afastados e os dedos levemente voltados para fora. Mantenha os quadris baixos e incline o tronco levemente para frente. Deslize de um lado para o outro devagar, como se estivesse patinando.

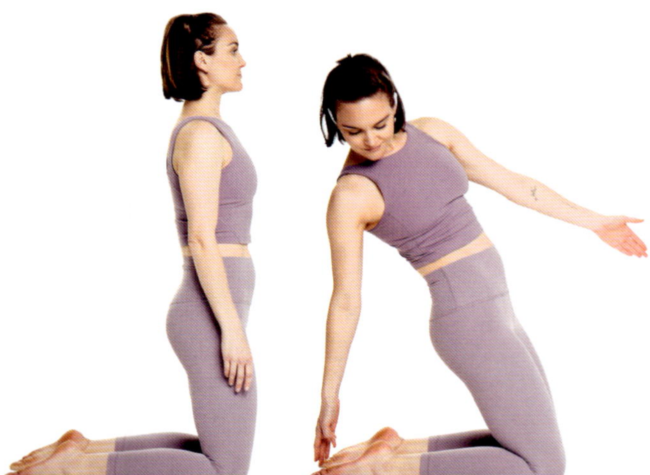

**4. Camelo com toque no calcanhar (x10 em cada lado)** Ajoelhe-se com os joelhos afastados na largura do quadril. Leve o tronco e a pelve levemente para trás até conseguir tocar o pé com uma das mãos, alternando os lados.

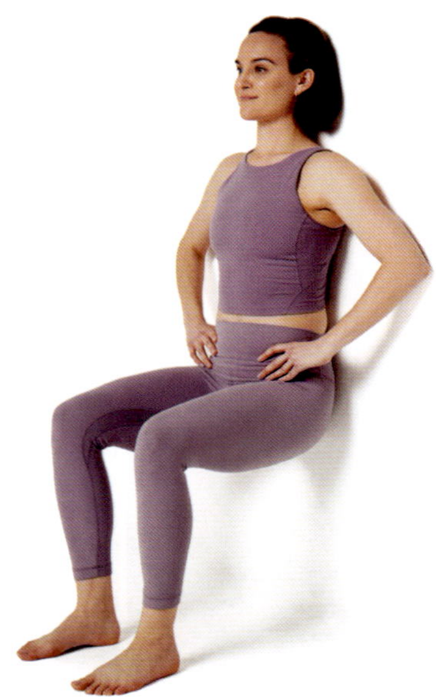

**5. Isometria na parede (permanecer por 1-2 minutos)** Fique a cerca de 45 cm da parede. Vire-se, encoste as costas na parede e caminhe com os pés para frente até flexionar os joelhos a 90 graus. Pressione igualmente os calcanhares e a parte anterior dos pés contra o chão. Mantenha ombros e cabeça apoiados na parede.

**Quadríceps encurtado exige uma combinação de alongamentos dinâmicos e estáticos para ser corrigido completamente – e é isso que faremos aqui.**

## AVALIE-SE

Em decúbito ventral, tente usar a mão para aproximar o calcanhar dos glúteos, um membro inferior de cada vez. Se o quadril levantar ao flexionar a perna, ou se houver dor ou formigamento, é sinal de que o quadríceps pode estar encurtado. Você passa no teste se conseguir encostar o calcanhar nos glúteos com relativa facilidade e sem desconforto.

A "solução" padrão – em pé, segure o pé e flexione o joelho de modo que o pé se aproxime dos glúteos – pode trazer algum alívio, mas não considero essa a prática mais eficaz. Alongar os músculos é ótimo, mas, especialmente quando se trata do quadríceps, não se deve apenas alongar sem também fortalecer, já que ele desempenha um papel essencial na estabilidade do joelho. Esse alongamento específico também pode sobrecarregar a patela, então, se sentir alguma dor em pontada próximo à patela ao praticá-lo, reduza a intensidade. Existem práticas melhores por aí!

Vou mostrar uma prática, que atua como um alongamento ativo, estendendo-se por toda a amplitude de movimento; e outra que inclui alguns alongamentos estáticos. Ambos os tipos são úteis e essenciais para garantir que não se comprometa o equilíbrio estrutural do joelho.

A primeira prática funcional é uma sequência leve de ativação /fortalecimento, com movimentos muito simples, para evitar que excesso de alongamento.

A segunda prática funcional foca em alongar suavemente o quadríceps, sem comprometer o alinhamento adequado do joelho.

# QUADRÍCEPS ENCURTADO

# PRÁTICA FUNCIONAL 1

Faça esta sequência quatro ou cinco vezes por semana, até sentir alívio e melhora funcional. Você notará progresso em três a quatro semanas.

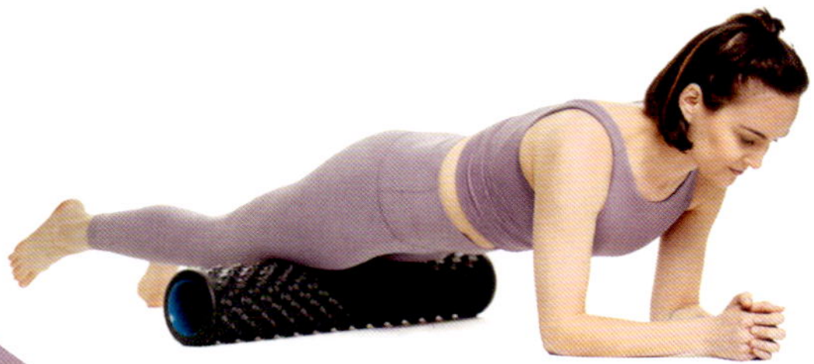

**1. Liberação miofascial dos quadríceps (2 minutos em cada lado)** Com uma bola ou rolo de liberação, aplique pressão nos quadríceps, rolando lentamente para frente e para trás até encontrar um ponto de sensibilidade. Flexione e estenda a perna nesse ponto até a dor diminuir, e então avance para outra área.

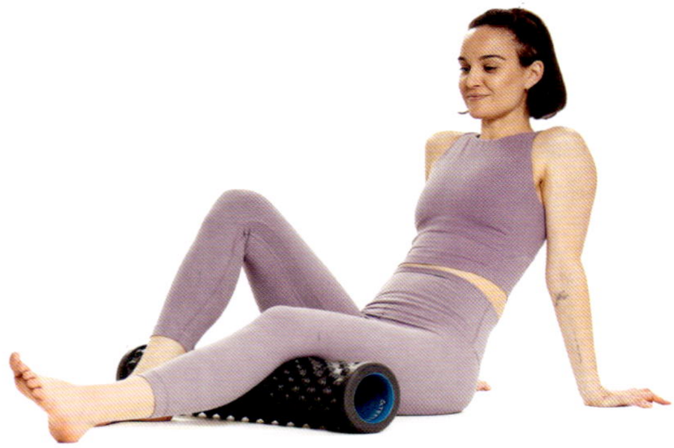

**2. Ativação dos quadríceps (10x em cada lado)** Coloque um rolo de liberação sob a coxa, logo acima da dobra do joelho. Gire levemente os dedos dos pés para fora (como se apontassem para a posição 1h, no caso da perna direita, ou 11h, no caso da esquerda). Eleve lentamente a perna que está sobre o rolo, ativando os quadríceps, e depois abaixe.

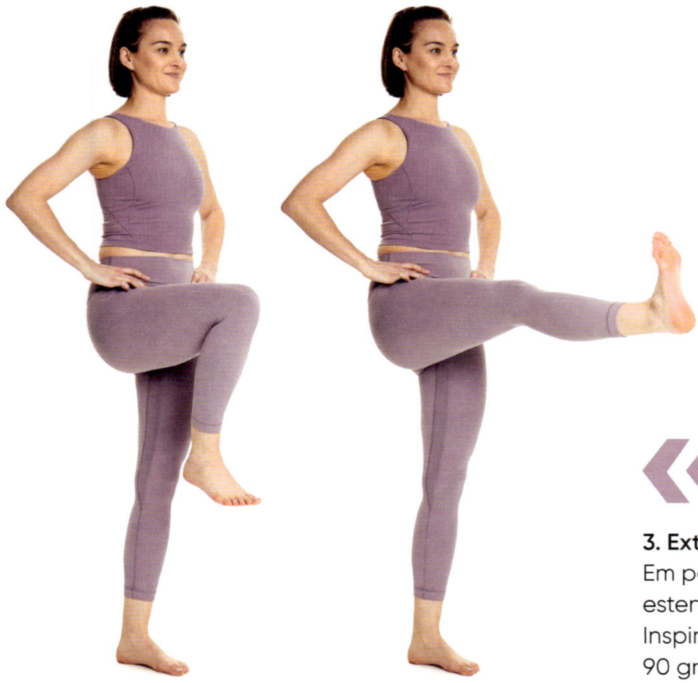

**3. Extensão de perna em pé (10x em cada lado)** Em pé, eleve um joelho a 90 graus. Na expiração, estenda o pé para a frente até o joelho ficar reto Inspire e retorne à posição inicial com a perna a 90 graus.

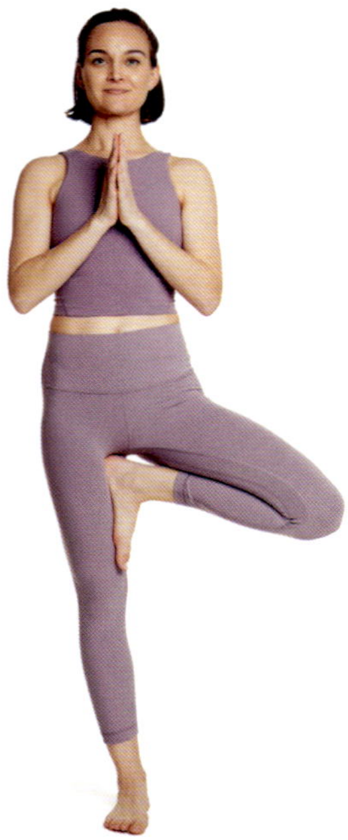

**4. Árvore (permanecer por 20 segundos em cada lado)**
Em pé, apoie-se sobre uma perna e leve o pé oposto para a parte interna da panturrilha ou da coxa da perna estendida. Mãos podem ficar nos quadris ou unidas em prece no centro do peito.

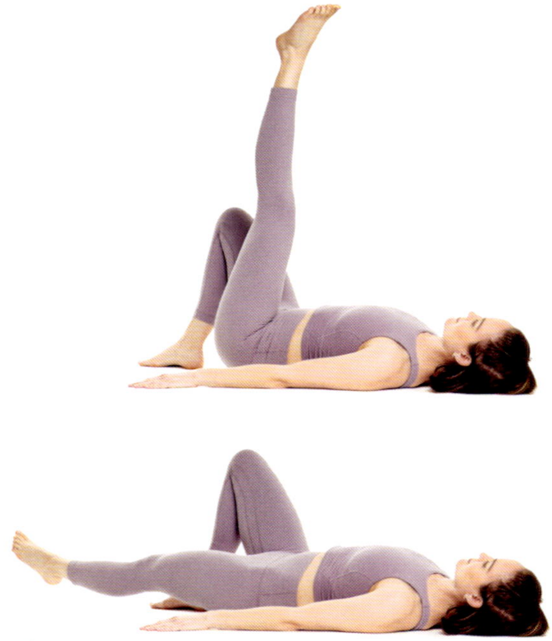

**5. Elevação de perna estendida (10x em cada lado)**
Deite-se com os joelhos flexionados e pés no chão. Estenda uma perna. Inspire para descer lentamente até ficar a poucos centímetros do chão e expire para voltar. Repita 10 vezes antes de trocar de lado.

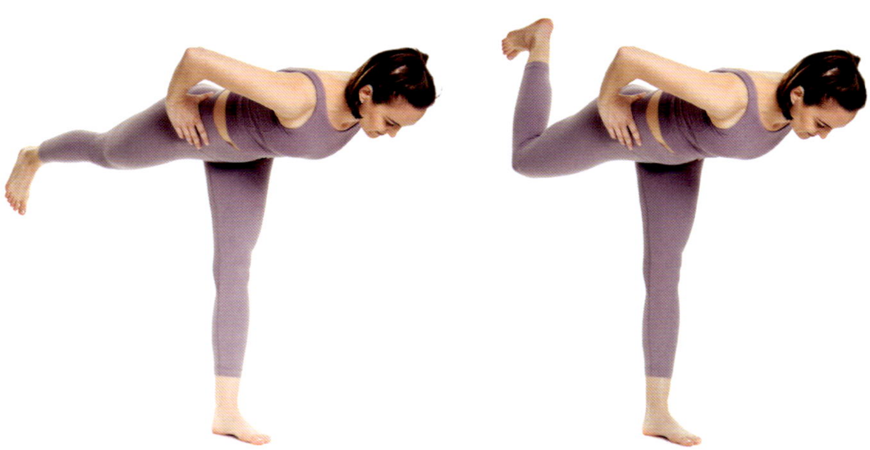

**6. Guerreiro III com flexão de joelho (10x em cada lado)**
Apoie-se na perna de base e flexione levemente o joelho. Estenda a outra perna para trás. Flexione o joelho da perna elevada até 90 graus e depois volte a estendê-la.

# PRÁTICA FUNCIONAL 2

Repita esta sequência três vezes seguidas. Pode ser feita diariamente, sempre que acordar com desconforto.

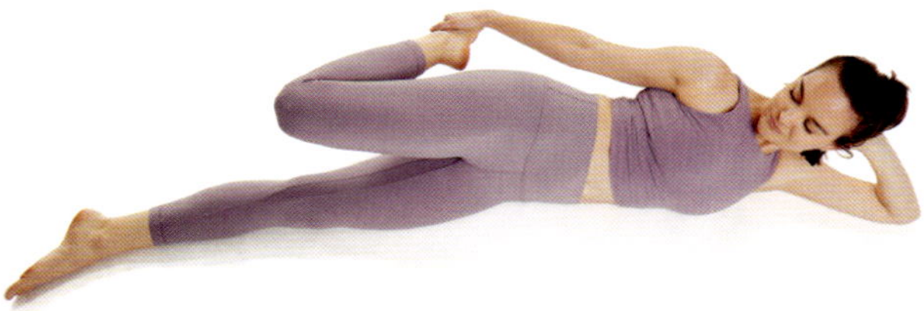

**1. Alongamento de quadríceps deitado de lado (permanecer por 30 segundos em cada lado)** Deite-se de lado e flexione o joelho de cima até alcançar o pé com a mão. Puxe-o em direção ao quadril até sentir o alongamento nos quadríceps.

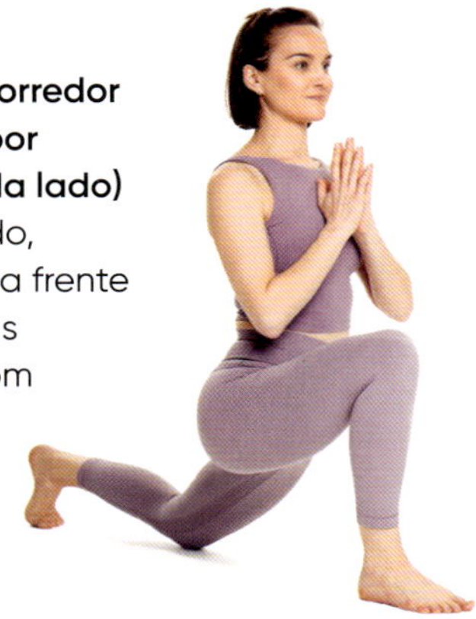

**2.Lua crescente ou corredor baixo (permanecer por 30 segundos em cada lado)** Na posição de afundo, mantenha o joelho da frente a 90 graus e o de trás apoiado no chão, com a perna estendida. Suas mãos podem estar apoiadas nos quadris ou em posição de prece no centro do peito.

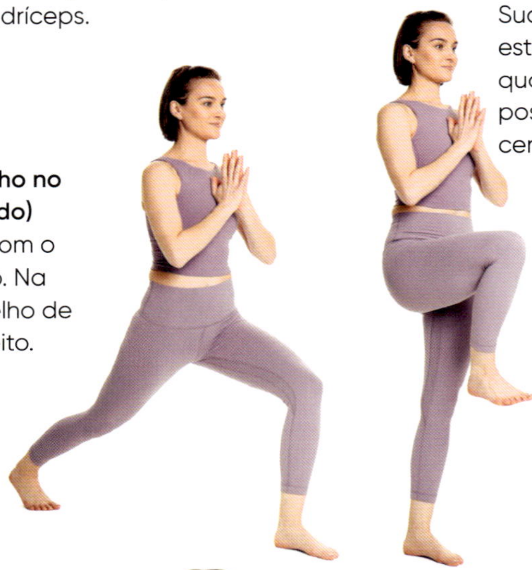

**3. Guerreiro I com joelho no peito (10x em cada lado)** Entre em um afundo com o joelho de trás elevado. Na expiração, traga o joelho de trás em direção ao peito. Retorne ao afundo.

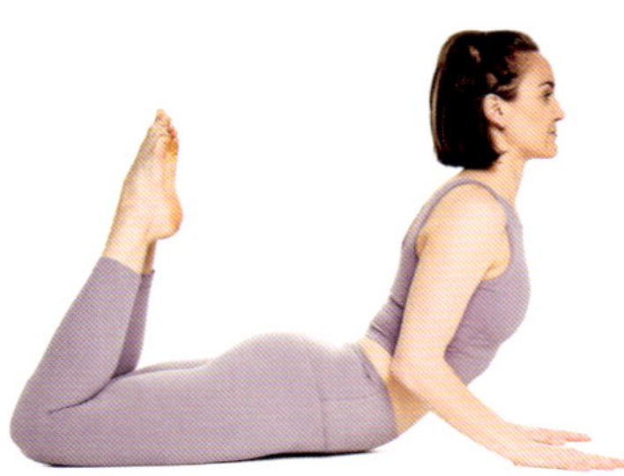

**4. Cobra com joelhos flexionados (permanecer por 15-30 segundos)** Deite-se de bruços e pressione as mãos no chão para elevar o peito. Mantenha os cotovelos flexionados. Flexione os joelhos até onde for confortável, na largura do quadril.

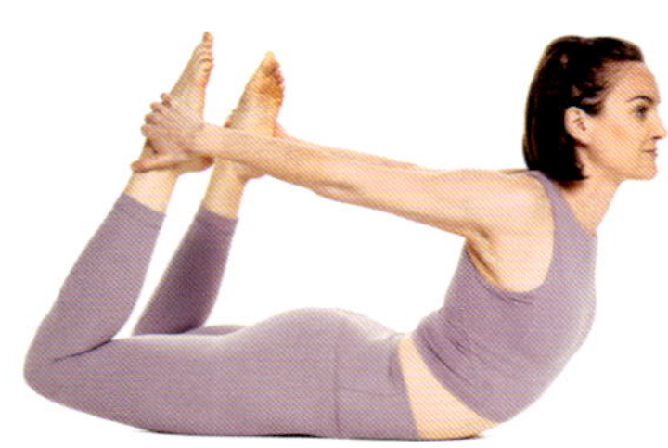

**5. Postura do Arco (permanecer por 10-20 segundos)** Deite-se de bruços, flexione ambos os joelhos e segure a parte externa dos pés com as mãos. Empurre os pés para trás e para cima, permitindo que o peito se eleve. Respire profundamente durante a permanência.

**A dor ao ajoelhar nem sempre é causada por um problema no joelho, mas pode ser apenas resultado da forma como você se ajoelha e, felizmente, existe uma solução simples.**

## DICA RÁPIDA

Uma forma de pensar nesse ajuste é como se deslocasse o peso do corpo levemente para a frente, deixando-o mais direcionado ao pé anterior, em vez de concentrá-lo sobre o membro posterior.
Em variações de afundo, normalmente buscamos distribuir o peso entre os dois membros, mas, se a pressão no joelho do membro posterior for excessiva, esse ajuste pode ajudar.

Ministrei milhares de aulas ao longo dos anos e, na maioria das vezes, a dor ao ajoelhar se resume a uma coisa: forma incorreta. Sempre que você for se ajoelhar em um afundo, certifique-se de usar este ajuste: se estiver em uma postura ou movimento que exija ambos os joelhos no solo dobre uma toalha e coloque-a sob eles para maior amortecimento. Não há qualquer benefício em conseguir se ajoelhar em piso duro sem proteção. Este ajuste ajudará a alinhar o corpo para que, ao se ajoelhar, a pressão não recaia diretamente sobre a patela, mas ligeiramente acima dela.

# DOR AO AJOELHAR

# PRÁTICA FUNCIONAL

Faça este ajuste sempre que precisar se ajoelhar, seja durante o exercício ou em atividades do dia a dia.

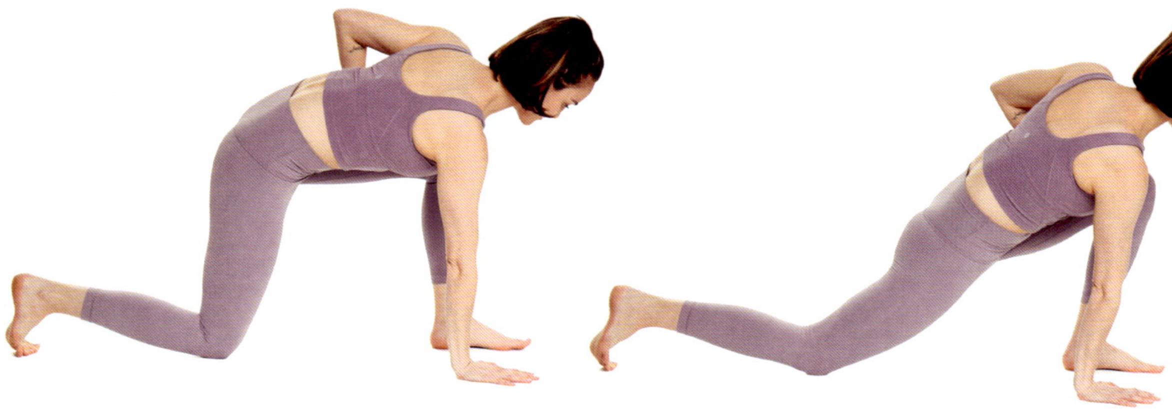

Quando você se ajoelha direto sobre a patela, isso pode pressionar a bursa patelar, causando inflamação e dor. Em vez disso, desloque o peso um pouco para cima da patela, evitando deixá-lo no centro. A sensação é quase como se você estivesse deslizando o peso sobre a patela. Apoiar os dedos dos pés no chão do lado que está ajoelhado também ajuda a aliviar parte da pressão no joelho.

## DICA RÁPIDA

Lembre-se: à medida que o corpo fica mais forte e mais móvel, queixas como essa tendem a desaparecer. Você pode notar que, ao fortalecer os quadríceps e melhorar a mobilidade dos quadris, esses momentos de ajoelhar em um afundo se tornam muito mais fáceis.

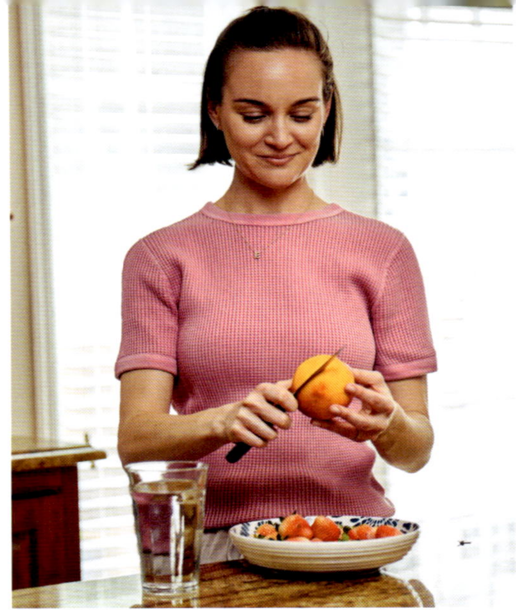

**MANTENHA UM PESO SAUDÁVEL.**
Já comentei sobre esse ponto anteriormente, mas é importante reforçar: "saudável" significa coisas diferentes para cada pessoa, e nem todos precisam focar em perder peso. No entanto, você provavelmente sabe qual é a faixa de peso em que se sente melhor. Isso é diferente de se preocupar apenas com a aparência. Se você percebe que está carregando mais peso do que o ideal para a sua estrutura corporal, isso pode levar a dor articular e até à degeneração dos joelhos. Muitos dos clientes com quem trabalho intuitivamente sabem o limite de peso que precisam respeitar para que suas articulações se mantenham saudáveis e estáveis.

**Hábito funcional:** Reflita sobre sua própria jornada e considere em quais momentos você se sentiu melhor. Esse é um ótimo ponto de partida.

**VOCÊ ESPERA QUE AS LESÕES MELHOREM SOZINHAS?**
Quando somos adolescentes ou mesmo nos nossos vinte anos, é incrível o quanto conseguimos suportar. Podíamos entrar em um jogo de basquete improvisado depois de ter consumido apenas doces e um gole de água como combustível, torcer o joelho, enrolar uma bandagem de compressão e estar de volta à quadra em dois dias. (Ok, mesmo na juventude esse é um jeito péssimo de cuidar do corpo, mas todos conseguimos suportar um pouco mais de abusos quando jovens.) À medida que chegamos aos trinta, quarenta, cinquenta anos e além, precisamos ser mais cautelosos com lesões, porque a capacidade de recuperação do corpo diminui com a idade. Podemos absolutamente nos recuperar, mas precisamos ser intencionais nesse processo. Se você suspeitar de uma distensão muscular ou sentir que "forçou algo" e a dor continuar após um ou dois dias, procure um médico o quanto antes. Quanto mais cedo você for tratado, maiores as chances de recuperação completa e mais rápido poderá voltar às

# HÁBITOS FUNCIONAIS

atividades que ama. Por outro lado, se nunca corrigir o problema, as compensações do corpo se tornam o novo normal, causando um efeito dominó de outros problemas à medida que o desequilíbrio se espalha pela cadeia cinética.

**Hábito funcional:** Seja proativo na resposta às lesões, se e quando elas acontecerem.

> Seja proativo na resposta às lesões para prolongar a vida útil das suas articulações.

**VOCÊ PRATICA MUSCULAÇÃO?**
Articulações saudáveis e estáveis ajudam a prevenir lesões, e uma boa tonificação muscular traz benefícios que vão desde a densidade mineral óssea até a saúde cardiovascular e o metabolismo. Os músculos das pernas estão entre os maiores do corpo, por isso, quando suas pernas estão fortes, você também se sente forte.

**Hábito funcional:** O treinamento resistido é essencial para manter articulações saudáveis e massa muscular adequada, especialmente à medida que envelhecemos — não o ignore.

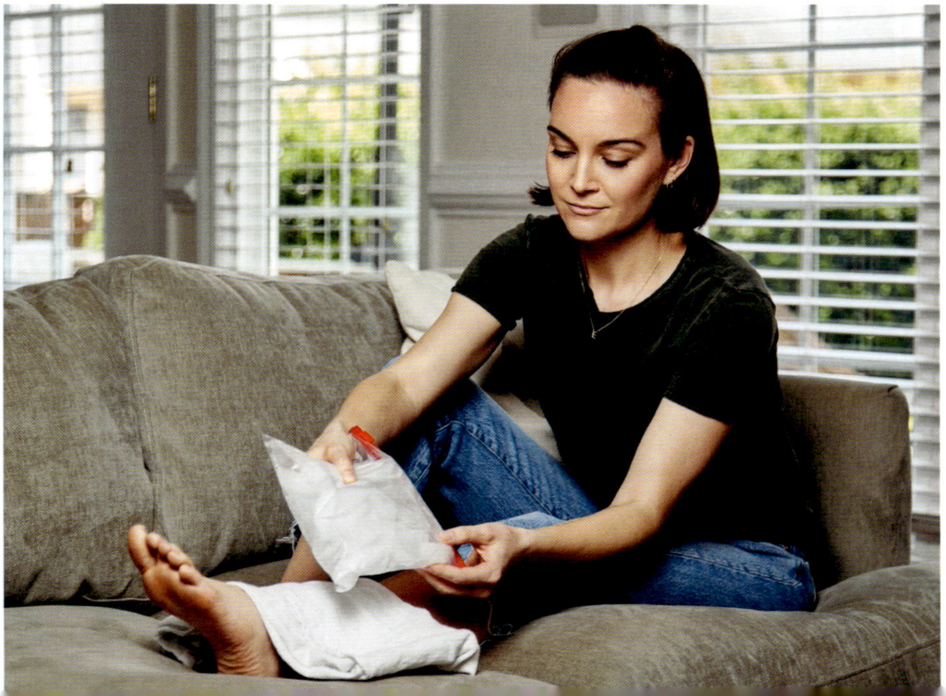

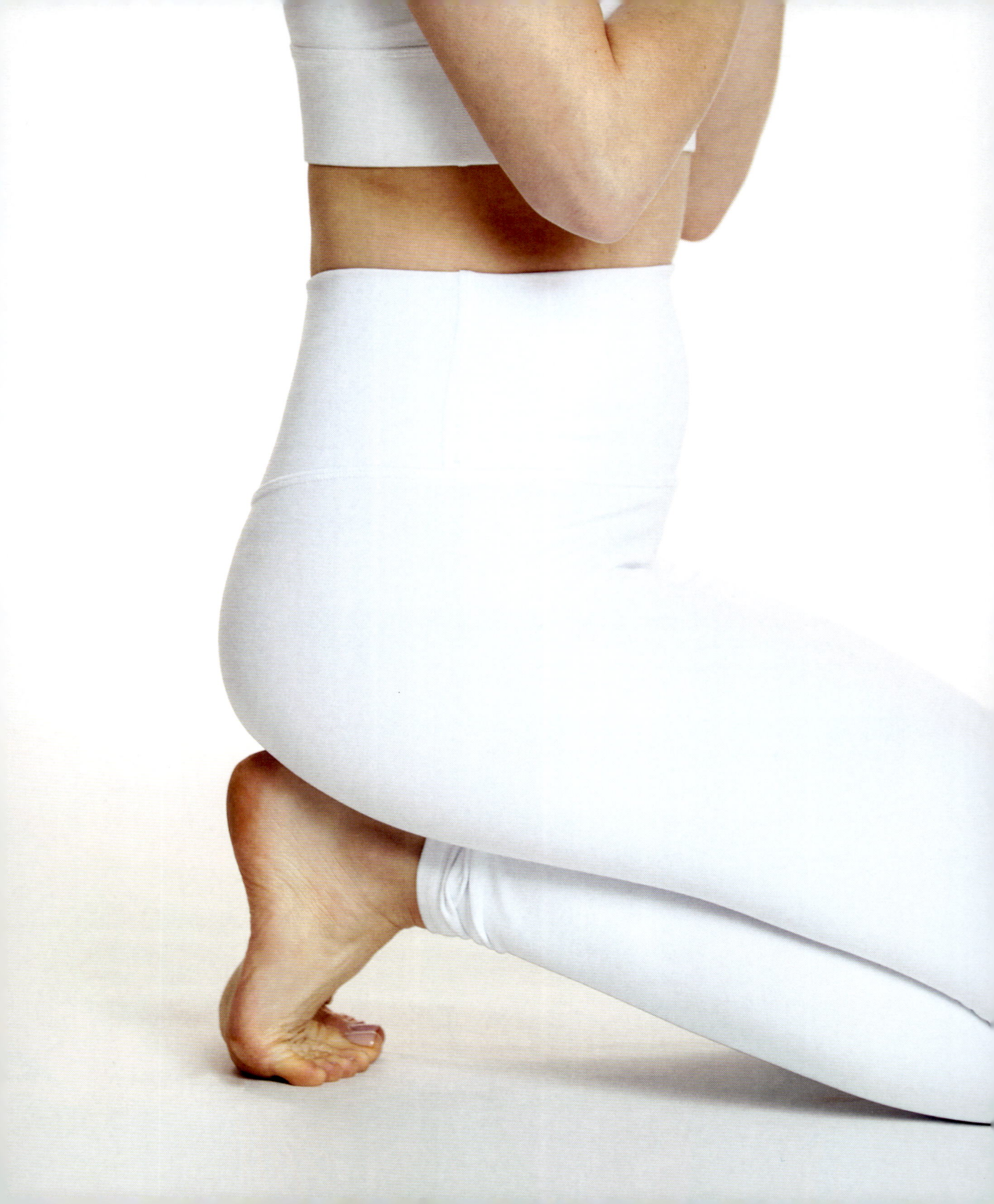

# TORNOZELOS & PÉS

Nossos pés e tornozelos são a base do corpo e do movimento.

Adoro falar sobre os pequenos detalhes do corpo, porque eles podem ser facilmente ignorados, mesmo sendo alguns dos que mais trabalham. Quero dizer com isso que você provavelmente não tem consciência de quanto os pés e tornozelos fazem por nós diariamente. Eles são a base literal do nosso corpo e movimento. Considerando todas as formas em que o tornozelo pode se mover, somadas às estruturas do pé, trata-se de uma coordenação belíssima — algo que se torna ainda mais impressionante à medida que aprendemos sobre isso.

O tornozelo pode se mover de seis formas diferentes: dorsiflexão, flexão plantar, eversão, inversão, abdução, adução. Essa variedade nos dá enorme liberdade para andar, correr e saltar com relativa facilidade. Aqui vou abordar um pouco de tudo, para ajudar a entender quais músculos atuam sobre a articulação do tornozelo e sobre as articulações do pé, explicando como tudo funciona em conjunto para produzir movimentos confortáveis. Também veremos algumas das dores mais comuns que ocorrem nos tornozelos e pés, para que você possa perceber e valorizar tudo o que essa região faz por nós.

# ANATOMIA DOS TORNOZELOS E PÉS

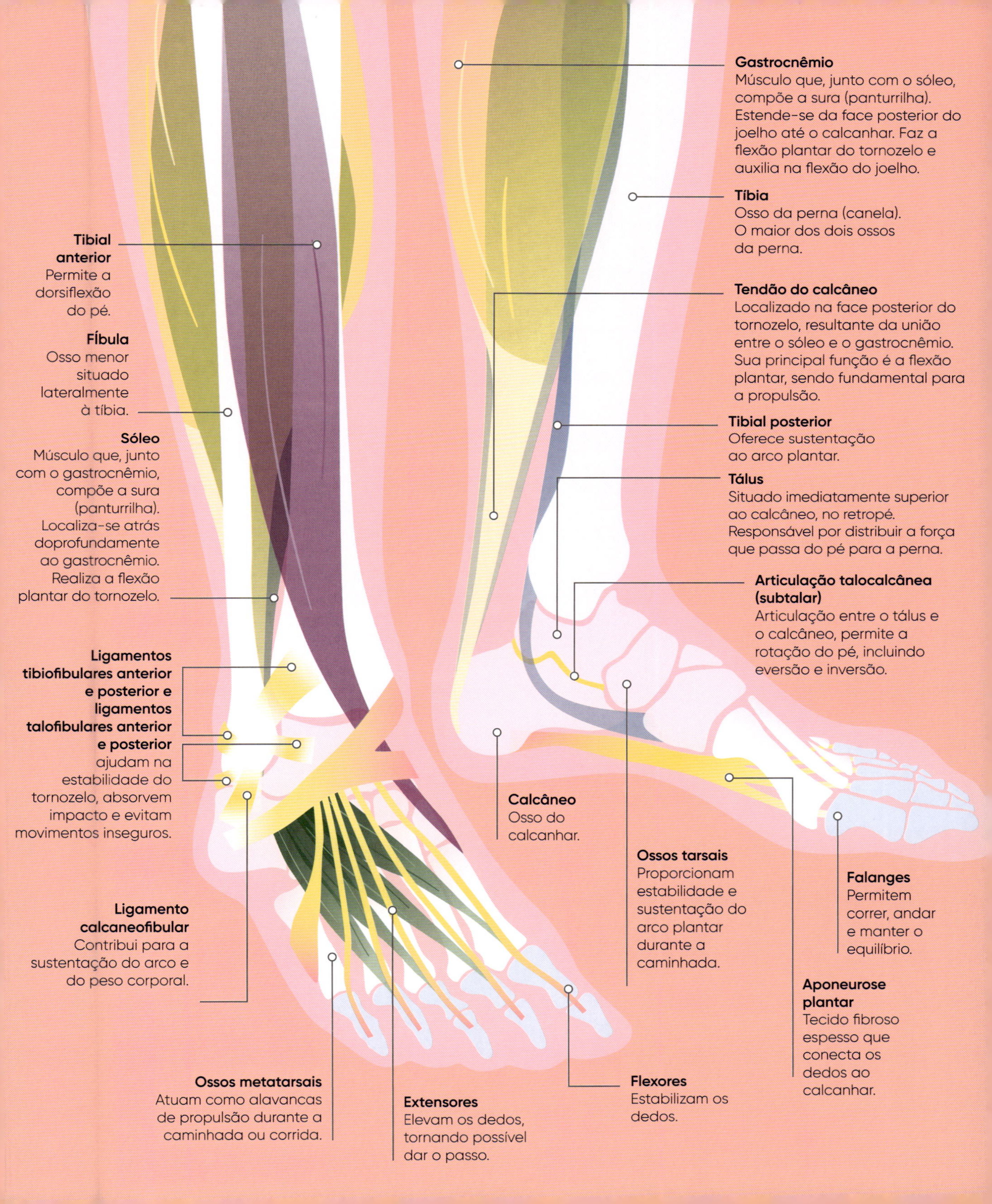
Gastrocnêmio
Músculo que, junto com o sóleo, compõe a sura (panturrilha). Estende-se da face posterior do joelho até o calcanhar. Faz a flexão plantar do tornozelo e auxilia na flexão do joelho.
Tíbia
Osso da perna (canela). O maior dos dois ossos da perna.
Tendão do calcâneo
Localizado na face posterior do tornozelo, resultante da união entre o sóleo e o gastrocnêmio. Sua principal função é a flexão plantar, sendo fundamental para a propulsão.
Tibial posterior
Oferece sustentação ao arco plantar.
Tálus
Situado imediatamente superior ao calcâneo, no retropé. Responsável por distribuir a força que passa do pé para a perna.
Articulação talocalcânea (subtalar)
Articulação entre o tálus e o calcâneo, permite a rotação do pé, incluindo eversão e inversão.
Tibial anterior
Permite a dorsiflexão do pé.
Fíbula
Osso menor situado lateralmente à tíbia.
Sóleo
Músculo que, junto com o gastrocnêmio, compõe a sura (panturrilha). Localiza-se atrás doprofundamente ao gastrocnêmio. Realiza a flexão plantar do tornozelo.
Ligamentos tibiofibulares anterior e posterior e ligamentos talofibulares anterior e posterior
ajudam na estabilidade do tornozelo, absorvem impacto e evitam movimentos inseguros.
Calcâneo
Osso do calcanhar.
Ossos tarsais
Proporcionam estabilidade e sustentação do arco plantar durante a caminhada.
Falanges
Permitem correr, andar e manter o equilíbrio.
Ligamento calcaneofibular
Contribui para a sustentação do arco e do peso corporal.
Aponeurose plantar
Tecido fibroso espesso que conecta os dedos ao calcanhar.
Ossos metatarsais
Atuam como alavancas de propulsão durante a caminhada ou corrida.
Extensores
Elevam os dedos, tornando possível dar o passo.
Flexores
Estabilizam os dedos.

**Quando falamos em rigidez no tornozelo, geralmente nos referimos à limitação na dorsiflexão – ou seja, aproximar os dedos do pé da canela.**

## AVALIE-SE

Apoie o pé no solo, de modo que os dedos fiquem a cerca de 10 cm da parede. Sem deixar o calcanhar levantar, veja se consegue flexionar o joelho até tocar a parede. Se você consegue, ou chega a poucos milímetros, passou no teste! Se não, precisa trabalhar a mobilidade do tornozelo. Se sentir um alongamento na panturrilha ou no tendão do calcâneo, a limitação provavelmente está nos tecidos moles e pode melhorar com treino de mobilidade. Se sentir um impacto na face anterior do tornozelo ou uma sensação de "travamento ósseo", trata-se de uma limitação estrutural – e não há problema nisso, faz parte da sua anatomia.

Pense: com que frequência você pratica esse movimento de forma intencional? Provavelmente nunca! E nossos sapatos ainda reforçam essa restrição: observe os que você tem em casa e veja quantos possuem elevação no calcanhar Mesmo tênis esportivos e sapatos casuais geralmente têm uma sola elevada que coloca o pé em flexão plantar – exatamente o oposto do que você precisa se estiver lidando com rigidez no tornozelo. Como o corpo é brilhante e adaptável, quando os músculos aprendem repetidamente a se manter em flexão plantar, perdemos gradualmente a capacidade de dorsiflexão adequada, o que gera tornozelos rígidos. A primeira prática funcional faz "um pouco de tudo": alonga as panturrilhas, mobiliza o hálux (primeiro dedo do pé) e ativa o arco do pé, ajudando a obter a mobilidade necessária. A segunda prática funcional é uma ótima forma de aquecer os tornozelos e explorar seu limite pessoal de amplitude de movimento.

# TORNOZELOS RÍGIDOS

# PRÁTICA FUNCIONAL 1

Faça esta sequência duas ou três vezes por semana, durante três a quatro semanas, até melhorar a função.

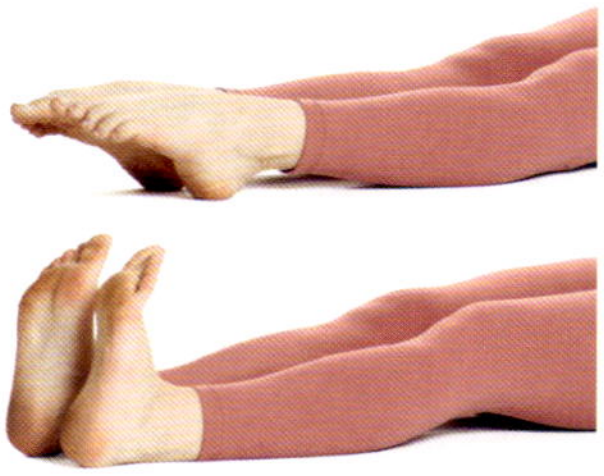

**1. Flexão plantar sentado (10x em cada direção)** Sente-se confortavelmente e alterne entre flexão plantar e dorsiflexão dos tornozelos. Movimente devagar, com controle, em ambos os lados.

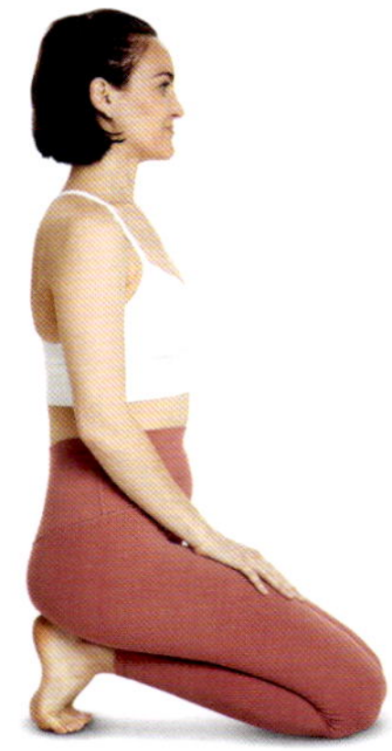

**2. Postura do diamante (permanecer por no mínimo 10 segundos ou por 1 minuto, se conseguir)** Sente-se sobre os calcanhares, com os dedos em dorsiflexão. Se isso incomodar os joelhos, coloque uma toalha enrolada atrás deles.

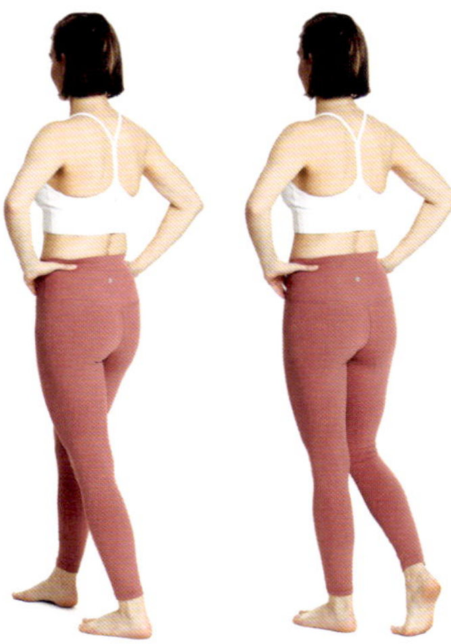

**3. Caminhada para trás (10 passos em cada lado)** Em um espaço amplo ou ao ar livre, caminhe devagar para trás, apoiando primeiro os dedos e depois os calcanhares. Execute cada passo lentamente, percebendo toda a amplitude de movimento.

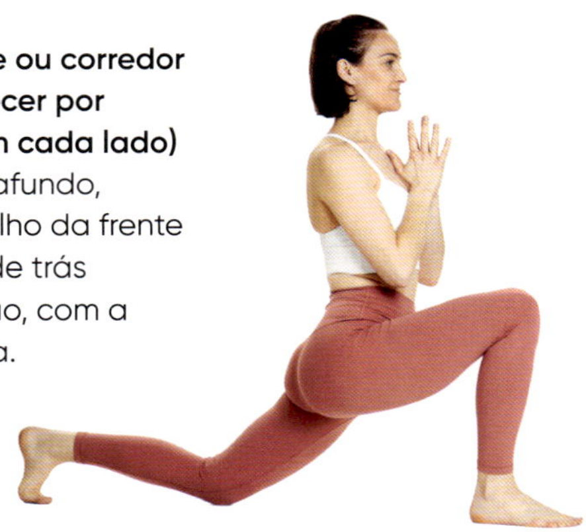

**4. Lua crescente ou corredor baixo (permanecer por 30 segundos em cada lado)** Na posição de afundo, mantenha o joelho da frente a 90 graus e o de trás apoiado no chão, com a perna estendida.

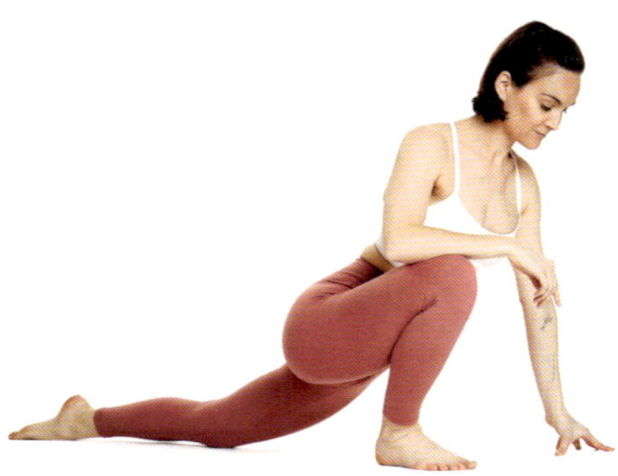

**5. Afundo com joelho sobre os dedos do pé (permanecer por 10 segundos em cada lado)** Leve o joelho e a canela sobre os dedos dos pés (ou um pouco além), sem levantar o calcanhar. Evite colapsar o arco plantar. Foque em levar o joelho na direção do dedo mínimo do pé, promovendo bom alinhamento.

# PRÁTICA FUNCIONAL 2

Faça esta sequência duas ou três vezes por semana, durante três a quatro semanas, até melhorar a função.

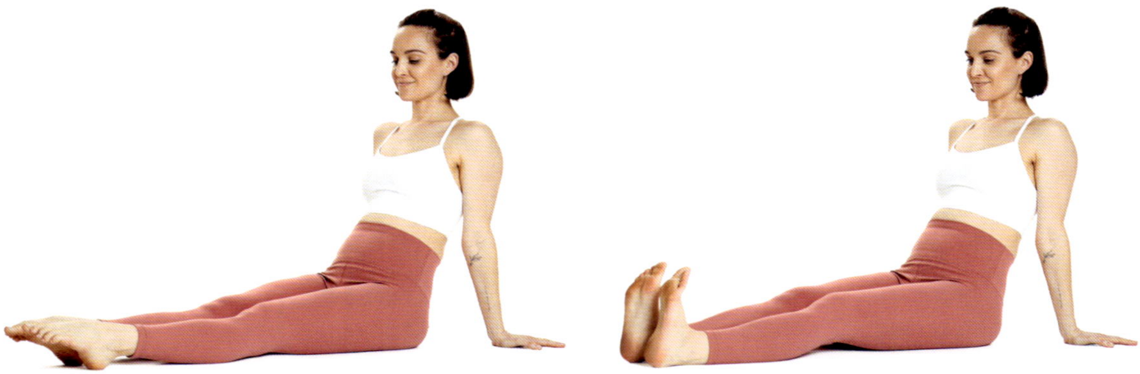

**1. Flexão plantar e dorsiflexão sentado (10x em cada lado)** Sente-se confortavelmente e alterne entre flexão plantar e dorsiflexão dos tornozelos. Movimente devagar, com controle, em ambos os lados.

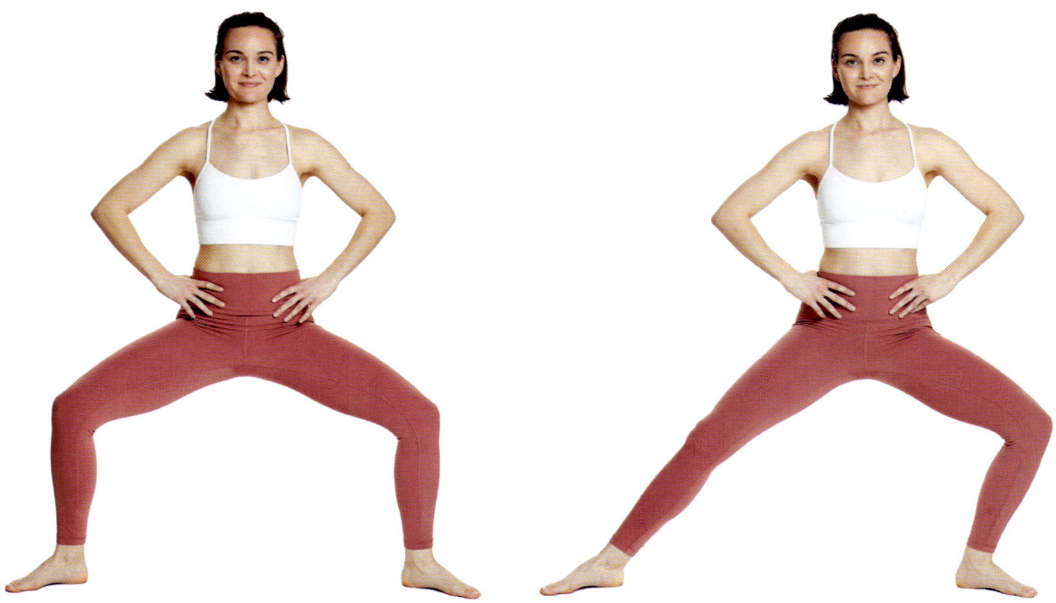

**2. Postura da deusa com flexão de perna (10x em cada lado)** Com joelhos a 90 graus e pés alinhados, deslize a pelve suavemente de um lado para o outro, sem subir ou descer os quadris.

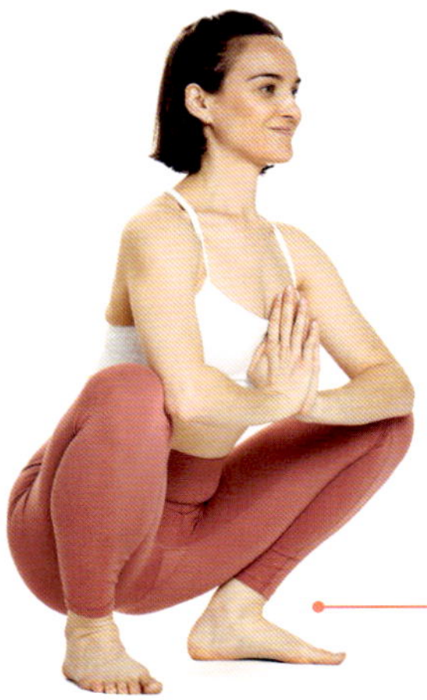

ADAPTAÇÃO
Sente-se sobre um bloco ou bolster se seus quadris não descerem tanto ou se você colapsar para trás antes de conseguir agachar completamente.

**3. Postura da guirlanda (permanecer por 30-60 segundos)** Mantenha joelhos e pés apontando na mesma direção. Erga o peito e mantenha o abdome suavemente ativo.

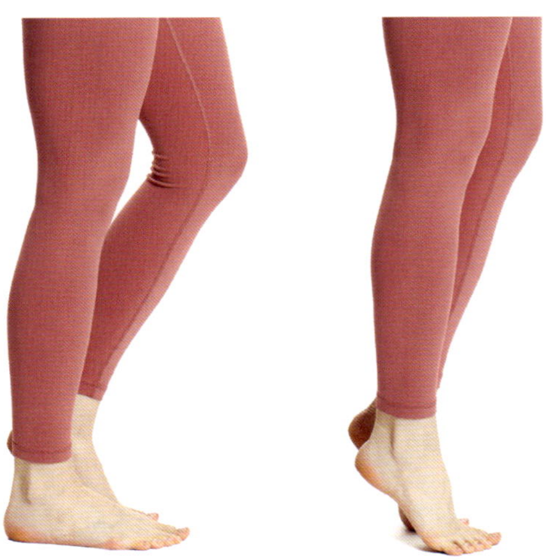

**4. Elevação de calcanhar (10x em cada lado)** Em equilíbrio sobre uma perna, eleve o calcanhar, ficando na ponta do pé, depois desça lentamente. Use uma parede ou cadeira para apoio, se necessário.

## DICA RÁPIDA

Em casa, ande descalço. Viver mais tempo descalço ajuda a restaurar a função dos pés e tornozelos, reduzindo (ou até eliminando) a rigidez.

**Panturrilhas encurtadas podem causar problemas ao longo de toda a cadeia cinética – você pode sentir dor ou desconforto nos joelhos, tornozelos ou pés, cuja origem real está na panturrilha.**

A rigidez pode ser causada por lesões ou distensões, mas, quando não é o caso, o motivo mais comum é: uso excessivo ou falta de uso, sapatos inadequados ou o hábito de usar salto. E não falo apenas de saltos altos – até sapatos com salto baixo ou plataforma já mantêm o pé em flexão plantar, deixando a panturrilha em constante contração. A boa notícia é que a rigidez simples raramente exige atenção médica. Você pode encontrar alívio em casa com movimentos simples e consistentes. Esta prática funcional foca em alongar as panturrilhas com um clássico alongamento em decúbito, aliado a liberação miofascial estratégica. Inclui também uma ativação leve da panturrilha e permanência na postura do cachorro olhando para baixo para consolidar o progresso.

### DICA RÁPIDA

Se seus tornozelos estiverem muito rígidos e com amplitude limitada, pode ter certeza de que isso afetará também as panturrilhas. Se suspeitar que esse é o problema, dedique tempo para trabalhar a mobilidade do tornozelo (veja página 170).

# PANTURRILHAS ENCURTADAS

# PRÁTICA FUNCIONAL

Faça isto três ou quatro vezes por semana, durante duas a quatro semanas, ou até sentir melhora. Depois desse período, pratique duas vezes por semana como manutenção, ou conforme a necessidade.

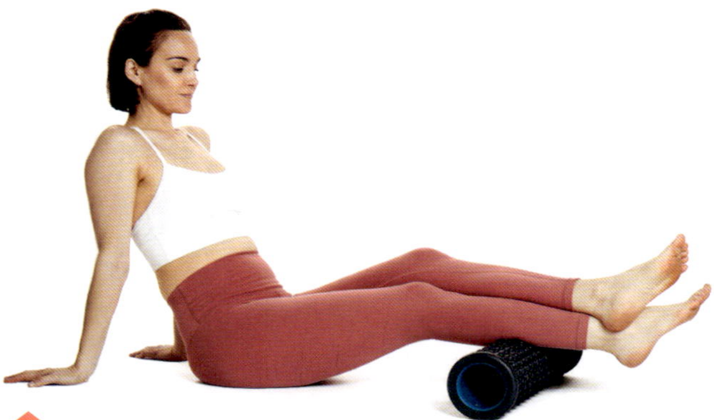

**1. Liberação miofascial (1 minuto em cada lado)** Com bola ou rolo de liberação, aplique pressão na panturrilha. Role devagar para frente e para trás até encontrar um ponto dolorido. Mantenha até que a dor diminua. Depois passe para outro ponto.

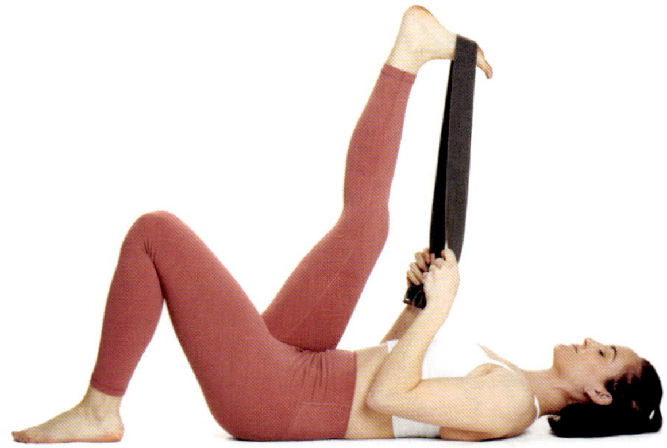

**2. Alongamento de posteriores de coxa (permanecer por 1 minuto em cada lado)** Traga um joelho em direção ao peito e envolva o mesmo pé com uma toalha ou faixa. Certifique-se de que a toalha ou a faixa esteja posicionada mais próxima ao calcanhar, e não na base dos dedos. Isso garante que o alongamento seja sentido nos posteriores de coxa e não apenas na panturrilha.

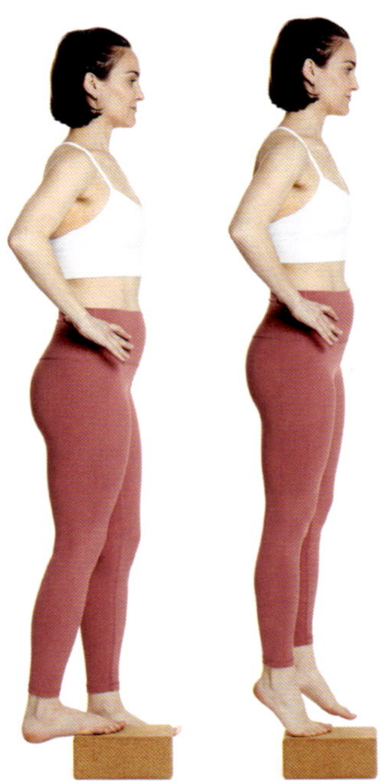

**3. Descida e subida de calcanhar (10x em cada lado)** Apoie a parte anterior do pé na beirada de um degrau ou bloco. Deixe o calcanhar descer lentamente. Pressione o antepé contra o degrau e suba na ponta do pé, depois desça novamente de forma controlada.

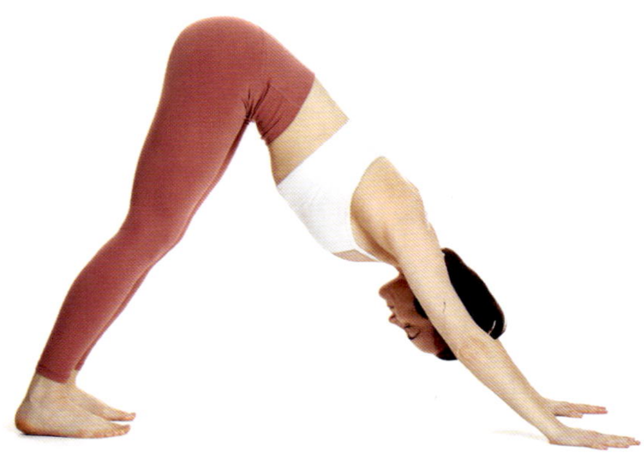

**4. Cachorro olhando para baixo (permanecer por 30 segundos)** Mãos afastadas na largura dos ombros, pés na largura do quadril. Flexione os joelhos o quanto for necessário para manter a coluna neutra. Ative suavemente as costelas inferiores para evitar que abram. Orelhas alinhadas aproximadamente com os braços.

**A compressão frequente dos dedos dos pés em sapatos mal ajustados, estreitos na caixa dos dedos, pode alterar o formato dos pés.**

Com o tempo, todas as estruturas que normalmente sustentariam o arco do pé "se desligam". Quando os ligamentos de sustentação enfraquecem e perdem a tensão adequada, o arco colapsa. Mais raramente, deformidades ósseas podem causar pés planos, mas essa não é a explicação mais comum. Ter pés planos aumenta o risco de desenvolver: hálux valgo (joanetes), artrite, osteófitos (esporões ósseos). Por isso, é importante fazer o que for possível para restaurar a função adequada e o fortalecimento dos arcos plantares. A primeira prática funcional ativa e fortalece os arcos, mobiliza os dedos e alonga as panturrilhas. A segunda prática funcional também alonga as panturrilhas, mas coloca mais ênfase na mobilização do hálux (primeiro dedo do pé), que tende a se inclinar em direção ao mediopé quando o arco colapsa.

### VERDADEIRO OU FALSO?

Pés planos ou chatos são sempre um problema.

**FALSO.** Cientistas estudaram os pés de pessoas em comunidades indígenas nas quais não é costume usar sapatos. Com a planta inteira do pé em contato com o solo, elas conseguem absorver todos os estímulos sensoriais dessa superfície. Ainda assim, mantêm estabilidade e flexibilidade suficientes para se impulsionar para a frente, e a mobilidade dos tornozelos e dos dedos permanece preservada. Portanto, "pés chatos" nem sempre são um problema – mas rigidez excessiva ou frouxidão exagerada no arco plantar quase sempre são.

# PÉS PLANOS

# PRÁTICA FUNCIONAL 1

Faça esta sequência diariamente, de quatro a seis vezes por semana, durante quatro a seis semanas. Depois, reduza para duas ou três vezes por semana, como manutenção.

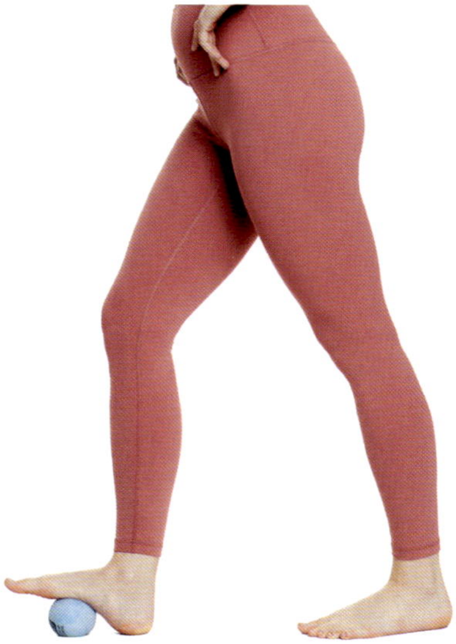

**1. Liberação dos pés (1-2 minutos em cada lado)** Apoie o pé sobre uma bola de massagem ou de tênis. Role devagar pelo arco até achar um ponto dolorido e mantenha. Quando aliviar, mude de ponto.

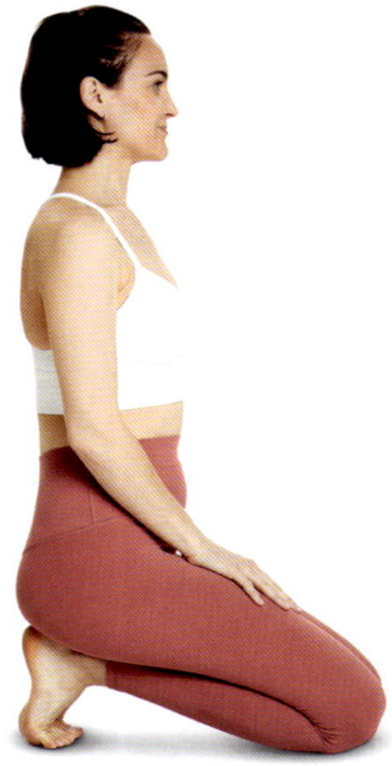

**2. Postura do diamante (permanecer por o mínimo de 10 segundos ou por 1 minuto, se conseguir)** Sente-se sobre os calcanhares, com os dedos dos pés flexionados sob chão. Se isso incomodar os joelhos, coloque uma toalha enrolada atrás deles.

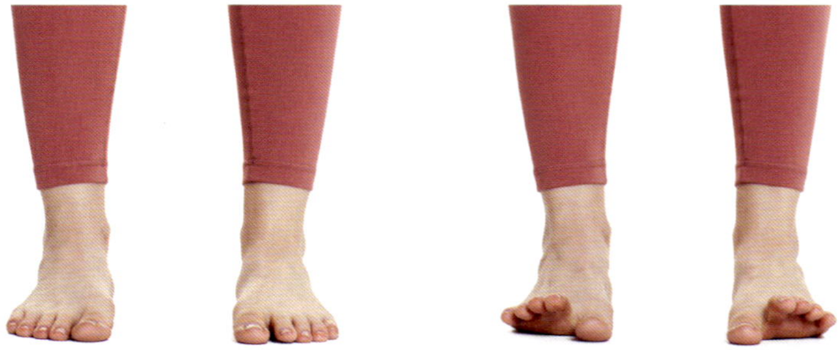

**3. Elevação de dedos (10x)** Em pé, pressione os dedões contra o chão para ativar o arco. Sem levantar o hálux (primeiro dedo do pé), eleve os demais dedos. Retorne à posição neutra.

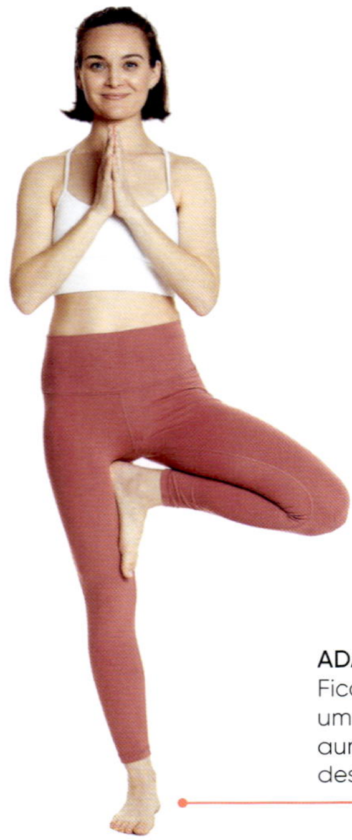

**ADAPTAÇÃO**
Ficar em pé sobre um bloco aumenta o desafio.

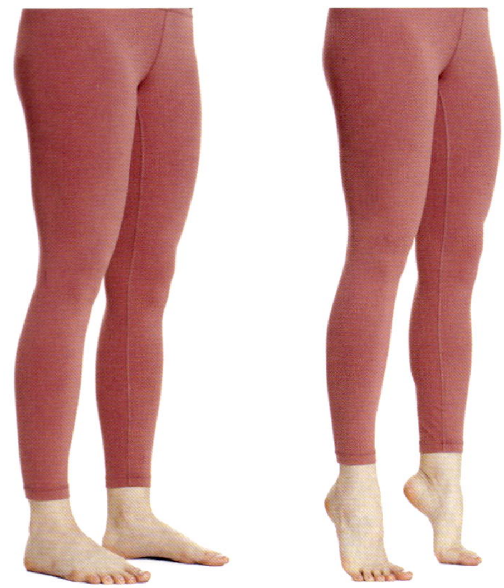

**4. Árvore (permanecer por 30-60 segundos)** Em pé, apoie-se sobre uma perna e leve o pé oposto para a parte interna da panturrilha ou da coxa da perna esticada. Mãos podem ficar nos quadris ou unidas em prece no centro do peito.

**5. Elevação de calcanhar (permanecer por 30 segundos em cada lado)** Afaste bem os dedos dos pés e pressione o antepé contra o chão para elevar os calcanhares. Desça lentamente, evitando "despencar" os calcanhares.

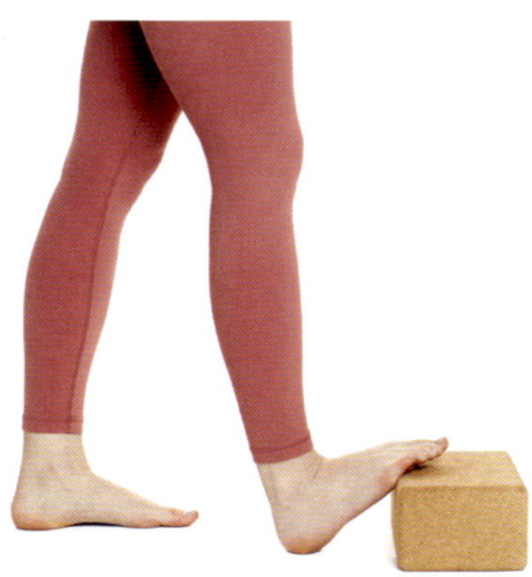

**6. Descida de calcanhar (permanecer por 30 segundos em cada lado)** Fique com os antepés apoiados em uma superfície elevada, como um degrau ou meio-fio, deixando os calcanhares suspensos. Deixe os calcanhares descerem para que os tornozelos façam flexão dorsal. Depois, retorne lentamente e de forma controlada à posição inicial. Você pode fazer com ambos os pés ao mesmo tempo ou com um de cada vez, o que facilita o equilíbrio.

# PRÁTICA FUNCIONAL 2

Faça esta sequência diariamente, por quatro a seis semanas. Depois, reduza para duas ou três vezes por semana, como manutenção.

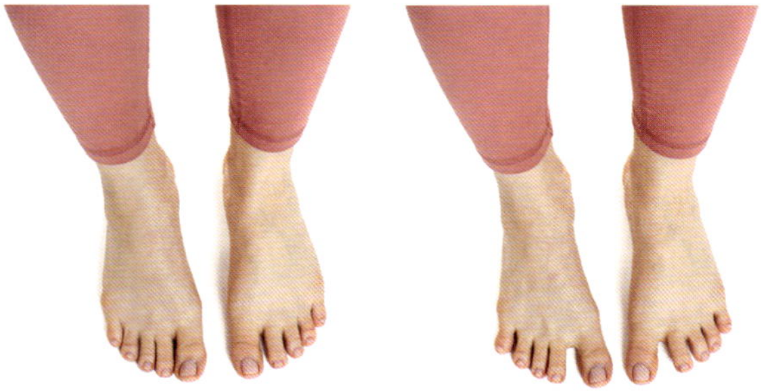

**1. Espalhar os dedos (10x)** Em pé, tente bater o dedão e o dedinho contra o chão, afastando-os para direções opostas. Pode ser feito com ambos os pés ao mesmo tempo.

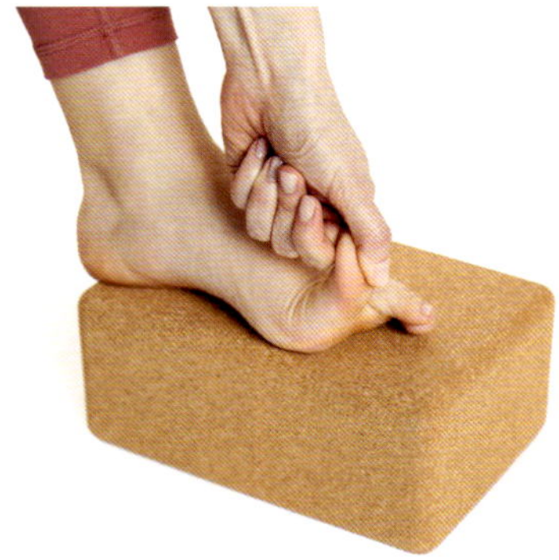

**2. Flexão do o hálux (primeiro dedo do pé)** Sente-se confortavelmente e flexione o primeiro dedo do pé em direção à canela. Mantenha por 10 segundos, relaxe por outros 10 segundos e repita mais duas vezes.

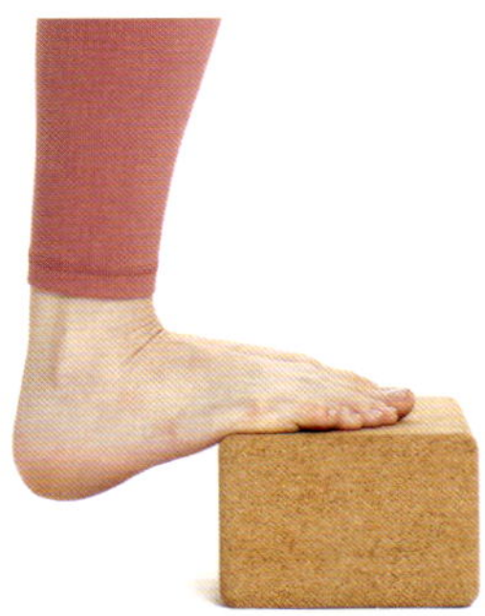

**3. Calcanhar suspenso (permanecer por 30 segundos em cada lado)** Fique com os antepés apoiados em uma superfície elevada, como um degrau ou meio-fio, deixando os calcanhares suspensos. Deixe os calcanhares descerem para que os tornozelos façam flexão dorsal. Depois, retorne lentamente e de forma controlada à posição inicial. Você pode fazer com ambos os pés ao mesmo tempo ou com um de cada vez, o que facilita o equilíbrio.

**Um joanete é uma protuberância óssea que se forma na face medial do pé, próximo à base do hálux (primeiro dedo do pé). Eles podem variar de leves a graves, de quase imperceptíveis até extremamente dolorosos.**

## VOCÊ SABIA?

Muitos de nós vivemos de tênis de corrida, mesmo sem correr. E não é mistério: eles costumam ser acolchoados e confortáveis para caminhar. Mas existe um problema oculto... A maioria dos tênis possui uma elevação sutil na caixa dos dedos, que mantém os dedos em cerca de 15 graus de dorsiflexão. Os músculos do pé "aprendem" a viver em dorsiflexão e permanecem assim mesmo quando você não está mais usando o calçado.

Os joanetes geralmente surgem progressivamente: o hálux começa a se inclinar em direção ao segundo dedo, em seguida, forma-se a protuberância. Eles são, em grande parte, preveníveis, se você cuidar dos pés e evitar sapatos que comprimam os dedos. No entanto, a maioria dos podólogos concorda que, uma vez formados, a única solução definitiva é a cirurgia. Dito isso, existem formas de aliviar o desconforto sem cirurgia, e cada vez mais especialistas em movimento acreditam que seja possível corrigir o problema com protocolos específicos. O que abordaremos aqui é principalmente o alívio da dor, aliado a uma abordagem mais inovadora que acredita na solução fora da sala de cirurgia. Esta prática funcional incentiva o alinhamento adequado do hálux, a ativação do arco plantar e a liberação do adutor do hálux, reduzindo dor e desconforto.

# JOANETES

# PRÁTICA FUNCIONAL

Faça esta sequência diariamente, durante quatro a seis semanas. Depois, reduza para duas ou três vezes por semana como manutenção. Isso pode não eliminar os joanetes, mas ajudará a reduzir sua aparência e o desconforto associado.

**1. Alongamento do hálux (permanecer de 15-30 segundos em cada lado)** Segure o hálux e puxe-o suavemente afastando-o do segundo dedo, de modo que ele fique mais afastado que a cabeça do primeiro metatarsal (base do pé). Isso alonga o adutor do hálux e realinha-o.

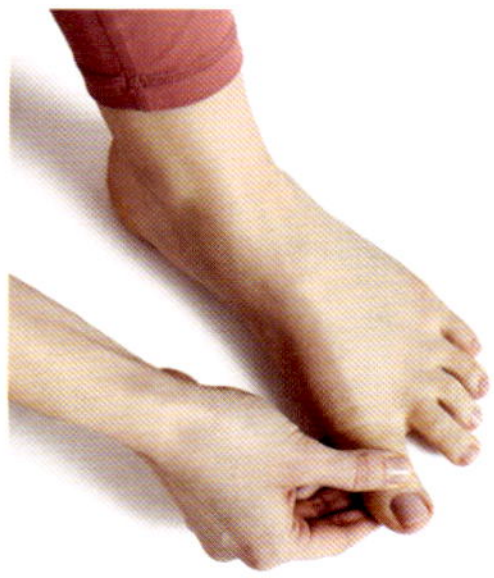

**2. Massagem no adutor do hálux (1 minuto em cada lado)** Inicie logo abaixo da prega entre o primeiro e o segundo dedos. Com o polegar, deslize em direção ao centro do pé até sentir uma área óssea. Ao encontrar um ponto de tensão, pause e mantenha por algumas respirações, depois siga para o próximo.

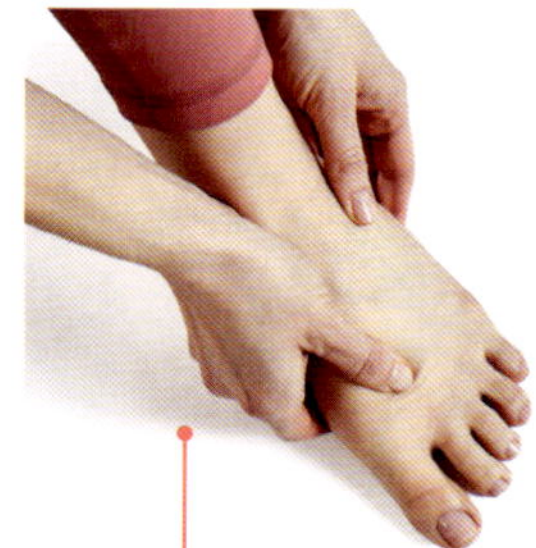

**ADAPTAÇÃO**
Use um pouco de creme ou óleo para ajudar o polegar a deslizar.

**3. Tração do hálux (permanecer por 30 segundos em cada lado)** Segure o hálux e tracione-o em linha reta afastando-o do mediopé. Não tente "estalar" a articulação; apenas mantenha um alongamento suave a moderado.

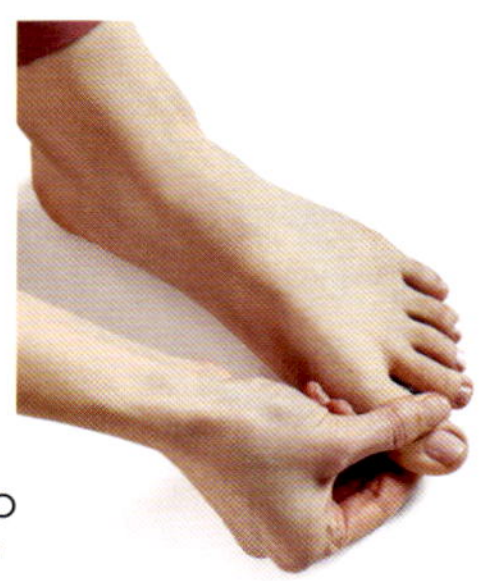

**4. Realinhamento do hálux (permanecer de 1-2 minutos)** Coloque um elástico pequeno em volta dos dois hálux para puxá-los até o alinhamento correto. Mantenha os pés apoiados no solo com tornozelos em posição neutra.

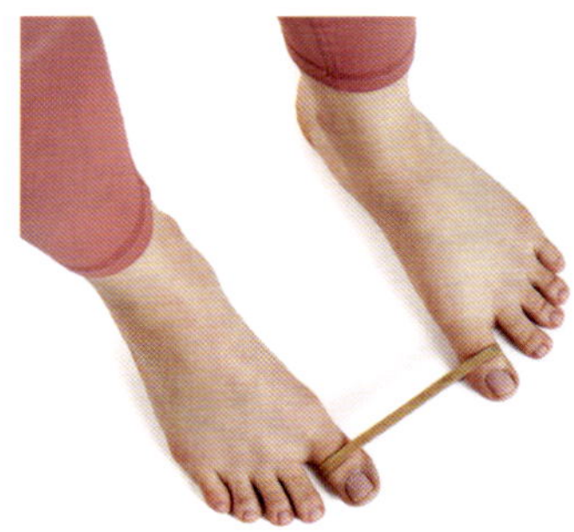

**5. Flexão plantar do hálux (permanecer por 30 segundos em cada lado)** Segure o hálux e puxe-o suavemente para baixo e afastado do segundo dedo. Mais uma vez, não tente estalar; apenas mantenha o alongamento.

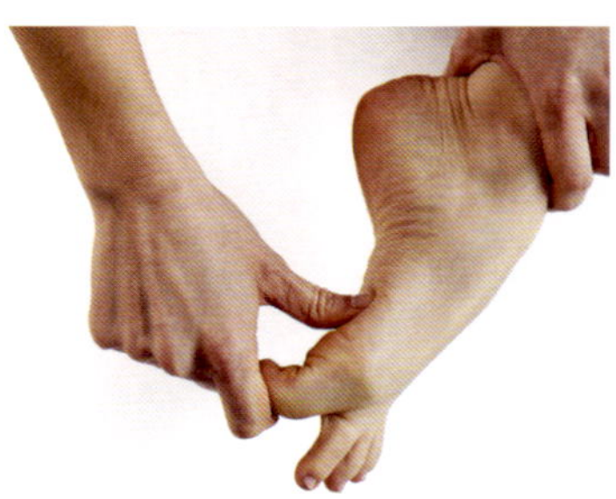

Há alguns anos, acreditava-se que a fascite plantar era uma condição inflamatória. Pesquisas mais recentes mostram que, na verdade, trata-se de uma degeneração das fibras de colágeno no tecido conjuntivo da base do calcanhar.

### CURIOSIDADE

Você sabia que, como espécie, nossos pés estão ficando maiores? Na verdade, nossa altura e tamanho corporal em geral também estão aumentando. Se os pés não acompanhassem esse crescimento, eles não conseguiriam sustentar o peso extra.

Pode ser extremamente dolorosa e desconfortável. Geralmente é pior pela manhã, quando os primeiros passos fora da cama causam dor aguda no calcanhar. Também piora ao ficar em pé ou caminhar, mas mesmo após o descanso a dor pode persistir. Sei que isso parece preocupante, porque tanto o repouso quanto o movimento podem agravar a dor. Mas a explicação é simples: a aponeurose (fáscia) plantar não foi projetada para absorver todo o impacto de cada passo. Quando a mecânica do tornozelo está comprometida, ela passa a sustentar mais carga do que deveria – e é isso que leva à dor. A solução envolve trabalhar áreas-chave: garantir que as panturrilhas tenham flexibilidade suficiente para permitir a flexão do tornozelo, e que os pés tenham mobilidade adequada para impulsionar o corpo. Esta prática funcional libera a tensão da aponeurose plantar e ativa os glúteos, ajudando a restaurar o padrão natural da caminhada.

# FASCITE PLANTAR

# PRÁTICA FUNCIONAL

Faça esta sequência quatro vezes por semana, durante quatro a seis semanas.

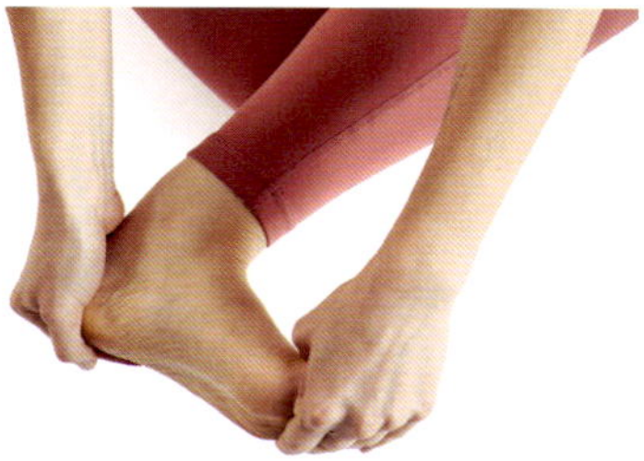

**1. Alongamento da fáscia plantar (permanecer por 30 segundos em cada lado)** Sentado, segure o calcanhar e traga o pé para flexão. Com a outra mão, puxe o hálux em direção à canela.

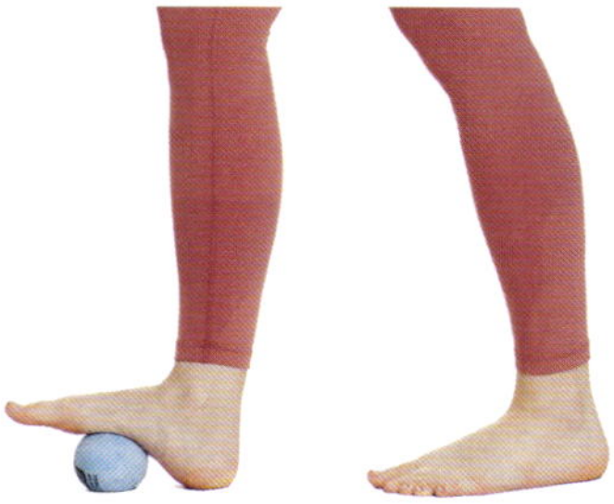

**2. Liberação dos pés (1-2 minutos em cada lado)** Apoie o pé sobre uma bola de massagem ou tênis. Role lentamente pelo arco até achar um ponto dolorido e mantenha. Quando aliviar, siga para outro ponto.

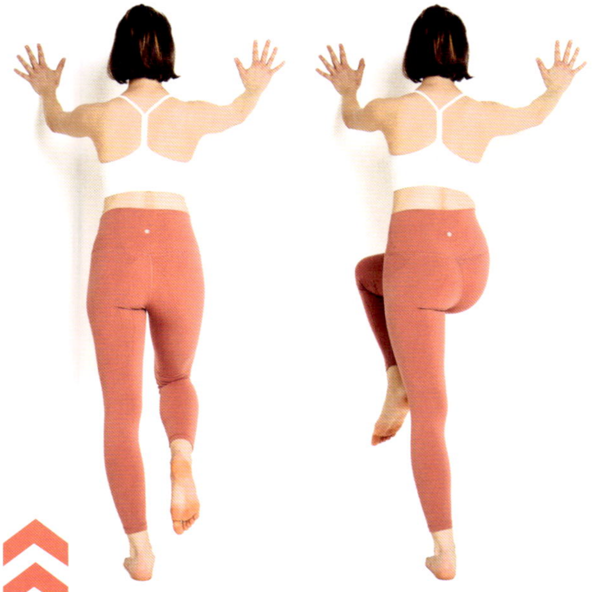

**3. Alongamento diagonal de panturrilha na parede (permanecer por 30 segundos em cada lado)** Entre em posição de afundo próximo à parede, com o pé de trás apoiado e a panturrilha alongada. Apoie as mãos na parede. Leve o joelho oposto para cima em direção ao peito e levemente para o outro lado.

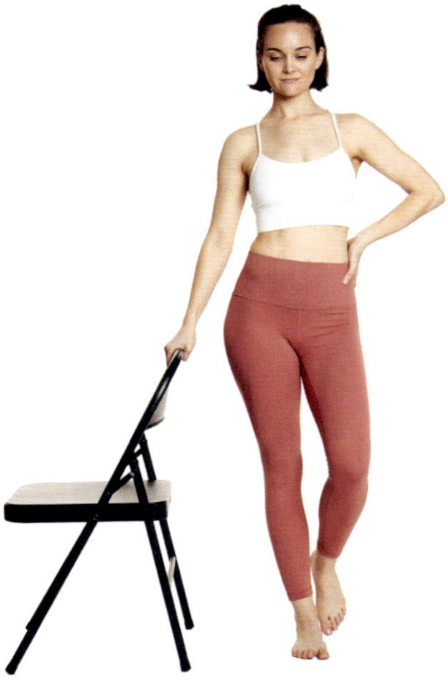

**4. Elevação lateral de quadril (20x em cada lado)** Segure-se com uma mão em uma cadeira ou superfície estável e levante o pé oposto. Relaxe, deixando o quadril de apoio "cair" para o lado. Depois, ative os glúteos para trazê-lo de volta à posição neutra.

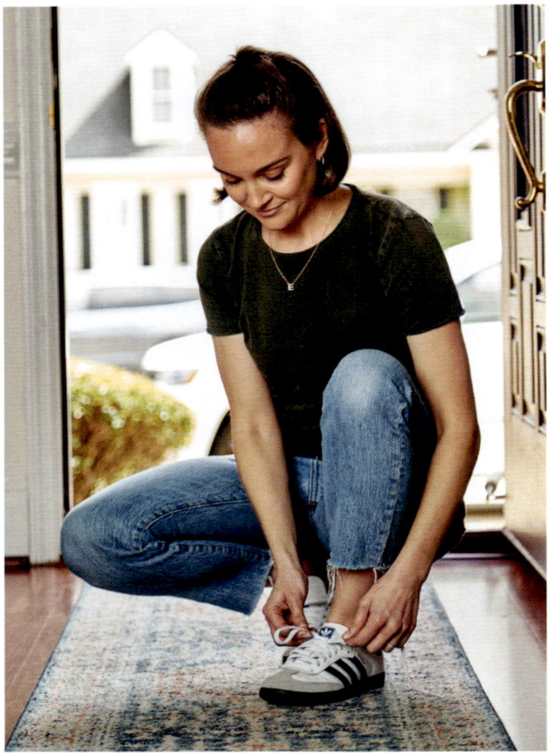

**SEUS SAPATOS ESTÃO DEFORMANDO SEUS PÉS?**

Você já percebeu como os nossos sapatos não têm o formato de um pé?
Pegue um par, vire-o de sola para cima e coloque seu pé sobre ele. As chances são de que: o calcanhar tenha o tamanho certo, o sapato estreite na região do arco, alargue um pouco onde fica a base dos dedos, mas ainda mais estreito do que deveria, e depois afunile bastante até a ponta, na caixa dos dedos. Esse não é um formato saudável nem natural para o pé. Quando usamos sapatos, nossos pés se moldam a eles. Isso leva a arcos fracos, tornozelos rígidos e joanetes, apenas para citar alguns problemas comuns.

**Hábito funcional:** Quando estiver em casa, tire os sapatos para que os dedos tenham espaço para se espalhar.

**QUE TAL EXPERIMENTAR UM NOVO TIPO DE SAPATO?**

Os sapatos flexíveis geralmente têm: sola plana, mas protetora, caixa de dedos ampla, bastante espaço para os pés se moverem. Separadores de dedos ajudam a corrigir parte dos danos causados por calçados inadequados. Pode ser desconfortável no início, mas, com o tempo, seus pés ficarão mais fortes, e isso parecerá muito mais natural do que usar sapatos apertados.

# HÁBITOS FUNCIONAIS

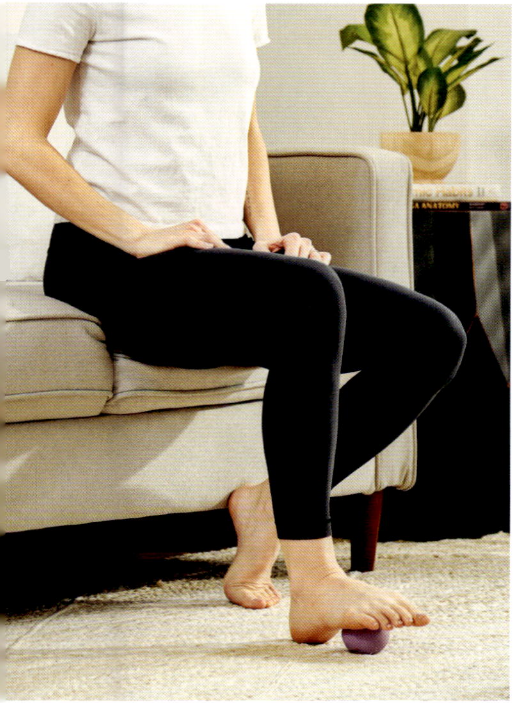

Os pés são a base literal do corpo. Não os ignore.

**Hábito funcional:** O mais próximo de andar descalço é investir em sapatos flexíveis e em um par de separadores de dedos ou meias de dedos.

**QUE TAL UMA MASSAGEM DIÁRIA?**
Quando há rigidez e restrição nos pés, muitas vezes compensamos sem perceber. Isso afeta o andar, podendo levar a tornozelos travados, dor nos joelhos e quadris tensos. Esse cuidado é ainda mais importante se você passa o dia em pé. É normal sentir os pés cansados, mas é possível reduzir muito o desconforto com alguns minutos diários de liberação (veja na página 177 como fazer).

**Hábito funcional:** Rolar os pés faz maravilhas para a musculatura plantar e também melhora a mobilidade dos tornozelos.

**COLOQUE OS PÉS PARA CIMA.**
Literalmente! Sente-se próximo a uma parede, deite-se e eleve as pernas, apoiando-as nela. Essa postura simples de yoga é excelente para aliviar inflamações nos pés e tornozelos depois de um longo dia em pé. Também reduz a sensação de peso nas pernas e ainda é um ótimo alívio para o estresse.

**Hábito funcional:** Permaneça nessa posição pelo tempo que for confortável. Tanto 1 minuto já ajuda, como até 10 minutos pode ser ótimo.

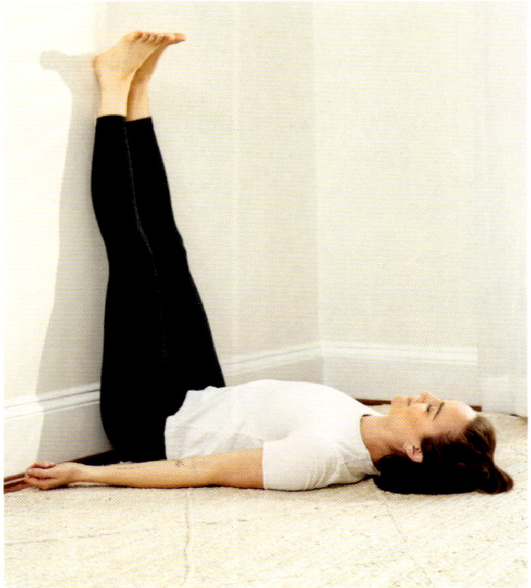

Este livro poderia facilmente ter mais de 1.000 páginas se eu cobrisse todas as dores, desconfortos e perguntas que já ouvi. Quis responder aqui apenas a algumas questões que meus alunos levantaram ao longo dos anos, que não se encaixaram em outras partes, mas ainda assim mereciam um espaço.

**POSTURAS AVANÇADAS SÃO MELHORES DO QUE UMA VERSÃO MAIS FÁCIL?**
A resposta curta é: de forma alguma.
A intenção de uma postura ou movimento é alcançar a sensação desejada – e, se você consegue isso, não importa a variação, já atingiu o objetivo. Às vezes, você pode precisar de um pouco mais de intensidade para sentir o mesmo efeito, e nesse caso modificar é a escolha certa. Nenhuma variação (mais difícil ou mais fácil) é "melhor" que a outra. Nós modificamos as posturas para atender às necessidades do corpo – e não o contrário.

**O QUE DEVO FAZER PARA DIÁSTASE?**
A diástase dos retos abdominais acontece quando a linha média dos músculos abdominais se separa, geralmente após o parto. É uma adaptação normal e natural para acomodar o crescimento da barriga, mas torna-se problemática se não retornar ao estado inicial após a gravidez. Alguns pontos importantes para começar: respiração diafragmática diária (veja página 97), fortalecer suavemente o transverso do abdome, reduzir a pressão intra-abdominal (relaxe ao evacuar, evite fazer força excessiva ao caminhar, correr ou avançar em um afundo) e fortalecer os glúteos: posturas como Guerreiro III e Ponte baixa e o exercício Bom dia são excelentes para iniciar). Muitas vezes, a diástase indica que outras áreas da cadeia cinética estão comprometidas. Ao adotar uma abordagem mais holística, o problema pode ser resolvido mais rapidamente.

**O QUE DEVO FAZER PARA TRATAR E PREVENIR CANELITE?**
O pé tem três partes: tarso, metatarso e falanges. O metatarso é projetado para absorver o impacto da passada. Mas, quando você caminha ou corre batendo fortemente o calcanhar no chão, a força vai direto para o tarso (menos eficiente na absorção de impacto) e sobe pela tíbia, causando canelite e até fascite plantar. Recomendações: certifique-se de usar calçados adequados e considere fazer uma avaliação da sua passada com um fisioterapeuta ou ortopedista, assim,

# PERGUNTAS E RESPOSTAS

será possível corrigir a mecânica e prevenir lesões futuras.

**O YOGA ME AJUDA A PERDER PESO?**

De forma geral, eu diria que o yoga não é a escolha mais eficiente se o seu objetivo principal for emagrecimento. A resposta só seria "sim" se você praticar fluxos fortes e contínuos, que mantenham a frequência cardíaca elevada e deem ênfase aos grandes grupos musculares, como muitos afundos e posturas de guerreiro. E, ainda assim, seria necessário praticar aulas assim por 40 a 60 minutos, em vários dias da semana. É possível que o yoga dê suporte ao seu processo de perda de peso, mas eu recomendaria priorizar treinamento de força e cardio se esse for o seu objetivo principal.

**QUAIS POSTURAS DEVO EVITAR DURANTE A GRAVIDEZ?**

Enquanto você se sentir bem e o médico liberar, no primeiro trimestre você pode continuar com as atividades habituais. Mas, se algo parecer "estranho" ou desconfortável, confie no instinto e pare imediatamente.

No segundo e terceiro trimestres, evite: torções fechadas e posturas com rotação, pranchas completas e abdominais (qualquer trabalho abdominal tradicional), deitar-se de costas ou de bruços, extensões profundas, inversões e técnicas de respiração que exijam prender o ar. Para fortalecer o core durante a gestação, opte por: abdominais no chão, prancha ajoelhada, respiração diafragmática, ponte baixa, gato/vaca, postura da cancela. Ao torcer, prefira torções abertas e suaves, sem comprimir o abdome. Em vez de inversões completas, escolha

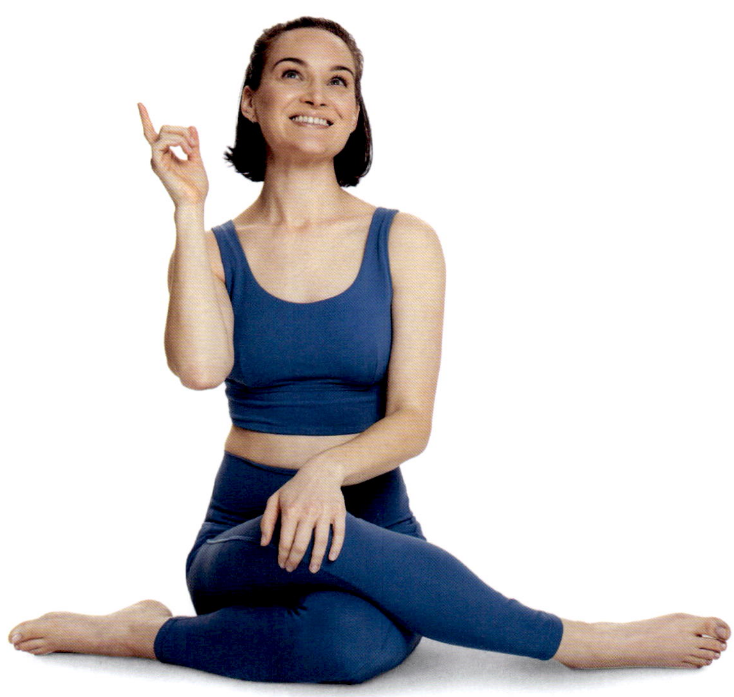

alternativas seguras como cachorro olhando para baixo ou golfinho. Se quiser reclinar-se, apoie o tronco em um bolster ou almofadas para manter a cabeça acima do coração.

**POR QUE VOCÊ NÃO FALA SOBRE O LADO ESPIRITUAL DO YOGA?**

Porque a forma como cada pessoa incorpora espiritualidade à vida é única e pessoal. Minha jornada no yoga foi muito transformadora, e senti como a fisicalidade da prática era empoderadora. Esse sempre foi o aspecto que quis compartilhar. Se você se sentir chamado a estudar os aspectos filosóficos e espirituais, recomendo fortemente que explore essa vertente.

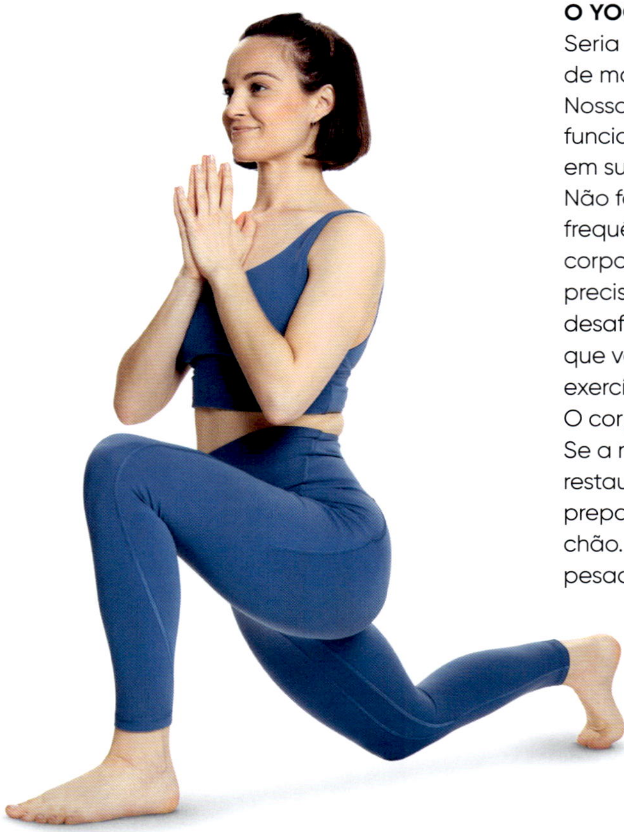

**QUANTO YOGA DEVO PRATICAR?**

Depende dos seus objetivos. Se a ideia é apenas se sentir melhor no corpo, mais móvel e estável nas articulações, não é necessário dedicar toda a vida a isso. A consistência é mais importante que a intensidade. Alguns minutos por dia, em alguns dias da semana, já trazem progresso.

**O YOGA É SUFICIENTE?**

Seria difícil eu dizer que qualquer estilo único de movimento seja "suficiente" por si só. Nosso corpo precisa de variedade para funcionar bem. Os movimentos deste livro são, em sua maioria, restaurativos e terapêuticos. Não foram projetados para elevar a frequência cardíaca ou desafiar fisicamente o corpo de forma significativa – e nós também precisamos disso! Yoga pode, sim, ser desafiador fisicamente, mas eu ainda defendo que você precisa incluir treino de resistência e exercícios cardiovasculares dedicados. O corpo só se prepara para aquilo que treina. Se a maior parte da sua prática for yoga restaurativo e relaxante, você estará preparado, basicamente, para... deitar no chão. Não tenha medo de levantar pesos pesados e realmente se esforçar.

Obrigado ao meu marido, Thibaud. Cada parte da minha vida é melhor com você nela. Este livro jamais teria sido tão organizado e claro sem a sua contribuição. Obrigado pela sabedoria, pelo incentivo e por acreditar em mim, e por nunca, jamais, me deixar atrapalhar meu próprio caminho.

Theo, tudo o que faço é como um pequeno aceno para você. Ser sua mãe é o melhor trabalho da minha vida, mas me tornar sua mãe também ajudou a moldar a disciplina e o foco de que precisei para desenvolver outras partes de mim. E Hugo, foi tão especial estar grávida de nove semanas de você durante a sessão de fotos deste livro. Poder levar você comigo em um projeto tão marcante foi como realizar dois sonhos ao mesmo tempo.

Aos melhores amigos: perdi a conta de quantas vezes alguém me incentivou, perguntou "O que você precisa?" ou levou uma refeição. Obrigado por ouvirem todas as minhas divagações sobre o corpo humano e por me deixarem investigar suas próprias manias, dificuldades e dúvidas.

À equipe da DK, por ajudar a dar vida a esta visão, e à Stephanie, por alterações que nunca mudaram o espírito do que eu queria dizer, apenas poliram até a perfeição. Obrigado por me ajudarem a me comunicar melhor neste livro.

Elyse e Marica, obrigada pelas ideias, pelo apoio e por sempre buscarem elevar tudo o que a Bad Yogi faz ao melhor nível.

Jennifer Wilder, Michael Cloyd e Joseph Joeb, obrigada por serem os primeiros (e únicos) professores que enxergaram em mim inteligência e talento.

Ninguém poderia prever que seria nisto, mas tenho certeza de que não teria chegado até aqui sem que o destino tivesse me colocado em suas salas de aula primeiro.

Finalmente, à minha incrível comunidade Bad Yogi – eu poderia escrever outro livro inteiro só para dizer o quanto vocês significam para mim. Quer você esteja aqui desde o começo ou tenha chegado agora, obrigada por estar aqui. Recebo muitos e-mails de pessoas agradecendo pelas minhas aulas ou programas, mas acredite: a gratidão é mútua. É a honra da minha vida poder contribuir com a sua.

# AGRADECIMENTOS

# ÍNDICE REMISSIVO

DK [RED] | Penguin Random House

## AGRADECIMENTOS

A DK gostaria de agradecer a Julia Presern, pela assistência fotográfica; ao Creative Camp Studio, na Carolina do Norte, pela hospitalidade; a Steve Crozier, Pankaj Sharma e Jagtar Singh, pelo trabalho de reprodução; a Clare Joyce, pelo apoio nas ilustrações; a Kathy Steer, pela revisão de texto; e a Hilary Bird, pela indexação.

Amarilys é um selo editorial Manole.

Título original: Yoga Fix



Produção editorial: Lívia Oliveira
Projeto gráfico: Nikki Ellis
Ilustrações: Kari Modén
Tradução: Departamento Editorial da Editora Manole
Diagramação: Deborah Sayuri Takaishi
Capa: Ricardo Yoshiaki Nitta Rodrigues

**CIP-BRASIL. CATALOGAÇÃO NA PUBLICAÇÃO**
**SINDICATO NACIONAL DOS EDITORES DE LIVROS, RJ**

M878y

Motz, Erin
Yoga cura : movimentos para um corpo sem dor / Erin Motz ; tradução Departamento Editorial da Editora Manole. - 1. ed. - Barueri [SP] : Amarilys, 2025.
23 cm.

Tradução de: Yoga fix : functional movement for a pain-free body
Inclui índice
ISBN 9788520466544

1. Ioga. 2. Corpo e mente. 3. Exercícios físicos. 4. Bem-estar. I. Departamento Editorial da Editora Manole. II. Título.

25-100379.0 CDD: 613.7046
CDU: 233.852.5Y

Gabriela Faray Ferreira Lopes - Bibliotecária - CRB-7/6643



Edição – 2025

Editora Manole Ltda.
Alameda Rio Negro, 967 – cj. 717 – Alphaville
06454-000 – Barueri – SP – Brasil
Fone: (11) 4196-6000
www.manole.com.br | https://atendimento.manole.com.br/

Impresso no Brasil
*Printed in Brazil*